健康医疗大数据
—— 理论与应用

主　编　代　涛

编　　委　（以姓氏笔画为序）

王玙珩　代　涛　刘　硕　那　旭　李　姣

陈庆锟　胡红濮　郭海红　程　才　谢莉琴

编写秘书　刘　硕（兼）

人民卫生出版社

·北京·

图书在版编目（CIP）数据

健康医疗大数据：理论与应用 / 代涛主编 . —北京：人民卫生出版社，2021.7

ISBN 978-7-117-31796-2

Ⅰ.①健… Ⅱ.①代… Ⅲ.①医学–数据处理 Ⅳ.①R319

中国版本图书馆 CIP 数据核字（2021）第 136841 号

| 人卫智网 | www.ipmph.com | 医学教育、学术、考试、健康，购书智慧智能综合服务平台 |
| 人卫官网 | www.pmph.com | 人卫官方资讯发布平台 |

健康医疗大数据——理论与应用
Jiankangyiliao Dashuju——Lilun yu Yingyong

主　　编：代　涛
出版发行：人民卫生出版社（中继线 010-59780011）
地　　址：北京市朝阳区潘家园南里 19 号
邮　　编：100021
E - mail：pmph @ pmph.com
购书热线：010-59787592　010-59787584　010-65264830
印　　刷：北京盛通数码印刷有限公司
经　　销：新华书店
开　　本：787 × 1092　1/16　印张：11　插页：2
字　　数：268 千字
版　　次：2021 年 7 月第 1 版
印　　次：2024 年 2 月第 2 次印刷
标准书号：ISBN 978-7-117-31796-2
定　　价：59.00 元

打击盗版举报电话：010-59787491　E-mail：WQ @ pmph.com
质量问题联系电话：010-59787234　E-mail：zhiliang @ pmph.com

主编简介

代涛,研究员,管理学博士,国家卫生健康委统计信息中心党委副书记,《中国卫生政策研究》杂志主编。历任国家卫生健康委医药卫生科技发展研究中心副主任,中国医学科学院北京协和医学院医学信息研究所所长、图书馆馆长、卫生政策与管理研究中心常务副主任、医学信息学系主任。兼任中华医学会医学信息学分会第五届委员会和第七届委员会主任委员、中国科学技术情报学会第八届副理事长、中国医院协会专家委员会委员等。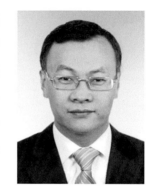

长期从事医学信息学、健康政策与体系创新等领域的研究与实践。主持完成国家科技重大专项、国家自然科学基金、国家卫生健康委员会等资助课题 70 余项,在 SCI 收录期刊和国内核心期刊上发表学术论文 200 余篇,主编参编《中华医学百科全书·医学信息学卷》等学术著作 20 余部,获得国家科技进步奖二等奖 1 项。主持创建中国医学科学院卫生政策与管理研究中心,被美国宾夕法尼亚大学评为 2020 年全球最佳研究智库(全球健康政策)第 9 名;创办《中国卫生政策研究》杂志,水平长期位居同类学术期刊前列。作为执笔人撰写《"健康中国 2020"战略研究报告》,参与起草《"健康中国 2030"规划纲要》;长期参与医药卫生体制改革,健康医疗大数据、医药科技创新等一系列重要政策文件的研究制订。

前　言

随着计算机科学和信息技术的快速发展及其在健康医疗领域的广泛应用,在医疗服务、公共卫生与健康管理、医药研发与科技创新、行业管理等过程中产生海量数据与信息,形成了健康医疗大数据。开展健康医疗大数据的研究与应用,可以极大地赋能临床诊疗、卫生监测、公众健康、药物研发、政策制定与执行等实践,提升行业治理能力和水平,为卫生健康事业改革发展和保障人民健康提供新动力。

近年来,我国已将健康医疗大数据列为国家基础性战略资源,相继发布系列政策文件,为促进和规范健康医疗大数据应用发展提供了重要依据。2015 年,国务院先后发布《关于积极推进"互联网 +"行动的指导意见》(国发〔2015〕40 号)、《促进大数据发展行动纲要》,明确指出要积极推动健康医疗大数据的发展与应用;2016 年,中共中央、国务院发布《"健康中国 2030"规划纲要》,国务院出台《关于促进和规范健康医疗大数据应用发展的指导意见》等政策文件,将健康医疗大数据应用发展纳入国家大数据战略布局并进行具体部署,要求夯实健康医疗大数据应用体系建设、全面深化健康医疗大数据应用;2017 年,国家卫生计生委关于印发《"十三五"全国人口健康信息化发展规划》(国卫规划发〔2017〕6 号)的通知,要求推进健康医疗大数据资源共用共享。

当前,健康医疗大数据发展面临难得机遇,但在其应用和共建共享等方面也面临诸多挑战。为进一步推动我国健康医疗大数据的发展应用,我们组织团队系统深入地开展了健康医疗大数据发展应用的课题研究,经过 3 年多的努力,研究团队通过查阅文献政策资料、现场调研、专家咨询访谈等形式,对研究成果进行整理,形成《健康医疗大数据——理论与应用》一书。本书注重理论实践相结合、宏观微观相结合,力图为大家提供一个较为完整的视角,系统介绍健康医疗大数据的相关理论与应用进展。首先,从理论上进一步明确健康医疗大数据的概念内涵、资源体系与特征,详细介绍了健康医疗大数据采集、存储处理、挖掘与知识发现、可视化与人机交互等技术体系,深入分析其主要应用领域、数据治理政策等,以期深化对健康医疗大数据发展应用规律的认识。从实践上对健康医疗大数据应用案例进行归纳总结,并对未来发展进行展望,以增强健康医疗大数据发展应用的信心。真诚期望本书能为我国健康医疗大数据的理论研究与应用发展添砖加瓦,提供参考借鉴。

本书的编写出版得到了国家卫生健康委员会有关司局和浙江杭州、福建厦门、宁夏银川等地卫生健康行政部门及相关单位领导、专家同仁以及部分企业的无私帮助与大力支持,谨向大家致以最诚挚的感谢。作为主编,我要对参与本书编写的团队同事表示最衷心的感谢,本书是大家克服困难、坚持不懈共同努力取得的成果。由于水平所限,加之健康医疗大数据内涵丰富、应用广泛、发展迅速,书中一些分析还不够深入完善,有些观点还不够成熟,诚请专家同仁和读者朋友批评指正。

代　涛

2021 年 3 月

目　录

绪　　论

　　人类历史长河中对数据信息的传播利用一直是文明发展的重要内容,从"结绳记事"到文字形成,再到烽火台和算盘,都是古代社会对信息认识和驾驭的巨大进步。直到20世纪下半叶,以电子计算机和互联网为代表的现代信息技术出现后,人类掌握数据、处理数据的能力才实现了质的飞跃,数据(信息)也成为继物质、能源之后的又一种重要战略资源。

　　"大数据"概念源于计算科学领域对海量数据处理的理念突破和技术发展。随着大数据研究与应用的快速发展,大数据呈现了"4V 特征",即规模巨大(volume)、高速性(velocity)、种类多样(variety)和价值巨大但密度低(value)。由于广阔的发展空间和巨大的应用价值,大数据的应用发展得到了社会各界的广泛重视。由于大数据催生了以数据驱动的科学研究"第四范式";企业家以数据为核心重构企业战略,用大数据提高企业生产力;政府运用大数据以提升治理能力,追求更高效的社会治理和经济发展。全球范围内,研究和发展大数据技术、运用大数据推动经济发展、完善社会治理、提升政府服务和监管能力正在成为重要趋势。

　　我国人民健康需求日益增长,老龄化加速发展,更加追求多样化、个性化、智能化和便捷化的全方位、全周期卫生健康服务,但卫生健康事业仍面临发展不充分、不平衡的重大挑战。信息技术的广泛深入应用为这些问题的解决提供了重要的技术工具,在优化资源配置、创新服务模式、深化医改和健康中国建设中必将发挥更为重要的支撑和引领作用。面对突如其来的新冠肺炎疫情,习近平总书记指出,要鼓励运用大数据、人工智能、云计算等数字技术,在疫情监测分析、病毒溯源、防控救治、资源调配等方面更好发挥支撑作用。这必将为我国健康医疗大数据的应用发展提供新的机遇。

　　随着健康医疗信息化的快速发展,在健康医疗服务、科学研究和管理实践中形成了健康医疗大数据,其采集、存储、组织、整合、挖掘、协同与互操作等技术正在酝酿突破。健康医疗大数据正在为临床诊疗、药物研发、卫生监测、公众健康、政策制定和执行等带来创造性变化,为健康医疗服务模式创新提供重要技术支撑,有助于提升健康医疗行业的治理能力和水平。

　　健康医疗数据资源价值巨大,作为国家基础性战略资源和重要生产要素,国家先后制定系列政策文件,为促进和规范健康医疗大数据发展提供重要依据和良好环境。政府充分发挥主导作用,加快建设国家和省级人口健康信息平台以及健康医疗大数据中心,推动政务平台互联互通与健康医疗大数据资源开放共享。

　　健康医疗大数据的应用发展仍面临诸多问题和挑战,创新应用水平还需提高,政策支撑体系尚需完善,开放共享困难重重。以人工智能为代表的创新技术应用对健康医疗数据资源需求日益增加,但实现数据的开放共享涉及数据权属、法律保障、隐私保护、技术研发、应用监管等一系列复杂问题。这些问题既需要深入的理论研究和配套政策支持,也需要企业和社会各界的创新实践。

问题和挑战主要表现在,一是数据资源的质量和整合。随着卫生信息化建设、医学影像技术发展、新一代基因测序技术应用、"互联网+"诊疗服务的开展,健康医疗大数据的规模更大、产生速度更快和复杂性更高,数据资源的质量管理与长期保存、多源异构数据的整合直接影响着健康医疗大数据的应用。二是数据技术的安全性和可解释性。随着健康医疗大数据更多的应用,患者隐私、医疗机构/企业的安全保护面临全新挑战,亟需在数据采集、存储、挖掘、应用、运营、传输等多个环节形成系统性保护。人工智能技术、深度学习算法在数据密集型临床辅助决策支持系统建设中发挥着重要作用,其算法的可迁移性、可信赖性、可解释性存在诸多挑战。三是数据应用的合作机制。面对来自不同机构、采用不同格式、遵循不同标准的健康医疗大数据,多学科、产学研、跨机构的合作机制缺失,存在数据融合共享渠道不畅、产业自主创新实力不强、运行机制不顺等问题。

为推动健康医疗大数据应用发展,需要从理论上进一步明确健康医疗大数据的概念内涵,从微观构成要素及宏观治理环境了解认识健康医疗大数据的发展规律;需要结合实践应用,总结国内外先进实践经验和政策保障,为提升健康医疗大数据价值、破解发展应用瓶颈提供参考。

本书将健康医疗大数据的理论与实践相结合,微观与宏观相结合,力图构建一个完整视角,增进对健康医疗大数据相关理论与应用进展的认识和理解。首先,从理论上概述了健康医疗大数据的概念内涵,详细介绍了健康医疗大数据的资源体系和技术体系等;从实践上梳理健康医疗大数据的应用,主要是为行业决策与管理、医疗服务实践、公共卫生与公众健康管理、医药研发创新等方面提供支持,推动个人健康管理向"精细化、一体化、便捷化"转变,为创新健康医疗服务模式提供重要技术支撑等应用。微观层面,从医疗健康服务、公共卫生、生物医药研发、互联网和移动端等维度介绍了健康医疗大数据的资源体系以及健康医疗大数据采集、存储与处理、挖掘与知识发现、可视化与人机交互等技术体系;宏观层面,分析了健康医疗大数据治理体系的内涵和建设发展规律,梳理了健康医疗大数据治理的国际经验及我国的政策措施,对健康医疗大数据创新应用案例进行归纳总结,并对未来发展进行展望,为从事健康医疗大数据研究与应用的卫生健康服务提供者、管理者、科技工作者及相关专业同道提供参考。

本书共有七章。第一章概述了大数据的产生、内涵及其要素与治理,健康医疗大数据的内涵、特征、发展基础、要素与治理。第二章按数据来源介绍了健康医疗服务、公共卫生监测与管理、生物医药研发、互联网和移动终端、健康医疗相关业务系统来源的数据,对其分类、来源、内容、特征和发展趋势等进行分析。第三章从数据生命周期的视角,介绍了从健康医疗大数据资源中科学、精确、迅速获得有价值信息的技术手段,主要包括健康医疗大数据采集、存储与处理、数据挖掘与知识发现以及可视化与人机交互技术,构建了较为完整的数据处理流程。第四章重点介绍了健康医疗大数据在行业决策与管理、医疗服务实践、公共卫生管理、公众健康管理、医药研发与创新领域面向多种需求的应用。第五章阐述了健康医疗大数据治理的内容,包括数据治理的概念与内涵、健康医疗大数据的治理体系,健康医疗大数据治理的国际经验与我国的相关政策。第六章收集了健康医疗大数据领域的部分典型实践案例,主要包括数据资源整合与开放、技术产品与服务应用创新方面的案例以及福建厦门、浙江杭州、宁夏银川作为健康医疗信息平台区域性创新应用的案例。最后,第七章对健康医疗大数据的发展应用进行了展望,分析面临的问题与挑战,提出了发展的目的与发展原则,展望了未来的发展趋势。

（代　涛）

第一章
概　述

　　大数据日益得到世界范围内学界、企业界和政府等全社会的高度关注，被视为重要的生产要素和战略资源，其广泛应用已对经济运行、社会生活方式和国家治理能力产生重要影响。作为大数据的重要行业领域子集，健康医疗大数据蕴含着巨大价值，正在成为推进卫生健康事业发展的重要支撑。当前，健康医疗大数据创新技术应用不断涌现，为健康管理和医疗服务模式革新创造了条件；另一方面数据权属、隐私保护等问题也日趋严重。如何促进和规范健康医疗大数据的应用和发展，首先需要进一步明确健康医疗大数据的概念内涵、特征及分析框架，为梳理总结健康医疗大数据的资源种类、关键技术和应用领域奠定基础。

　　本章首先简要介绍了大数据的产生、概念内涵、要素与治理等，重点围绕健康医疗大数据的内涵、特征、发展基础、要素与治理等进行理论概述，为后续内容提供指引。

第一节　大　数　据

　　"大数据"的概念最早出现在关于新型信息技术的学术讨论中，后来逐步得到学界、企业界和政府的高度重视。对"大数据"的认知有一个不断发展的过程，随着大数据相关技术、产品、应用和标准的建设发展，行业生态逐渐成熟健全，研究热点呈现从技术向应用、再向治理的迁移，概念体系也随着实践推进更加明晰。本节从大数据的产生背景、内涵外延、要素治理等方面进行简要梳理，为全面认识"大数据"提供理论参考。

一、大数据的产生

（一）信息技术的广泛应用催生了数据资源的快速增长

　　20世纪后半叶，信息产业高速发展，人类社会的"通信"和"计算"能力得到空前发展，尤其是计算机网络的普及带来了数据的爆炸式增长。2004年全球数据总量是30EB，2005年达到50EB，2006年达到161EB，这种趋势形成了新的"数据摩尔定律"——人类有史以来的数据总量，每过18个月就会翻一番。面对海量数据的处理难题，2006年谷歌公司CEO埃里克·施密特在搜索引擎大会上首次提出云计算的概念，随后亚马逊公司推出了弹性云计算（elastic compute cloud，EC2）首个公众版本。云计算是人类处理数据能力的一次重大革命，让普通用户体验每秒10万亿次的运算能力。

　　随着传感器技术的进步、计算和存储成本的降低、网络的扩大，数据的收集存储规模越来越大,数据处理能力越来越强,人们开始思考海量数据中可能隐含着以往未被发掘出的价值。大数据这一全新概念得以逐渐形成,并引起一些科学家的重视。2007 年,图灵奖得主吉姆·格雷发表题为"第四范式:数据密集型科学发现"的演讲,指出科学发展正在进入数据密集型科研——科学史上"第四范式",这也是大数据思想的雏形。

"大数据"概念的正式确立是在 2008 年,9 月的美国《自然》杂志发表了一份以"大数据"为主题的专刊,标志着大数据这一概念受到了广泛和高度的重视,并迅速成为科学和创新领域的前沿主题。《科学》杂志也于 2011 年 2 月发布以 *Dealing with data* 为主题的大数据专刊。

(二) 大数据驱动变革带来巨大价值

2011 年 5 月,麦肯锡研究院发布报告《大数据:下一个创新、竞争和生产力的前沿》(*Big data:The next frontier for innovation,competition,and productivity*),首次全面、系统地揭示了大数据发展的内在逻辑,并对其影响进行评估。麦肯锡预测,大数据能在美国医疗领域、欧洲公共管理部门每年分别产生 3 000 亿美元和 2 500 亿欧元的潜在价值;美国个人位置大数据服务能够提供 8 000 亿美元的市场规模;大数据能够为零售业增加 60% 的利润,为制造业降低 50% 的开发、制造、装配成本。至此,社会各界开始了对于大数据革命的空前重视和讨论,推动产业形态朝着"大数据驱动范式"前进和变革。

2013 年 4 月,德国"工业 4.0 战略"推出,主张通过信息物理系统,把一切机器、物品、人、服务、建筑连接起来,源源不断地为系统产生数据,通过对数据的采集、分析,形成一个大数据智能系统。自此,商界和企业界都开始重新思考发展战略,加大数据业务投资。

2015 年,美国通用电气公司(GE)将旗下位列美国第七大的金融部门出售,转向数据驱动型公司。早在 2012 年,GE 首次提出了"工业互联网"概念,号召构建一个"以数据为核心"的智能化产业生态系统。

在"工业 4.0"和"工业互联网"之外,互联网界也提出了代表性的"大数据时代宣言"。如阿里巴巴公司认为"正在从 IT(information technology,此处特指互联网信息技术)时代走向 DT(data technology,数据技术)时代",未来驱动经济增长的是数据。未来世界,企业将不再关注规模,更关注于灵活性、敏捷性、个性化和用户友好。

短短几年时间里,"大数据革命"已经深刻影响到经济社会方方面面,重新定义了制造业创新升级的目标和路径,革新了研发创新模式。在 DT 时代,判断一个组织成功与否的重要标准之一,就是看组织运行的各个环节是否有强大的数据能力作为支撑。数据驱动型企业,尤其是互联网企业,成为这个时代最耀眼的明星。

(三) 大数据成为国家战略竞争的高地

当前,数据能力已成为各国和企业等组织进行竞争的核心要素,联合国、世界银行等国际组织也在利用大数据理念倡导提升数据治理能力。国际竞争正在从资本、土地、人口、资源的争夺拓展到对大数据的争夺,国家间数据驱动转型的竞赛已经开始。

2012 年,美国白宫科技政策办公室发布《大数据研究和发展计划》,成立"大数据高级指导小组";2013 年又推出"数据 - 知识 - 行动"计划,退伍军人事务部(Department of Veterans Affairs,VA)、卫生和人类服务部(Department of Health and Human Services,HHS)、国立卫生研究院(National Institutes of Health,NIH)、国家科学基金会(National Science Foundation,NSF)等纷纷开展和资助相关研究;2014 年进一步发布《大数据:把握机遇,维护价值》政策报告,启动"数据开放行动";2015年启动"精准医学"计划,并于2016年由奥巴马政府斥资5 500万美元建设精准医疗公共信息库,致力于通过分析100万人的基因,实现疾病的精准诊断治疗。

欧盟正在力推《数据价值链战略计划》,英国发布《英国数据能力发展战略规划》,加拿大发布《健康大数据分析白皮书》,澳大利亚发布《公共服务大数据战略》,日本发布《创建最尖端IT国家宣言》,韩国提出"大数据中心战略"。中国于2015年、2016年先后出台了《促进大数据发展行动纲要》(国发〔2015〕50号)和《大数据产业发展规划(2016—2020年)》,标志着发展大数据已成为国家重大战略之一。

随着大数据时代的到来,企业核心竞争力的来源、政府提供公共服务的模式、国家治理能力和治理体系的演变,都将被大数据重新定义和改写。"数据驱动型组织"将成为国家、政府、社会、企业、社区共同的转型愿景。

(四) 发展大数据的意义

信息技术与经济社会的交汇融合引发了数据的迅猛增长,数据已成为当今时代国家基础性的战略资源,大数据正日益对全球生产、流通、分配、消费活动以及经济运行机制、社会生活方式和国家治理能力产生重要影响。

从经济方面看,大数据已广泛应用于金融服务、交通运输、健康与生命科学、通信、能源等各行业,体现出巨大的商用价值和经济效益。大数据营销、大数据服务已成为不可缺少的商业手段,数据将会变得更加精准、全面、可持续,将更好地为企业战略目标服务。

从文化方面看,大数据突破了自然科学和社会科学的边界与壁垒,通过数据沟通了不同学科之间的资源,实现了数据的可通约性。与传统数据相比,大数据的资源性特征尤为突出,成为国家文化、教育、科技领域开发大数据的重要依据。

从社会治理方面看,大数据在提高社会治理能力、创新社会治理方式等方面具有巨大优势。数据驱动的社会管理是一种新型管理模式,无论是政府还是其他组织,数据收集和分析已经成为管理的基本要求,根据数据分析结果制定政策法规,将社会管理从事后处罚转向事前预防预警、事中监测,在医疗健康、国土安全、智慧城市建设、社会治安等方面都发挥着越来越重要的作用。

二、大数据的内涵

在大数据概念兴起的初期,对大数据的认识并不一致,难以确定应该把其视为一类大容量的数据集合,还是处理数据的高新技术,亦或是其他的高附加值事物。由于关于基本定义的分歧,对大数据内涵和外延的理解也就不尽相同。可以明确的是,局限在某个单一静止的视角来认识大数据,很难得到对其更全面和规律性的认识,需要引入发展的眼光和视角,不断完善大数据的概念内涵。

(一) 大数据的定义

早期人们对大数据的定义经常与"大规模数据""海量数据"等趋同。随着研究的深入和技术的发展,不同机构和组织对大数据有了不同认识,如有的研究机构认为大数据就是数量极其庞大的数据资料;一些企业则偏向定量化解释,宣称容量达到PB级以上的数据才能称之为"大数据";也有学者认为大数据不在于容量多,而是维度多。一种基于技术的观点则认为,数据量大、维度多、生产速度快这些特征是相对的,高速发展的信息技术,如芯片处理能力的持续提升,会迅速降低数据存储和处理成本,真正的"大数据"是指在当前信息技术条件下处理有困难,难以在有限时间里得出结果的数据集合。

上述认识都是将"大数据"视为数据资源来讨论,有一种更加广义的观点认为"大数据"不只是一种资源、一类技术,还应包括基于这种大容量、多维度数据处理的应用和社会活动。为便于对"大数据"定义的对比,将收集到的"大数据"部分定义列表如下,详见表1-1。

表1-1 大数据的几种定义

领域	机构/作者	年份	出处类型	定义	侧重点
大数据	麦肯锡	2011	研究报告	是指大小超出了常规数据库获取、存储、管理和分析能力的数据集合	数据集合
	香山科学会议	2013	会议公报	技术型定义:是指来源多样、类型多样、大而复杂,具有潜在价值,但难以在期望时间内处理分析的数据集 非技术型定义:是数字化生存时代的新型战略资源,是驱动创新的重要因素,正在改变人类的生产和生活方式	数据集和资源
	复旦大学计算机科学技术学院	2015	《大数据》杂志	是为决策提供服务的大数据集、大数据技术和大数据应用的总称	数据、技术和应用
	维基百科	2015	网站	指所涉及的数据量规模巨大到无法通过目前主流软件工具,在合理时间内达到获取、管理、处理并整理成为帮助企业经营决策更积极目的的资讯	数据资讯
	国际数据公司(IDC)	2015	研究报告	具有4V特征,PB级以上的数据	数据集合
	中国信息通信研究院	2016	《大数据白皮书》	大数据是新资源、新技术和新理念的混合体	资源、技术和理念
工业大数据	上海计算机软件技术开发中心	2017	《大数据》杂志	是指在工业领域中,围绕典型智能制造模式,从客户需求到销售、订单、计划、研发、设计、工艺、制造、采购、供应、库存、发货和交付、售后服务、运维、报废或回收再制造等整个产品全生命周期各个环节产生的各类数据及相关技术和应用的总称	数据、技术和应用
	工业互联网产业联盟	2017	《中国工业大数据技术与应用白皮书》	是工业领域相关数据集的总称,是工业互联网的核心,是工业智能化发展的基础原料	数据资源

（二）大数据的特征

"大数据"开始只被作为一个信息技术概念,比如高德纳咨询公司曾认为,汹涌增长的数据洪流主要表现为"三维",即第一维是数量,表现为数据量的快速增多;第二维是速度,表现为数据增长速度加快;第三维是数据多样性,即数据来源和种类在不断增加。

这一观点得到了牛津大学数据科学家维克托·迈尔·舍恩伯格的认同和支持,后者在《大数据时代》一书中基于此总结出了大数据的四个特点,即规模巨大(volume)、高速性(velocity)、种类多样(variety)和价值巨大但密度低(value),简称"4V 特征"理论。规模巨大(volume)是指数据集相对于现有计算和存储能力规模巨大,大数据概念刚提出时 PB 级数据就可称为规模巨大。高速性(velocity)是指数据传输方式和处理方式必须高速,要在秒级时间内提出分析结果。种类多样(variety)是指数据类型多样,包括结构化数据、半结构化数据和非结构化数据。价值巨大但密度低(value)是指通过数据分析可以在大量的无序数据中建立关联,获得高价值的隐含知识;但数据价值并不一定随数据规模增加而增加,有用数据往往淹没在无用数据中,价值密度低。

舍恩伯格的"4V"理论后来被 IDC、麦肯锡等多家咨询公司认同并广泛使用。后续也有研究提出过"5V"理论,是在"4V"的基础上增加了"数据准确性(veracity)"的维度,指大数据通常准确性差,数据质量低。

无论是"4V"还是"5V"理论,都是对数据特征的定性描述。大数据与"大规模数据""海量数据"的差异不只体现在数据本身和处理技术上,更重要的是带来思维与价值理念的变化。

（三）大数据思维与新理念

大数据时代的到来,对人们思维模式、研究范式和理念等方面都产生了重大影响,主要表现在以下方面。

1. 科学研究范式的变化　人类科学研究活动经历了不同范式的演变过程。"第一范式"是 18 世纪以前的"实验科学范式",即对有限的对象进行观察、测量和总结,归纳出科学规律。"第二范式"是 19 世纪的"理论科学范式",通过公式与推理构建科学理论大厦。"第三范式"是 20 世纪中叶以来的"计算科学范式",人类开始利用计算机对复杂现象进行建模和预测。随着大数据的出现,科学研究正从"计算科学范式"转向"第四范式——数据密集型知识发现",其主要特征是科研人员从大数据中查找和挖掘所需要的信息和知识,无须直接面对物理对象,即从数据到现象,而不是从现象到数据。

2. 数据分析思维的变化　传统数据分析以数学和统计学为直接理论工具,具有随机抽样、精确量化和因果推论等特征。大数据时代,尤其是云计算提升了对数据获取、存储和计算的能力,让数据分析可以做到"全样本采集",不必进行抽样,减少了偏倚;为了获取全样本,可以牺牲数据的精确性,用大量数据对冲误差,体现趋势;同时获得相关关系即可做出预测,不必非要分析出其中的因果逻辑。

3. 决策行为方式的变化　传统的决策行为往往是由目标或者模型驱动,需要先进行假设再做出行动来检验,假设的基础更多来自于本能、感觉、经验,不可避免地会带入认知偏见,这样会导致行动出现偏差。大数据时代的决策行为是数据驱动型,先由数据采集和分析对假设进行检验,得出结论后再开展行动,行动产生的数据还可以进一步支持优化决策。

4. 数据管理目标的变化　早期的数据管理以提高生产效率为目的,方法是"业务数据化"即通过建设信息系统完成对业务流程的规范化和生产活动的数字化,同时积累了大量的数据。但这些数据都是为了确定的目标服务,数据的粒度、宽度、广度和深度等比较有限,难以支撑多样化的创新行动。大数据时代,组织的"业务数据化"转向"数据业务化",把所有业务数据记录下来,形成数据闭环,将数据作为生产力,创造新的业务活动。电商与互联网推荐算法是典型的"数据业务化"案例。

5. 数据价值认知的变化　大数据在科研、企业生产和社会生活等方面带来了巨大变化,尤其是能够产生巨大价值,数据不再仅仅被当作一种"资源",未来更多的是被当作一种重要的"资产"。围绕"数据资产"的权属、定价、交易已经开始探索,有学者认为"大数据进入企业资产负债表只是时间问题"。

(四) 大数据与云计算、人工智能的协同发展

大数据和云计算、人工智能是被频繁提及的概念,一些文献、报道中甚至混用。现代信息技术发展浪潮中,三者关系非常密切,云计算是大数据存储和分析的基础,客观上促进了数据资源的集中;大数据的集中和分析,又支持了人工智能的发展。

1. 云计算支持大数据应用和部署　计算机诞生以来,计算模式不断发生变化。云计算通过规模化数据中心的计算资源与能力聚合,形成共享资源池,支持大众化、按需提供、随时随地获取计算资源与能力成为一种新的计算和服务模式。由于云计算能够为大数据处理提供高效、可靠的资源保障,大部分应用场景中数据计算量巨大,分布式的"云服务"模式逐渐替代单机成为大数据处理平台的主流模式。大数据应用不一定必须部署在云上,但采用云模式部署大数据应用可以节省运维资源、降低技术门槛。

2. 大数据促进人工智能发展应用　人工智能的概念最早出现在 1956 年,经过多次迭代演进,先后出现过符号学派、连接学派、行为学派等。随着信息化推进,特别是移动互联网和传感器的大规模普及应用,数据采集和积累能力大幅提高。得益于云计算和大数据技术的进步,大规模数据处理和计算的能力也在提高。基于此,依赖于数据的人工智能算法,如深度学习取得重大突破。最典型的案例是 2016 年谷歌围棋的人工智能 AlphaGo 战胜人类棋手。当前,人工智能已进入一个新的发展阶段,在互联网+、大数据、超算、脑科学等新技术新理论以及经济社会发展强烈需求的共同驱动下,呈现出深度学习、跨界融合、人机协同、群智开放、自主操控等新特征。大数据驱动的知识学习是人工智能发展的重要方向,也为"机器智能"的产生提供重要支持。

三、大数据的要素与治理

大数据为人类提供了全新的思维方式和探知客观规律、改造自然与社会的新手段,正在引发经济社会的根本性变革。观察大数据的发展不能只从单一维度入手,应该抓住发展主线,即大数据是围绕"提升数据资源价值"这一核心不断发展进步的。只有将所有影响"数据资源价值"的因素考虑充分,才能全面观察、分析和预测大数据的发展。这些影响因素,可从大数据的要素构成与治理两个维度进行分析。

(一) 大数据的核心要素

数据资源是区别信息社会和其他社会类型的根本,"4V"理论是针对大数据资源和技术的一种狭义的特征。早期的信息化是为了提高工作效率和资源配置水平,随着大量的业务数字化积累,形成了蕴含大量隐性知识的数据集,是大数据资源的初始价值。

技术方法是实现大数据从采集处理、存储加工、分析利用到开放共享的关键,没有技术

进步,大数据隐含的知识和价值无法发掘出来。大数据资源会对技术带来挑战,技术进步又促进数据资源的价值提升。

应用是大数据资源价值的直接表现形式,通过实现一些功能,满足某种需求。应用的好坏和接受程度直接影响资源价值的表达,同时应用本身又会产生新的信息,补充和积累数据资源。

因此,数据资源、技术和应用构成了大数据的三大核心要素(图 1-1),数据隐含价值、技术发现价值、应用实现价值。

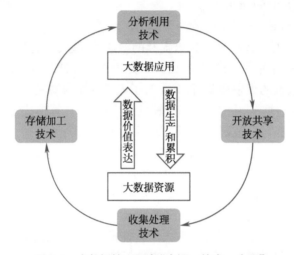

图 1-1 大数据核心要素"资源—技术—应用"

(二) 大数据的治理

从提升数据资源价值出发,影响大数据发展应用的不只是资源、技术和应用这三个核心要素,还有各要素之间的互动关系以及与外部的利益平衡。大数据一方面给现有的信息技术带来挑战,需要研发投入和创新;另一方面,还需要营造有利于大数据应用健康有序发展的良好环境。大数据的治理,就是侧重于对大数据外部环境的塑造,已成为大数据发展生态的新热点。

关于数据治理,其内涵也随着信息技术发展而变化。从最初的对数据集的管理,到企业内部的 IT 治理和数据资产管理,再到行业领域的数据流动与交易,现已扩展到国家层面的数据开放共享和数据安全。可以说,数据治理不是一个"静态"概念,而是随着数据资源价值提升而不断发生变化的。所使用的工具和手段也相应地随着适用范围的不同而变化,小到企业内部数据集的标准规范,中到行业自律,大到国家政策法规、国际协议,甚至包括人类社会普遍的伦理共识等。多层次协同的利益安排构成了大数据的治理体系,其演进直接制约了大数据作为新生事物与人类社会的嵌合与发展。

第二节 健康医疗大数据

健康医疗大数据目前还缺乏权威的学科定义,甚至尚未形成统一的名词术语。文献资料中相似的名词还有"医疗健康大数据""医疗卫生大数据""医疗大数据"等。通过学术文献检索［如中国知网(CNKI)、万方等］,使用"健康＋医疗＋大数据"检索得到的文献中,"健康医疗大数据"与"医疗健康大数据"出现的频次都比较高,但讨论的内容相近,并无本质区别。出于行文方便,本书参照政府文件,2016年国务院办公厅印发的《关于促进和规范健康医疗大数据应用发展的指导意见》中的名词术语"健康医疗大数据"来统一指代相近概念。

健康医疗大数据可以视为大数据在健康医疗行业领域内的子集,大数据的理论基础同样适用于健康医疗大数据,同时也带有健康医疗行业的鲜明特点,尤其表现在资源和外部环境的特殊性上。本节内容秉承前文所述的大数据一般性理论,对健康医疗大数据的定义内涵、特征进行梳理,并尝试构建了健康医疗大数据的核心要素与治理体系两个维度为重点的分析框架,为后续章节内容的展开提供基础。

一、健康医疗大数据的内涵

健康医疗领域中最常见、多见的数据,主要是产生在健康医疗机构和健康医疗服务实践活动中。医院信息系统建设起步相对较早,发展较为成熟。有学者认为,"医疗大数据"指的是医疗活动中产生的数据,主要包含在医院诊治病患及健康服务机构采集用户生理信息过程中,获得的大量病历、诊断、筛查、检测数据等。同时,公共卫生信息网络、医疗保障信息系统、区域卫生信息平台等卫生健康信息系统也提供了大量的公共卫生管理数据。

在"大健康、大卫生"理念指引下,"以疾病治疗为中心"的医学模式正加快向"以健康促进为中心"转变。因此,有学者认为,健康医疗大数据是指所有与医疗和生命健康相关的以及患者在受到医疗照护的所有路径产生数据的集合。类似的观点还有,健康医疗大数据是随着健康医疗信息化的广泛应用,在医疗服务、健康保健和卫生管理过程中产生的海量数据集。这一类的定义属于资源观视角下的产物,在"前大数据"时代,医疗信息化领域对"卫生信息资源"的定义描述也大致如此。

随着云计算、物联网、移动智能等技术在健康医疗活动中的大规模应用,无论数据产生于个体还是机构,用于诊断、治疗,还是康复保健,都在采集、存储、分析、应用等环节大大提升了效能,改善了个体和群体的健康结果。现在的信息技术,已可以将诊疗活动扩展到医疗机构之外,甚至患者与医务人员不必进行直接接触,诊疗活动的时空范围被扩大,预防保健、健康管理与疾病治疗被数据结合得更加紧密,一个崭新的全人群全生命周期的健康医疗服务模式正在形成。

在此背景下,医疗健康服务和管理体系也需要进行重构,而信息和数据在其中将扮演非常重要的角色。如何发挥大数据对卫生健康事业发展的积极作用,为健康医疗服务和管理引入更多更好的信息技术和应用,让健康医疗数据发挥更大的价值是更重要的关切点。

基于以上分析,健康医疗大数据可以从狭义与广义两方面来认识。从比较狭义的数据资源角度看,健康医疗大数据包括了所有与健康和生命有关的,如生理、行为、分子、临床、环境暴露、医学影像、疾病管理、药物处方、营养或运动等多方面数据集合。从广义的数据价值角度看,健康医疗大数据是以促进人群健康为目标,以服务健康决策为核心,内容上包括与所有的人群健康医疗活动、卫生决策管理、日常生活环境相关的,个体从出生到死亡的全生命周期所产生的数据集,并对这些多元、异构、巨量的数据进行采集、存储和深入挖掘,从中发现新知识、创造新价值、提升新能力的健康新产业、服务新模式、发展新业态的总称。

二、健康医疗大数据的特征

健康医疗大数据具有大数据的"4V"典型特征,数据规模大(volume)、高速性(velocity)、多样的数据形态(variety)、价值高但密度低(value),同时还具有区别于其他行业大数据的独特属性。

(一)健康医疗大数据的资源特征

1. 数据规模巨大 由于行业特性,健康医疗大数据相对于其他行业大数据而言规模可能更大。健康医疗机构数据量增长迅猛,一张 CT 图像的大小约 150MB,一个标准病理图片大小约 5GB,一个基层医疗机构累积的数据量可达 TB 级别,一个 1 000 万人口的城市 50 年所积累的健康医疗数据量能够达到 10PB。

2. 多态性 健康医疗大数据,特别是临床医疗过程中产生的数据,大多是从医学成像、临床检验设备以及医患沟通中采集的,具有多种不同的形式和结构。

(1) 形式多样性:健康医疗大数据的形式丰富,包含图像数据,如超声、CT(计算机体层成像)、MRI(磁共振成像)、DSA(数字减影血管造影)等医学成像设备中产生的医学影像数据;数值型数据,如实验室试剂分析、动态血压仪等产生的数据;信号数据,如心电图仪、肌电图仪、脑电图仪等产生的;文本数据,如患者症状、医生诊断和治疗等文字描述;音像数据,例如心跳声、哭声、咳嗽声、动画、视频等音像数据。

(2) 结构多样性:健康医疗数据结构较多,包括二维表、文本、可扩展标记语言(XML)、图像数据等多种结构。既包含适合计算机分析的结构化数据,还存在大量自然文本、影像等半结构化或非结构化数据。同一类型数据表达格式差异较大,例如医学影像数据,除目前使用最广泛的医学数字成像和通信标准(DICOM 标准)数据外,还包括了原先的 JPG、BMP 格式数据。

3. 高增速 一张普通 CT 图像的数据量大约 150MB,随着多排螺旋 CT、高场 MR(磁共振)的广泛应用,医学影像数据量快速增加。据估计,一个 800 张床位的中等规模医院每天产生的医学影像数据量可达 TB 级,占医疗数据规模的 90% 以上,而且每年以 30% 以上速度高速增长。据 IDC2014 年估计,医疗大数据以 48% 的年增长率快速增长,到 2020 年全球医疗大数据将达到 2 314EB,已经达到了 ZB 级别。

4. 价值属性 大数据可发挥其全样本、深入关联、注重相关性等优势,为健康医疗服务人员、科研人员、卫生决策者和社会公众等信息利用者解决以往存在的"信息碎片化""盲人摸象"等问题,提升其洞察和统筹规划的能力。健康医疗大数据将为临床诊疗、药物研发、卫生监测、公众健康、政策制定执行等带来革命性变化,全面提升行业治理能力和水平,创造极大价值。据麦肯锡 2013 年的预测,如果有效利用健康医疗大数据,每年可为美国带来 3 000 多亿美元的价值,并贡献 0.7% 的年度生产力增长。

(二)健康医疗大数据的特性

除了典型的 4V 特征外,健康医疗大数据还具有其独特属性,主要表现为:隐私性、不完整性、时序性、冗杂性等。

1. 隐私性 健康医疗数据是每个个体的微观数据,个人基本信息、健康信息和疾病信息等都属于需要保护的敏感信息,特别关注数据安全与隐私保护。必须尊重和保护患者隐私权,各种个人信息不能泄露,未经患者同意一般不得以任何形式访问相关内容。若因科研等需要访问电子病历,也应采用匿名化技术处理。

2. **不完整性**　由于认知、数据采集、管理等原因导致很多健康医疗数据是不完整的。如医生诊疗记录、患者症状描述等文字记录的不完整,治疗中断、转诊转院等导致的数据不完整。

3. **时序性**　大多数健康医疗数据具有时间性和持续性,如心电图、四维胎动图等时间维度内的数据变化图谱。同时,个体健康数据包括个体全生命周期中产生的连续数据。

4. **冗杂性**　健康医疗数据量巨大,每天会产生大量相同或相似的数据。如对某种疾病的多次检查检验、疾病特征描述等重复的记录,同一患者在不同医疗机构的诊疗记录等。

三、健康医疗大数据的发展基础

健康医疗大数据的发展并非只是简单的数据累积,而是一个在技术进步中应用不断丰富、组织与个人数据能力不断提高、数据治理环境不断优化的过程。在此过程中,数据累积更多的是自然发生,而不是刻意追求的结果,因此健康医疗大数据的发展需要一定的基础。我国健康医疗大数据的发展主要得益于两方面,一是多年卫生信息化建设带来的基础数据能力的提升,包括网络和硬件等基础设施建设、不同机构的信息系统应用等;二是新型数字健康技术快速迭代产生的创新应用,带来更多的场景、数据以及价值挖掘。

(一)健康医疗信息化建设的促进作用

1. **健康医疗机构信息化建设的巨大成效**　我国医院信息化经历了以财务核算、收费为核心的管理信息化、医疗业务应用、数据挖掘利用等不同阶段,部分有条件的医院已开启智能导向阶段。从 2011 年卫生部推广"以电子病历为核心的医院信息系统建设"开始,医院信息系统的 IT 技术架构和应用模式变得日趋复杂,诊疗活动的各环节产生大量数据,并被记录和规范化处理。尤其是临床数据中心的出现,让以往分散在各个子系统的数据得到集成,为质控、科研、管理、甚至院外的延伸服务提供数据支撑。

我国基层医疗卫生机构的信息化能力普遍落后于医院,大部分地区多采取政府购买服务、统一部署基层医疗卫生信息系统的做法。截至 2017 年底,全国 83% 的市县建立了基层卫生数据中心和机房,79% 的社区卫生服务中心(站)及乡镇卫生院、44% 的村卫生室安装了基层医疗卫生信息系统,支撑基本医疗、基本公共卫生服务、电子健康档案建立与管理等日常业务,特别是一些偏远贫困地区实现了从无到有的跨越式发展。

2. **公共卫生信息化实现全覆盖**　我国公共卫生信息化建设主要是在 2003 年 SARS(严重急性呼吸综合征)疫情之后,目前已建成"纵向到底、横向到边"的五级网络和三级平台,网络连接国家、省、市、县、乡的五级卫生行政部门和健康医疗机构,平台覆盖国家、省和市三级。完成了国家公共卫生信息系统基础网络、传染病与突发公共卫生事件网络直报系统建设,覆盖全国 100% 县级以上疾病预防控制机构、98% 县级以上医疗机构、94% 基层医疗卫生机构。

2009 年,卫生部监督中心启动实施国家级卫生监督信息系统建设项目,以卫生健康执法监督信息报告系统为核心,以卫生健康执法监督业务系统全面应用为目标,建成了公共卫生领域除"传染病报告系统"外的第二大信息系统。

3. **多个政务信息平台应用日趋成熟**　自 2009 年国家实施基本药物制度以来,各地积极建设基本药物集中招标采购平台,面向基层医疗卫生机构、药品生产和经营企业,提供药品采购、配送、结算服务。国家和省级药品招标采购信息平台已全部联通运行,编制了 17 万条药品编码和 30 万余条耗材编码,开展业务监管和统计分析。

因统筹层次低、政策分散、管理不统一等因素,我国长期没有统一的医保管理平台。2015 年国家开始推广医保异地结算工作,推进医保政策和标准的互认,各地陆续进入到国家异地就医结算系统中,实现联网运行,系统覆盖所有参保人员。2018 年国家医保局成立,开始建立统一的全国医保系统,有望逐步统一全国医保电子凭证,并提供第三方支付平台接口。

2016 年,国家食品药品监督管理总局完善了国家药品不良事件聚集性信号预警平台,通过定期对国家药品不良反应监测数据库进行扫描,自动预警药品不良事件聚集性信号,实现了预警信号共享和联动处置,确保及时识别和控制风险,切实维护公众用药安全。

4. 区域卫生健康信息平台逐步实现互联互通　区域卫生信息平台是政府促进健康医疗数据共享利用的重要工具,可以汇集各级各类卫生信息系统和政务平台的数据。平台数据采集包括医疗、公共卫生、中医和计划生育等方面的数据,并与民政、公安、社保、工商等部门实现跨部门数据共享。正在开展的"全民健康保障信息化工程"目标是建设国家—省—市—县四级平台,到 2018 年已建成 30 个省级区域卫生信息平台,市级和县级卫生信息平台建设率分别为 66.2% 和 48.2%。

(二) 新型信息数字技术的快速迭代

1. "互联网 + 健康医疗"提供更多的需求和场景　互联网医疗在我国经历了快速发展迭代的过程,2013—2016 年间比较有代表性的是侧重于挂号、轻问诊的"移动医疗"和医药电商,之后互联网医疗开始介入到对健康医疗领域的全面赋能中。2018 年国务院出台政策支持"互联网 + 健康医疗"发展,国家卫健委出台"互联网诊疗、互联网医院和远程医疗"的管理办法,规范"互联网 + 健康医疗"发展。目前,互联网医疗的应用生态已非常广泛,从看病就医、健康管理、网上购药、医保支付到公共卫生管理、疫情防控,"互联网 +"的技术支持已全方位介入健康医疗活动中,极大拓展了以往线下诊疗触及不到的环节,带来更多应用场景,产生大量活动数据。健康医疗的需求、场景、应用与数据,构成了正反馈循环。

2. 物联网、5G 技术的应用产生更多健康医疗数据　"万物互联"是网络技术发展的主要方向之一。相比于人对数据的主动测量,设备、机器、传感器能够做到不间断的客观记录,极大扩展数据采集的范围、维度,细化数据粒度,提高数据质量,这在健康医疗领域尤为重要。物联网技术提供更多健康医疗数据测量的可能性,如人的运动轨迹、行为数据、体征信息,设备、药品、耗材的流向等;5G 技术提供更好的网络传输能力,如高速传输、大规模设备接入、低网络延迟等。这些技术从源头上革新了健康医疗数据的采集处理方式,也为健康医疗智能化发展赋予更多可能。

3. 医学人工智能实现挖掘更多的数据价值　发展人工智能已上升到国家战略高度,在我国的"新一代人工智能"发展规划中,健康医疗领域是重要的技术应用领域之一。得益于算法、算力的进步和数据的累积,新一代人工智能正不断拓宽其可应用的细分领域范围。人工智能在辅助诊断、药物研发、健康管理、个性化治疗、临床决策支持方面应用广泛,满足更加高效、精准的健康医疗需求。而目前医学人工智能的有效应用还需要产业上游提供高质量、规范化的数据集。一方面医学人工智能需要大数据支持,另一方面又能深挖数据价值提供更好的健康医疗服务。

四、健康医疗大数据的要素与治理

健康医疗大数据发展应用的根本目的,是要发掘数据资源价值,为提高人民健康水平提供有力支撑。围绕"价值提升"这一主线,分析健康医疗大数据发展的影响因素,可主要划分为核心要素和治理体系两个维度(图 1-2)。

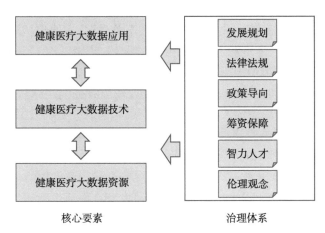

图 1-2　健康医疗大数据的核心要素与治理体系

(一) 健康医疗大数据的核心要素

1. 数据资源　健康医疗大数据具有高度复杂性,健康医疗贯穿了个体生命的全周期,与外界因素相互影响。个体健康医疗数据以及与外界相互作用的数据,以不同的采集方式分散在不同机构。在资源层面,健康医疗大数据包括了个体的全生命周期数据、健康医疗机构运营数据及政府部门的公共数据,甚至还包括所有与健康有关的环境、气象、生物、社会心理等数据。这些数据的来源、分布、数据特征以及数据资源的权属、流通规则等,都极大影响着健康医疗大数据资源价值的实现。

2. 大数据技术　在信息技术方面,健康医疗大数据在从采集、传输、加工到存储、分析利用每个环节都有先进的技术应用,快速采集和分析是健康医疗大数据技术突破的重要方向。如基因检测技术,"人类基因组计划"在 20 世纪末开始立项时,工程难度和量级堪比"阿波罗登月工程",随着二代、三代 DNA 测序技术发展,个人全基因测序已经能够在很短时间内完成,人类全基因序列与疾病分子诊断间的关联分析成为科学家们要解决的重要难题。有效整合生命组学数据与临床表型相关数据,实时监测、处理、预警突发公共卫生事件相关数据,将数据挖掘结果进行可靠的医学解读等方面,都是健康医疗大数据技术需要重点解决的难题。

3. 创新应用　在创新应用方面,健康医疗大数据面对的是各类服务对象以及复杂的应用场景。单以医院这一应用场所来说,就有挂号、门诊接诊、住院出院办理、检查检验、开药取药、手术麻醉、缴费、控费、医保目录更新、临床路径等多种业务活动。某三甲医院曾一度建设有 200 余个不同用途的信息系统,从中可见医院应用场景的复杂。再加上监管、公共卫生、医疗保障、药品供应、综合治理、新药研发等众多业务领域,健康医疗大数据的应用场景难以计数。加之人工智能、VR/AR(虚拟现实 / 增强现实)等新技术出现,为实现特定目标提供了技术手段,也创造了许多新的应用方向和需求。有应用场景并一定就有好的应用效果,还与具体应用方向、使用对象、技术成熟度、监管政策等息息相关。如何对大数据应用进行监管,推广好的应用模式,防范有害应用,形成良性的健康医疗大数据应用生态是需要重点考虑的问题。

(二)健康医疗大数据的治理

健康医疗大数据的资源、技术和应用等核心要素需要一系列的治理安排,才能实现其价值,发挥其作用。构建健康医疗大数据的治理体系至关重要,主要包括战略规划、法律法规、政策导向、筹资保障、智力人才资源、伦理观念等方面。

在健康医疗大数据发展应用中政府要发挥主导作用,通过战略规划为健康医疗大数据的发展应用指明方向。要进一步加强健康医疗数据资源有关的法律法规建设,没有可操作的法律法规,会严重影响健康医疗大数据的合理应用和创新。明确数据资源的权属,规定数据主体的责任义务,直接影响着诸如电子病历、电子健康档案数据的开放程度、保存责任和使用范围。健康医疗大数据只有流通才能发挥其价值,应尽可能开放给个人和授权机构使用;与此同时,在数据保存和开放过程中要明确信息安全和隐私保护的主体责任。

通过产业政策导向鼓励引导大数据新技术的研发和在健康医疗领域的创新应用。早期医疗卫生信息化建设过于依赖政府和机构投入,今后健康医疗大数据的发展过程中,要更加注重培育市场环境,做好监管与服务,调动社会和市场等多个方面的积极性,采取多种渠道筹集资源,形成产业链和良好生态,既为提高人民群众健康水平提供技术支撑,又发展了数字经济。

先进的大数据技术通常不是诞生在健康医疗领域,复合型人才的培养和使用是促进和规范健康医疗大数据应用发展的关键要素。需要精通大数据技术又熟悉健康医疗行业特点的人才或团队搭建桥梁,将先进的技术引入到健康医疗领域。除技术外,优秀的互联网运营模式也应该成为健康医疗创新活动的学习对象。

符合社会正常的伦理观念是实现健康医疗大数据良善治理的基本要求。大数据技术的剧烈变革容易产生"数据和算法至上"的问题,进而引发侵犯个人隐私、数据权利凌驾个人权利、"黑箱"算法任意使用、滥用和恶意还原敏感数据等冲击正常社会伦理观念的现象。有必要对数据主义的极端观念进行整顿和疏导,守卫以人为本的伦理秩序,让数据服务于人而不是人成为数据滥用的受害者。

(刘　硕　谢莉琴　代　涛)

第二章
健康医疗大数据资源

　　数据资源是健康医疗大数据核心要素之一,从价值定义出发,凡是在时空范围内能联合组成更有价值的数据集,都应视为健康医疗大数据资源。本章围绕健康医疗大数据资源的分类、来源、内容、特征、发展趋势等方面进行介绍。

　　健康医疗大数据可按不同维度分类。国内研究者通常按照健康医疗大数据的"来源"和"应用场景"等标准对其进行分类,如按数据来源划分,俞国培等(2014)将其分为医院医疗、区域卫生服务平台、疾病监测、自我量化、网络和生物六类健康医疗大数据;孟群等(2016)按应用场景将其分为医疗大数据、健康大数据、生物大数据和经营运营大数据四类;周毅等(2019)按数据生产渠道将其分为业务系统数据、物联网设备数据、生物医学数据、互联网络数据等四类;按照在医疗卫生领域的主要应用场景,于广军等(2015)将其分为医药研发大数据、疾病诊疗大数据和公共卫生大数据三类。国外研究机构如麦肯锡全球研究院(2011)将健康相关的大数据按数据所有者分为四类:临床数据、付款人活动(包括患者和支付者)及成本数据、制药业和医药产品科研数据、患者的行为和情绪数据。

　　随着互联网、物联网、智能移动终端的更广泛应用,健康医疗大数据的来源更加多元。随着大数据、人工智能、云计算等技术的发展应用,基于健康医疗大数据的整合服务日益创新。无论是按"来源"还是按"应用场景"对健康医疗大数据进行分类,都具有"已知有限、未知无限"的特征。

　　在借鉴现有研究成果的基础上,本书以健康医疗大数据来源作为主要分类标准,划分为健康医疗服务数据、公共卫生数据、生物医药研发数据、互联网和移动终端数据、健康医疗相关业务系统数据等五类。其中,健康医疗服务数据主要来源于各级各类医疗机构;公共卫生数据主要来源于各级各类公共卫生机构;生物医药研发数据来源于科研、药企等研发机构;互联网和移动终端数据来源于互联网和各种移动终端设备;健康医疗相关业务系统数据来源于政府部门相关业务系统,例如医保信息系统、全员人口信息库等。各类数据的主要内容和来源见表2-1。

表 2-1　健康医疗大数据分类

类别	数据内容	数据来源
健康医疗服务数据	电子病历、医学影像、临床检验、电子健康档案等数据	各级各类医疗卫生机构
公共卫生数据	传染病动态监测、健康危害因素监测、突发公共卫生事件监测预警、妇幼健康管理等数据	各级各类公共卫生机构
生物医药研发数据	生物医学、药品研发和管理、大型人群队列研究等数据	科研机构、药企、第三方检测机构
互联网和移动终端数据	互联网、移动终端等数据	互联网、移动终端
健康医疗相关业务系统数据	医疗保险、全员人口等数据	健康医疗相关业务系统,如医保信息系统、全员人口信息库等

第一节　健康医疗服务数据

健康医疗服务数据是指在各级各类医疗卫生机构的诊断、治疗活动中产生的、以电子病历、医学影像、检验检查等为主的医疗服务数据集合以及电子健康档案等与个人健康相关的数据集合。这类数据来源于各级各类医疗卫生机构,是健康医疗大数据的核心组成部分。

一、电子病历

电子病历(electronic medical record,EMR)是指医务人员在医疗活动过程中,使用信息系统生成的文字、符号、图表、图形、数字、影像等数字化信息,并能实现存储、管理、传输和重现的医疗记录,是病历的一种记录形式,包括门(急)诊病历和住院病历。电子病历是居民个人在医疗机构历次就诊过程中产生和被记录的完整、详细的临床信息资源,它可在医疗中作为主要的信息源取代纸张病历,满足所有的诊疗、法律和管理需求。

(一)数据来源

电子病历数据主要来源于医疗机构电子病历系统。美国于 20 世纪 50 年代开始发展电子病历系统,到 2009 年全美医疗机构电子病历使用率仅 9%,因此奥巴马政府签署的《美国复苏与再投资法案》(American Recovery and Reinvestment Act,ARRA)为电子病历安排 360 亿美元,其核心为推行"电子病历有意义使用项目"(Meaningful Use)。经过 10 年时间,电子病历在美国已得到普遍应用,并于 2018 年推出了"互操作性提升项目"(Promoting Interoperability),工作重点转向数据开放共享和患者参与。

1994 年,我国卫生部在第六届医药信息学大会上提出了建立计算机化病案系统(computer-based patient record,CPR)的目标,电子病历成为医院信息系统建设的重要内容。2009 年新医改方案中提出了"以医院管理和电子病历为重点、推进医院信息化建设"的要求,电子病历建设得到高度重视,国家先后颁布了《电子病历基本架构与数据标准(试行)》(卫办发〔2009〕130 号)、《电子病历基本规范(试行)》(卫医政发〔2010〕24 号)〔2017 年修订为《电子病历应用管理规范(试行)》(国卫办医发〔2017〕8号)]、《电子病历系统功能应用水平分级评价管理办法(试行)及评价标准(试行)》(国卫办医函〔2018〕1079号)等,从技术、标准、管理等多方面对电子病历内容进行了规范。

（二）主要内容

根据2009年卫生部于制定的《电子病历基本架构与数据标准(试行)》,规范化电子病历的基本内容由七个业务域的临床信息记录构成,即病历概要、门(急)诊诊疗记录、住院诊疗记录、健康体检记录、转诊(院)记录、法定医学证明及报告、医疗机构信息等。

（三）基本特征

1. 是临床诊疗过程的全要素记录　2009年以来,电子病历在临床的应用逐渐展开。规范化电子病历既包含了临床诊疗数据,还包含用药、检查、检验、护理、患者管理等数据,是临床诊疗过程的全要素记录。

2. 以非结构化数据为主　相比于纸质病历,电子病历易于存储和传输,但是尚未达到开展数据挖掘的要求。电子病历数据以自由文本构成的非结构化数据为主,包含大量的文字描述和非标准化的表格字段。因此,原始的电子病历数据并不适合以结构化数据为主要形式的数据挖掘和分析,需要自然语言处理技术予以处理。

3. 互联互通程度较低　电子病历系统互联互通共享的程度尚不理想。电子病历分级评价(0~8级)的数据显示,2018年我国三级医院电子病历系统平均实现级别接近3级,即达到了医院内部部分科室的数据交换和共享,部分三级医院达到了院内数据交换和共享;二级医院的平均实现级别为1.2级,尚未完成系统基础建设,难以实现不同医疗机构间的数据共享以及医疗机构与区域卫生信息平台之间的数据共享。

（四）应用发展趋势

近年来,我国卫生健康管理部门将电子病历建设与应用水平纳入了三级公立医院绩效考核监测指标,并提出以电子病历建设为核心的"智慧医院"建设,电子病历的重要作用日益显著。电子病历的未来发展需要更加体现惠民作用,让患者切实感受到卫生信息化带来的作用,需要针对需求端开发更多的功能,让患者主动参与到自身健康管理中。同时,当前电子病历数据难以满足精准医疗、个性化医疗、教学科研、决策支持等方面的高要求,建设专科化电子病历是未来趋势。

二、电子健康档案

电子健康档案(electronic health record,EHR),也称电子健康记录,记录了符合特定标准和规范的居民基本健康相关信息,包括居民从生到死的生命体征变化以及健康相关的行为与事件。

（一）数据来源

电子健康档案数据主要来源于各类电子健康档案系统。我国电子健康档案建设始于20世纪90年代末,随着社区卫生信息系统的发展而兴起。2002年以后,电子化的健康档案逐渐取代纸质化健康档案,一些经济发达地区如上海、北京、厦门、杭州等,分别建立了专门的健康档案管理信息系统,并初见成效。据《全民健康信息调查报告(2019)》显示,2018年,省、市、县EHR库平均建设率分别为93.8%、84.8%、78.0%;分地区来看,东、中、西部地区分别为84.4%、75.8%、78.8%。

（二）主要内容

根据 2009 年 5 月，卫生部印发的《健康档案基本架构与数据标准（试行）》（卫办发〔2009〕46 号）和《基于健康档案的区域卫生信息平台建设指南（试行）》的标准规范，电子健康档案的主要内容包括个人在基层医疗卫生机构的诊疗信息，电子病历的摘要部分以及疾病预防控制、妇幼保健、卫生监督等公共卫生服务记录。

（三）基本特征

电子健康档案是以居民个人健康为核心，贯穿整个生命过程、涵盖各种健康相关因素、实现信息多渠道动态收集的长期记录，可被医院范围之外的各级授权用户访问。

（四）应用发展趋势

当前，电子健康档案的普及应用仍然存在一些障碍。首先，居民健康档案尚未完全实现电子化，纸质档案难以实现数据共享，数据质量也存在问题；其次，电子健康档案需要联通的系统较多，基于档案交互共享条件下的业务协同机制尚未建立，在区域卫生信息平台尚未有效运行的情况下，不能及时、准确、完整的获取支撑电子健康档案的数据；再次，很多地区电子健康档案存在"建而不用"的情况，居民知晓率较低，无法获取通过电子健康档案提供的服务；最后，电子健康档案的应用以简单查询为主，智能化服务和深度分析较少。

未来，随着云计算、物联网、大数据等技术的发展，电子健康档案系统要打破物理空间的限制，实现健康信息共享，为基层医疗机构的诊断提供参考依据，为区域卫生规划、卫生决策以及突发公共卫生事件应急管理提供支撑。随着电子健康档案便民、惠民措施的落地，居民可以利用电子健康档案信息获得个性化、精准化健康服务。

三、医学影像数据

医学影像数据是通过影像成像设备（例如 CT、MRI、X 线、超声、医学内镜等）和影像信息化系统产生并存储于医学影像存储与传输系统（picture archiving and communication system，PACS）内的大规模、高增速、多结构、高精度、高价值的影像数据集合。

（一）数据来源

医学影像是临床诊断的重要辅助手段，临床上超过 70% 的诊断依赖于医学影像。随着医学成像技术的发展，医学影像数据量迅速增加，影像检查所产生的图像占医疗数据的 90%以上，原有的胶片和磁带存档的缺点（例如难以长期保存、易丢失、无法共享、耗费大等）逐渐凸显。

20 世纪 80 年代以来，随着数据库技术和计算机通信技术的发展，PACS 系统逐渐推广与普及，从而产生了大量的医学影像数据。PACS 这一术语最初于 1981 年由迈阿密大学医学院 Duerinckx 提出。在发达国家，由于过高的价格以及与医院管理系统难以兼容，医疗机构最初仅在放射科等少数几个科室引进，建立全院互通、完整 PACS 的医院较少。90 年代以后，由于光介质存储、光纤和高速网络通信技术快速发展，PACS 系统的价格降低。

我国部分大型医疗机构也在 20 世纪 90 年代开始引进 PACS 统。《全民健康信息调查报告（2019）》显示，2018 年我国三级医院、二级医院、其他医院的 PACS 建设率分别为87.8%、62.2%、40.1%。总体来说，我国的医学影像尚处于由一般的胶片向电子数据过渡的阶段，大多数影像资料尚没有数字化，并且医疗机构较少实现互联互通。

（二）主要内容

根据医学影像的成像原理不同,医学影像数据分类如表 2-2 所示。

表 2-2　医学影像数据分类

类别	成像技术	成像设备	存储格式
X 线影像数据	X 线摄影	计算机 X 线摄影(CR)、乳腺 X 射线摄影(钼靶摄影)等	DICOM
CT 影像数据	计算机断层扫描	CT	DICOM
MR 影像数据	磁共振断层成像	MRI	DICOM
超声影像数据	超声波检查	B 超、彩超等	DICOM、JPEG
内镜影像数据	光学摄影	胃镜、肠镜等	JPEG
病理影像数据	显微镜光学成像	显微镜	JPEG

（三）基本特征

规模大与增速高。相比于其他健康医疗数据来说,医学影像数据规模非常大,一张普通 CT 图像的数据量大概为 150MB。近年来,多排螺旋 CT、高场 MR 的广泛应用,医学影像数据量进一步增加。据估计,一个 800 张床位的中型医院每天产生的医学影像数据量可达 TB 级;医学影像数据规模占医疗数据规模的 90% 以上,而且每年以 30% 以上的速度高速增长。

图像特征表达具有复杂性。医学影像数据以图像为主,目前对于医学影像数据的分析和判断主要依靠医生个人的临床经验,即通过人工观察图像中存在的病变区域并做出判断。由于图像中存在某些人眼无法分辨的信息以及个人主观性,存在误诊或漏诊的可能性。

（四）应用发展趋势

医学影像数据在现代医学中的作用日益增加。在医学影像数据规模日益增加以及大数据技术快速发展的情况下,医疗工作者面临的主要问题从如何成像,变为如何使用和管理大量的医学影像数据。由于图像特征表达的复杂性,医学工作者对医学影像的智能识别和基于机器深度学习的辅助诊断具有很大的需求。

通过现代信息技术手段,医疗工作者将拓宽基于医学影像的知识信息获取方式,增加信息推理的多样性。例如,基于数据驱动的机器学习算法,可以准确地检测解剖标记;通过将复杂的感知和概念处理应用于图像分析,可以将图像像素转换为辅助诊疗的信息;通过深度卷积网络技术和深度学习,可以处理更多隐藏的图像信息。总之,大数据等技术能够增加图像模式,提高图像显示的准确性,促进医学影像与靶标之间的精确映射,从而辅助医生进行临床诊断。

四、临床检验数据

临床检验数据主要是运用物理学、化学和生物学等实验方法,对各种标本(血液和其他体液标本、分泌物标本、排泄物标本以及组织标本等)进行定性或定量分析,以获得反映机体功能状态、病理变化或病因等的数据。

（一）数据来源

医疗机构临床实验室或检验科、第三方医学检验中心等机构产生大量检查检测数据。

随着医学检验技术的快速发展,许多检验项目已经实现了自动化或半自动化,从而产生大量临床检验数据。临床检验信息系统(或实验室信息系统,laboratory information system,LIS)将包括检验申请、样本采集、检测、报告在内的整个检验工作流程信息化,将分散在各个检验仪器中的检验结果数据集中管理,并依靠网络通信技术实现检验数据信息的网络传输和集中分析。LIS 的发展可划分为四个阶段,20 世纪 80 年代的单机 LIS,90 年代的部门 LIS,20 世纪末的局域网 LIS 以及近 10 余年来智能化 LIS。《全民健康信息调查报告(2019)》显示。2018 年我国三级医院、二级医院、其他医院的 LIS 建设率分别为 91.3%、69.2%、48.6%。

(二) 主要内容

随着医学实验室技术水平的提高,临床检验项目不断增长,常规临床检验项目多达七、八百种,为疾病诊疗及康复提供了大量信息。按照不同标本分类包括:血液类,如血常规监测、溶血与贫血监测、出血和凝血检测等;组织细胞液类,如关节腔液(滑膜液)检测、浆膜腔液检测、下丘脑 - 垂体激素检测等;排泄物和分泌物类,如尿液检测、粪便常规检测、痰液检测、精液生化检测、阴道分泌物检查等;激素类,如甲状腺激素检测、甲状旁腺激素检测、肾上腺皮质激素检测、性激素检验等;其他还有心肌蛋白和心肌酶检测、血糖检测、血脂检测、肝肾功能检测、皮肤科检测等。

(三) 基本特征

临床检验通常只用有限的检验指标对疾病进行诊断。相比于其他健康医疗大数据,临床检验数据以结构化数据为主,标准化、格式化、统一性较好。

(四) 应用发展趋势

随着临床检验医学的发展,检验前与检验中的自动化水平较高,但检验后仍然通过人工进行审核和报告。通过制订临床检验的智能审查规则和运行逻辑,实现计算机系统的自动审核,从而提高审核效率和准确性,成为重要趋势之一。通过大数据分析、机器学习等技术,可以挖掘数据与疾病症状之间的相关关系或因果关系;一些常规指标也可以与多种疾病进行比较和计算,从而发现其中的相关关系,然后通过适当的病理验证,发现新的因果关系,为疾病预防控制和临床诊疗提供支持。

第二节　公共卫生数据

公共卫生数据是指在重大疾病尤其是传染病的预防、监控,对食品、药品、环境卫生的监督管理以及相关的卫生宣传、健康教育、免疫接种等过程中形成的数据集合。

一、传染病动态监测数据

(一) 数据来源

我国从 20 世纪 50 年代开始建设法定传染病报告系统。2003 年 SARS 危机之后,公共卫生引起了政府部门以及社会各界的高度重视。经过多年的发展,我国建成了"纵向到底、横向到边"的公共卫生信息化体系,包括覆盖国家、省、市、县、乡五级卫生行政部门和医疗卫生机构的"五级网络"以及覆盖国家、省和市三级的"三级平台";完成了国家公共卫生信息系统基础网络、传染病与突发公共卫生事件网络直报信息系统建设,加快全国突发公共卫生事件应急指挥决策系统建设,并启动了国家突发公共卫生事件医疗救治信息系统建设;建成了口岸公共卫生风险监测预警决策系统,包括"一网四库三平台",即指依托大通关业务专网及其数据中心搭建系统运行网络环境;全球公共卫生风险本底、口岸检出输入性公共卫生风险、国际通航交通工具、决策指挥信息四个数据库群;以及业务监管、风险预警决策、公共服务三大平台。

（二）主要内容

传染病动态监测数据包含传染病网络直报、传染病专报、传染病实验室监测等数据。截至 2018 年,我国疾控系统存储个案信息 1.5 亿条,存储容量 7.73TB,每年增长近 1 000 万条个案信息。

1. 传染病网络直报数据 传染病网络直报数据来源于法定传染病监测信息网络直报系统。目前法定报告传染病分为甲、乙、丙 3 类,共 40 种,同时还包括按照法定传染病管理和监测的其他传染病;此外,传染病网络直报系统也会对不明原因疾病与危险因素进行监测。传染病网络直报数据包含个案报告以及基于个案报告的动态监测数据、实时统计数据、资料分析数据（如根据病种或地区排序、疾病分类构成、疫情分析报表、高发地区分析等）。

2. 传染病专报数据 除网络直报系统数据外,传染病动态监测数据还包括对特定病种的专报数据,包括结核病、艾滋病、鼠疫、流感与人禽流感、甲型 H_1N_1 流感等专报数据。

3. 传染病实验室监测预警数据 传染病实验室监测预警数据包括传染病症状监测、综合征病原体监测、舆情监测与危险因素监测等,如发热伴呼吸道症状、发热伴出疹症状、发热伴出血症状、脑炎脑膜炎症状、腹泻五个综合征的实验室监测数据。还包括基于监测数据和监测预警技术形成的疾病负担、时空变化规律、基本流行病学参数和危险因素等信息,如手足口病的疾病负担、严重性和季节性变化规律、A 和 B 型流感季节变化规律、禽流感 H_7N_9 和甲型 H_1N_1 流感的潜伏期、系列间隔和有效复制指数等基本流行病学参数。

（三）基本特征

传染病动态监测数据主要以法定传染病为基本单位进行监测和管理,最重要的特征是要求具有很高的时效性。根据《传染病防治法》要求,相关责任单位（例如医疗机构、卫生防疫机构等）在发现法定传染病或疑似传染病时,必须在规定时限内向当地卫生防疫机构报告。

（四）应用发展趋势

从 2003 年 SARS、2009 年 H_7N_9 禽流感疫情,到 2020 年新冠肺炎疫情,传染病动态监测逐渐成为防控新常态。不同病种的传染病监测子系统相对独立,与肺结核、艾滋病、流感监测等专报系统之间数据的一致性和准确性存在诸多问题,从而对传染病的统计、去重、报告等工作产生影响。对多个传染病监测系统数据的整合与进一步分析利用是未来的重要工作。

目前,传染病动态监测数据主要以法定传染病为基本单位进行监测和管理,对新发传染病的发现能力仍需加强。近年来,以"症状监测数据"即"特定疾病临床症候群的发生频率数据"作为发现新发传染病的重要渠道,从而对疾病或突发公共卫生事件进行早期预警和快速响应。同时,由于国际交往频繁,新发传染病的防控压力日益增大,国与国之间在传染病监测方面的合作交流和信息共享成为重要需求和发展趋势。

二、突发公共卫生事件监测预警数据

突发公共卫生事件是指突然发生、造成或者可能造成社会公众健康严重损害的、需要采取应急处置措施的传染病疫情、群体性不明原因疾病、群体性急性中毒以及其他由生物、化学、核辐射等自然或人为因素引发的严重影响公众健康的事件。突发公共卫生事件监测预警数据是对突发公共卫生事件进行监测、预警以及处置过程中形成的数据集合。

（一）数据来源与内容

1. 事前监测预警数据　事前监测预警数据是指在突发公共卫生事件发生前，对突发公共卫生事件进行监测和预警的数据。包括与公共卫生突发事件有关的事件数据以及其他相关数据，如法定传染病监测数据、不明原因或异常病例数据、特殊人群综合征数据、舆情数据以及可能引发事件的风险因素相关数据。

2. 事中监测预警数据　事中监测预警数据指在突发公共卫生事件发生期间，通过系统地收集、分析和解释健康危害或其他影响、干预措施等活动形成的数据。主要包括事件出处、原因、性质、特征、处置措施、处置效果等数据。

3. 事后监测数据　事后监测数据指在突发公共卫生事件结束后，系统收集的与事件有关的各种数据以及在对事件进行总结、对处置措施进行评价过程中形成的数据。主要包括人员伤亡情况、经济损失情况、处置措施评价、政治与社会影响等。

（二）主要特征

首先，数据以某个突发公共卫生事件为基本单位进行监测和管理，内容覆盖事件发生、发展与应对的全过程。其次，数据涉及业务领域广泛，包括各类法定和非法定传染病事件，食物中毒、职业中毒及其他中毒事件，环境因素事件，意外辐射照射事件，传染病菌、毒种丢失事件，预防接种和预防服药群体性不良反应事件，医源性感染事件，群体性不明原因疾病，高温中暑等。再次，数据结构复杂，既有结构化数据，又含有文本、图片、视频、语音等非结构化数据。最后，数据具有较高的实效性。

（三）应用发展趋势

现有突发公共卫生事件监测仍然存在一些问题，需进一步改进数据的收集和应用。首先，突发公共卫生事件监测系统由于涉及业务领域较多，数据交换和信息共享能力不足，特别是疾控机构与医疗机构的业务协同机制需要进一步完善。其次，除传染病监测外，对重大食物中毒等其他突发公共卫生事件的监测特异性和风险评估能力不足。需要进一步完善传染病监测项目，以事件管理为核心，完善相关监测和预警措施，具体包括疾病相关信息监测、舆情监测和风险评估等。在此基础上，构建具有灵敏度和特异性的预警技术和方法，从而准确预测和处理各类突发公共卫生事件。

三、健康危害因素监测数据

（一）数据来源

健康危害因素监测数据主要来源于国家和地方建立的职业病与职业卫生监测信息系统、全国饮用水水质卫生监测信息系统、空气污染人群健康影响监测信息系统等，内容涉及大气、河流、湖泊、生物、噪声、城市饮用水、辐射、重点污染源等方面。

（二）主要内容

1. 职业病与职业信息监测数据　主要包括全国各类职业病确诊或疑似人数及个案信息，相关单位的工人健康监护统计数据、各职业病诊断机构和鉴定机构相关情况统计数据。

2. 饮用水水质监测数据　主要包括生活饮用水水质监测情况、饮用水水质合格率、合格饮用水人口供应率等。

3. 环境健康危害因素监测数据　主要包括医用辐射、空气污染、公共场所健康危害因素、环境危害因素、学校卫生信息等以及空气污染超额死亡率、空气污染医院超额就诊比率、放射诊疗监测合格率、中小学生常见病检出率、中小学生因病缺勤率等指标。

4. 病媒生物监测数据　主要包括鼠、蚊、蜱、跳蚤、白蛉、钉螺、恙螨等主要病媒生物种类、分布、数量等数据以及病原学、生态学、耐药性等监测数据。

（三）基本特征

健康危害因素监测数据来源复杂，且处于不断变化中。近年来，新发职业病报告病例数量持续居于高位，职业病疾病谱逐渐发生变化，不良工效学因素（如视频终端作业等导致的肌肉骨骼疾病）、职业心理因素（如超时作业）等导致的职业紧张和精神卫生问题，成为社会关注的健康危险因素。其次，环境污染问题日益严峻，而由其引发的各种健康问题已经进入全面显现期和高发期。

（四）应用发展趋势

目前，健康危害因素监测数据主要以病例报告、专项调查或普查形式进行，在连续系统收集、分析和应用相关数据方面存在不足，监测数据质量参差不齐。今后一个时期，不同部门、不同行业之间需要加强合作和信息共享的力度，利用监测数据制订并推动干预措施的落地，以降低人群环境健康风险；需要从单病种监测向"全方位、全周期保障职业人群健康"转变；构建基于大数据的健康危害因素综合监测体系，纳入职业健康危害因素、环境危害因素以及其他不断出现的影响因素，形成集数据采集与存储、数据整合与标准化、数据分析和应用等的综合监测体系。

四、妇幼健康管理数据

妇幼健康管理数据是指涉及孕产妇及儿童健康和疾病状况、保健管理等项目的数据集合。

（一）数据来源

主要来源于各级妇幼保健信息系统，包含孕产妇保健管理、儿童保健管理、计划免疫管理、出生证明管理、统计报表管理等几个大的系统。此外，妇幼保健数据还来源于政府部门的妇幼年报、妇幼监测、妇幼重大公共卫生专项、妇幼保健机构监测等。

（二）基本内容

主要包含妇女健康管理数据和儿童健康管理数据。

1. 妇女健康管理数据　包括针对妇女在不同时期生理特点进行健康管理的数据，重点是孕产妇健康管理数据，如孕产妇基本人口学情况、婚检、产前检查、叶酸发放、高危孕产妇监控、生殖健康宣传、分娩检查和产后访视等相关数据。

2. 儿童健康管理数据　包括儿童基本人口学情况、婴儿产后访视和体检、体弱儿的监控、新生儿筛查、儿童营养性疾病筛查和管理、出生医学证明管理、儿童计划免疫管理等相关数据。

（三）基本特征

妇幼健康管理数据是一类针对特殊人群的数据，同时以采集特殊人群的特定服务或项目数据为主，因此以结构化数据为主。妇幼保健信息系统种类较多，不仅不同层级和不同类别的系统之间尚未实现联通和数据共享,而且与医疗机构信息系统的信息共享尚未实现。

（四）应用发展趋势

目前,妇幼保健系统存在着系统分立、数据不通等突出问题,需要探索建立跨区域、跨机构、跨系统的妇幼全程健康服务平台,共享电子病历、电子健康档案、检查检验等系统中针对妇女儿童的数据,形成妇幼保健全程跨域健康医疗大数据中心。在此基础上,利用大数据技术,提供全程生命体征采集、健康监测、疾病预警和个性化健康干预措施,从而显著提升妇幼健康管理水平。

第三节　生物医药研发数据

生物医药研发数据是指在生物医药研发与管理活动中产生的数据集合。

一、生物医学研究数据

生物医学研究数据具有很强的生物专业性,蕴含了极其丰富的信息和知识,是关乎国家发展和国民健康的重要战略资源。高通量测序技术的快速发展为生物医学研究领域积累了大量的数据。

（一）数据来源

生物医学研究数据来源于高通量的基因组和转录组测序,此外,其他高通量组学数据,例如单细胞表型数据等数据量也正在急剧增长。基因测序数据最初来源于人类基因组计划（human genome project,HGP）,目的在于测定人类染色体中 30 亿个碱基对组成的核苷酸序列,从而绘制人类基因图谱。该计划于 1990 年正式启动,美国国立卫生研究院作为牵头机构,美、英、法、德、日、中六个国家共同参与,预算达 30 亿美元,2005 年基本完成。近年来,随着高通量测序技术的发展,生物医学研究大型通用数据库的数据规模呈指数级增长,比较著名的有美国的 GenBank（序列数据库）、欧洲的 EBI（欧洲生物信息研究所,European Bioinformatics Institute）、日本的 DDBJ（DNA 数据库中心,DNA Data Bank of Japan）等。此外,还有针对于某些特定数据或研究对象的数据库,如蛋白数据库 Uni-Prot、微生物数据库 MG-RAST、癌症组学数据库 TCGA 等。

（二）主要内容

1. 基因组学数据　基因是有遗传作用的 DNA 片段,决定着生物体的基本性状与生命信息。基因测序通过分析测定基因的全部序列,预测分析生命体的性状表现、疾病发生概率等。通过高通量测序和分析技术,可以发现基因诸如点突变、结构变异、重排突变等变异,从而发掘变异与疾病之间的因果关系。

2. 转录组学数据　转录组是特定组织或细胞在某一发育阶段或功能状态下转录生成的所有 RNA 的集合,包括编码蛋白的 mRNA 和各种非编码 RNA［如 microRNA（微 RNA）、lncRNA（长链非编码 RNA）、circRNAs（环状 RNA）等］。以 RNA-seq（mRNA 测序）为代表的转录组学研究方法已经可以检测新的转录物、可变剪接、基因融合和 SNP（单核苷酸多态性）等,还可以发现未知转录物,精确识别可变剪切位点以及编码序列单核苷酸多态性,从而更全面地解析转录组信息。

3. 表观组学数据　表观遗传组主要包括 DNA 甲基化、组蛋白修饰和基因组印记等。

表观基因组学路线图计划整合分析了111个组织或细胞的人类表观基因组图谱,揭示了表观信息在基因调控、细胞分化和人类疾病的中心作用。

4. 单细胞表型数据　单细胞表型数据是利用第三代测序技术,以单个细胞、单分子为刻度对基因组进行测序所形成的数据集合,用以深入了解细胞异质性和生物体在细胞层面的潜在机制。

5. 宏基因组数据　宏基因组数据是利用第二代测序技术,直接从特定生物环境中提取全部微生物遗传物质所形成的数据集合,用以分析环境样品所包含的全部微生物的群落组成及其结构功能。

6. 其他数据　除以上数据外,生物医学研究的数据还包含代谢组学数据、脂类组学、免疫组学、糖组学等其他分支。

（三）基本特征

1. 增速高　通过基因测序能够产生大量数据。据估计,单次全序列人类基因测序可产生的数据量为100~600GB。20世纪初,以大规模并行测序和小型化分析为特征的第二代测序技术迅速发展,以单分子实时测序为特征的第三代测序技术也不断进步,基因测序成本大幅降低,个人全基因组测序成本从2001年的9 500万美元降到2015年的1 000美元以下,并且还在持续下降中,预计将会降到常规临床检测的价格,低于当前许多特定遗传检测。高通量测序技术发展让生物医学数据以远超摩尔定律的速度在积累,一家基因测序机构每月产生的数据量可达TB甚至PB级,全世界每年产生的生物医学数据总量高达EB级。

2. 高价值属性　生物医学数据具有极高的价值属性。美国Battelle研究所对人类基因组计划带来的经济影响进行了全面分析和评估,认为该计划不仅在人类健康和医疗领域产生了深远影响,还对可再生能源、产业性的生物技术、农业生物科学、兽医科学、环境科学、法医学以及国家安全等领域产生影响,并促进着动物学、生态学、人类学和其他学科的发展。同时,该计划的经济效益也非常显著,为美国带来9 650亿美元的经济产出、2 930亿美元的个人收入、430万个就业机会,投资回报比约为65∶1,即在该计划及其相关研究上每投入1美元,会产生65美元的经济回报。

（四）应用发展趋势

生物医学数据有着广阔的应用和发展前景。首先,基因检测和分析技术通过基因组信息以及相关数据系统,与电子病历、医学影像、临床检验等数据有效整合,为预测和诊断多种疾病提供了可能性。其次,各种组学数据是开展精准医学研究的重要基础,将大数据技术应用于生物医学、转化医学、个性化医疗和系统医学等领域,能够实现以患者为中心的健康医疗新模式。此外,生物医学研究逐渐融入制药、生物技术、农业、化学、食品、化妆品、能源、环境和计算机等工业部门,促进了生命科学工业的诞生。

二、药品研发和管理数据

药品研发与管理数据是指药品研发企业在新药研发及临床过程中以及相关部门在药物筛查、基本药物招标采购、药品与疫苗电子监管等医药研发与管理活动中产生的数据集合。

（一）数据来源

主要来源于药品研发企业、生产或经营企业、医疗机构和药品监管部门的信息系统。2009年,国家实施了基本药物制度,各地建设了基本药物集中招标采购平台或非营利性网上招标采购系统,面向基层医疗卫生机构、药品生产和经营企业,提供药品招标、采购、配送、结算等服务。2013年2月,国家食品药品监管局发布《关于进一步加强食品药品监管信息化建设的指导意见》(国食药监办〔2013〕32号),对食品药品监管领域的信息化建设提出了要求。2015年,国家药品供应保障综合管理信息平台与全国各省的药品集中采购平台实现了互联互通。

(二) 主要内容

1. 随机对照试验数据　随机对照试验(randomized controlled trial,RCT)是药物临床研究广泛采用的研究方法,被认为是评价药物安全性和有效性的金标准。随机对照试验数据指产生于随机对照试验过程中,涉及药物化学成分、药效、药理、临床试验等各个方面的数据集合,同时涉及药物相关的专利、化学、药效学、药代学、毒理学等多学科的研发数据。

2. 基于真实世界的研发数据　真实世界数据是指来源于日常所收集的各种与患者健康状况、诊疗及保健有关的数据。通过因果推断方法、构建模型以及大数据、人工智能、机器学习等方法和技术,对真实世界数据的真实性和可靠性进行分析,从而挖掘出真实世界证据(Real World Evidence),从而为药物研发提供支撑。基于真实世界的研发数据来源广泛,医疗机构信息系统、医疗保险系统、公共卫生信息系统、大型人群队列研究数据库、生物医学数据库、全员人口数据库、互联网和移动终端等都可能成为药品研发和管理活动的数据来源。

3. 药品流通管理数据　是指药品在运输、流通、存储、销售、接种等过程中产生的数据集合。基于药品流通管理数据,可以获取药品流向、用户健康状况等主要信息,实现智能化监管,同时引导患者合理选药和用药。

药品流通管理数据包括:①药品招标采购数据,包括药品招投标情况、中标价格、中标企业情况等。②药品不良记录数据,包括药品生产经营企业的不良记录或诚信情况。③药品耗材分类编码,包含17万条药品编码和30余万条耗材编码。④药品电子监管数据。我国自2008年建立起全国统一的药品电子监管网络,分类分批在各级各类医疗卫生机构部署药品电子监管系统,并对药品流通过程实施电子监控。

(三) 应用发展趋势

通过大数据技术,可以使传统的药品研发和管理数据发挥更大的作用。通过整合既有不同系统中的药品相关数据,在药品研发立项、药物专利分析、药品监管等方面,为政府部门、医疗机构、药企等提供一站式的决策支持服务。

近年来,基于真实世界的研发数据得到了越来越多的重视。传统的RCT通过设置严格科学的分组标准和试验条件,最大限度地减少干扰因素对试验结果的影响,从而使研究结果明确可信。然而,RCT也存在局限性,一是RCT的研究结论与临床实际应用不完全匹配,如试验人群的代表性问题,标准干预与临床实践不完全一致,对罕见不良事件研究不足等;二是对于某些疾病领域,传统RCT难以实施,如缺乏有效治疗手段的罕见病和危重疾病;三是时间成本较大。因此,在药物研发和监管领域,利用真实世界证据评价药物有效性和安全性成为政府部门、药企和学术界的研究热点。2020年国家药监局发布了《真实世界证据支持药物研发与审评的指导原则(试行)》的通告(2020年第1号),为工业界和监管部门利用真实世界证据支持药品研发和管理提供决策支持。真实世界证据在药品研发和管理领域有着广阔的应用前景,为药品试验设计、药品注册上市、药品上市后再评价或说明书修订、中医药经验总结与效果评价等提供更充分的证据。

三、大型人群队列研究数据

大型人群队列研究数据是指在大型队列研究（cohort study）中产生的关于某一特定暴露和/或多种暴露与一种或多种疾病结局的关联性研究数据。

（一）数据来源与内容

主要来源于各种大型队列研究。队列研究设计是经典的流行病学研究方法之一，随着队列覆盖人群规模以及调查项目的扩大，大型人群队列研究也成为数据收集、整理、分析和利用的研究热点。

国外比较经典的大型人群队列研究有：英国男性医生队列研究、英国全国卫生与发展调查、英国出生队列、英国百万女性研究、美国护士健康研究、美国家庭队列研究、美国军人队列研究、欧洲癌症和营养前瞻性调查、韩国国民健康保险评价项目、日本公共卫生中心前瞻性研究等。

国内比较重要的队列研究有：中国健康与营养调查、中国慢性病前瞻性研究、心血管代谢性疾病前瞻性队列、泰州大型人群健康队列等；2016 年科技部重点研发专项"精准医学研究"拟构建百万人以上的自然人群健康队列、重大疾病专病队列和罕见病临床队列。

（二）基本特征

大型人群队列研究具有一定的数据规模，人群数量达几万甚至几十万，研究时间一般需要数年甚至数 10 年。大型人群队列研究数据整合了生物医学数据等多维度数据，研究开展前会制订详细的研究计划和实施步骤，参与人员均需要进行系统的培训，在数据采集过程进行严格的质量控制，数据质量较高，价值密度较大。

（三）应用发展趋势

与国外大型人群队列研究的数据相比，我国相关研究起步较晚，数据规模小，研究分散，数据持续性不足。近年来，我国已经开展了一些具有多种特征的队列研究，逐步形成了包含丰富病例资源、具有遗传多样性的生物医学资源库。人工智能、大数据等方法和技术逐渐融入研究的各环节，逐渐提高了数据质量，增加了数据分析和利用的广度和深度，为开展循证决策提供了来自本国的证据。

第四节　互联网和移动终端数据

随着互联网应用的快速发展，健康医疗大数据的来源更加多元，物联网、云计算等新技术的应用进一步增加了健康医疗大数据的积累。手机等智能移动终端成为生活必需品，也成为个人健康医疗数据的重要来源和载体。

一、互联网健康医疗数据

（一）数据来源与内容

随着云计算、大数据、物联网、移动互联网等信息技术在健康医疗领域的发展和应用，形成了基于互联网 + 的健康医疗发展新形态。"互联网 +"已逐步应用于健康医疗服务、公共卫生、医疗保障、药物监管、综合管理以及基层卫生等领域中，在互联网上形成了大量的健康医疗数据，如以健康教育和咨询为主的健康科普网站，以医师评价和挂号为主的在线服务网站,以即时在线咨询为主的网络互动平台,移动医疗 App 应用以及包含大量临床诊疗学术资料的专业医疗文献站点。

互联网上关于健康、疾病或寻医问诊的网站内容,在互联网上搜索相关内容和购买药品以及访问健康网站等行为所产生的数据构成了互联网健康医疗数据。

（二）基本特征

互联网健康医疗数据获取途径较多、方便快捷、成本较低,且数据来源广泛、内容丰富,包含大量文本、音频、视频、图片等信息。同时,互联网健康医疗数据信息源的可靠性参差不齐,信息噪声大,真实性、稳定性和专业性不足。

（三）应用发展趋势

"互联网＋健康医疗"是以互联网为载体、以移动通信、云计算、物联网、大数据等信息技术为手段、与传统健康医疗服务深度融合而形成的一种新型健康医疗服务业态的总称。互联网医疗通过信息技术将传统的医疗行为在互联网平台上得以实现,并提供多种形式的个性化、便捷化、透明化服务,如网上健康咨询、健康教育、远程医疗、药品购买、健康风险评估、诊疗信息查询等。互联网医疗可以突破传统医疗的多种限制,如通过在线问诊或远程诊断,优化医疗资源配置;通过网络预约与诊疗,优化就医流程,改善就医体验,从而增加患者满意度。"互联网＋医疗服务"对于优化医疗服务模式、提高医疗服务水平和效率、改善就医体验、改变健康管理模式以及促进健康事业发展具有重要意义。

二、移动终端健康医疗数据

移动终端健康医疗数据指以移动终端设备为来源和载体的、关于身体特征以及医疗健康行为的健康医疗相关数据。

（一）数据来源

随着移动通信技术在健康医疗领域的广泛应用,智能手机、平板电脑、智能健康终端等设备与医疗健康行为紧密结合,产生了大量个性化、便捷化、智能化的健康医疗大数据。

（二）主要内容

1. 身体特征数据　脉搏、呼吸、血压和体温在医学上被称为四大体征,是维持机体正常活动的支柱。健康医疗可穿戴设备、智能移动终端等可以通过集成的生物传感器对用户生命体征数据进行采集和分析,如在非医疗机构区域通过移动终端获取心电信号监测数据。

可穿戴设备在疾病预防控制、慢性病健康管理、康复治疗以及重点人群监护等方面都能发挥重要作用。如针对孕妇的可穿戴设备,或者含有传感器的托腹带、胎儿保险杠等可穿戴器械,能够实时获取孕妇的腹部推力、胎动、心率、宫缩等数据;安装到鞋里的步态分析传感器可以对脑卒中、瘫痪的治疗方案、康复训练等提供参考;可穿戴设备也可对血糖、血压、血氧含量或其他体液、组织液进行监测,从而对糖尿病、高血压、心肺疾病等慢性疾病进行健康管理。

2. 健康行为数据　运动手环、智能手表等移动终端设备可以收集个体健康行为数据,例如卡路里摄入量、饮水量、步数、运动时长、运动消耗量、睡眠时间、位置轨迹等。

（三）主要特征

由于移动终端数据目前主要来源于不同平台,数据量较大、种类较多,呈高度碎片化状态,难以整合共享。各种设备质量参差不齐,因而数据的准确性和稳定性不足。各类设备依靠传感器产生大量实时数据,对数据流处理技术要求较高。

（四）应用发展趋势

以个体身体特征和健康行为数据为主要内容的移动终端健康医疗数据是进行个性化健康管理的基础。以"移动通信平台 + 健康传感终端 + 健康服务"为主体的健康管理新模式,能够对不同健康需求人群提供线上线下相结合的服务和信息,对个体健康影响因素进行全面监测、分析、评估,从而预测疾病发生概率,并提供健康管理的建议,从而提供全过程、定制化的高端健康管理服务。

第五节　相关业务系统数据

健康医疗相关业务系统数据指来源于政府部门相关业务系统中与健康医疗相关的数据集合。从数据规模看,比较重要的主要有医疗保险信息系统和全员人口库,相应的数据分别为医疗保险数据和全员人口数据。

一、医疗保险数据

医疗保险数据指在参保登记、保费征缴、待遇给付等医疗保险业务过程中产生的数据集合。

（一）数据来源

主要来源于各级医疗保险信息系统。2018 年医疗保障管理体制改革之前,城镇医保系统由人社部门管理,是社会保险信息系统的一部分,依托于金保工程实现了国家、省、市三级架构城镇医保信息系统由人社部门管理。在金保工程一期中,包括职工医保在内的五项社会保险统一进行信息系统的开发和配置,逐步实现国家、省、市三级信息架构。2007 年,城镇居民医保建立,在职工医保信息系统的基础上,增加了支撑城镇居民医保业务的功能模块。新农合系统由卫生部门主管,采取以两级平台(国家、省)为主,多级业务网络(国家、省、市、县)并存的模式。两套医保信息系统起初独立运行,并逐步实现了系统内部的互联互通。随着城乡医保制度的整合,全国大部分省份完成了医保管理体制的整合,国家层面组建了国家医疗保障局,整合现有信息系统以支撑城乡居民医保制度运行和功能拓展成为重点工作。2019 年,国家医保局开始建设统一的国家医保信息系统和平台,并建立医疗保障基础共性标准,包括医疗保障信息业务编码标准、统一标识、档案管理规范等,服务全国范围内异地就医、支付方式改革、医保控费等工作。

（二）主要内容

医疗保险数据主要包括政策数据、基础数据、业务数据、基金数据和统计数据等。

1. 政策数据　是指国家及地方基本医疗保险政策和实施细则,涵盖保费征缴、待遇给付、基金管理、定点医疗机构准入、服务和监管等内容。具体包括缴费基数、单位和个人缴费比例、统筹基金和个人账户分配比例等;基本医疗保险药品目录、诊疗项目目录、医疗服务设施目录、起付线、最高支付限额、支付比例等;医疗费用结算方式、支付方式、监管规则等。

2. 基础数据　是指在业务管理中相对固定化的数据,包括公共基础数据,如职工医保与城乡居民医保的共有信息,统筹地区医保定点医疗机构、管理经办机构和基本情况;职工医保特有的基础数据,如职工及单位基本情况;城乡居民医保特有的基本数据,如城乡居民个人及家庭相关情况、学生与学校相关情况等。

3. 业务数据　是指在医疗保险业务经办过程中产生的数据,包括基础业务数据,如缴费、个人账户、参保时间和地点、待遇给付和审核等;诊疗记录及补偿数据,如门诊和住院就诊基础数据、诊疗数据、医疗费用数据、补偿数据、转诊申请与审核、二次补偿数据和体检数据等。

4. 基金数据　医疗保险基金按照国家医疗保险基金财务制度进行征缴、使用和管理。基金数据是指涉及医疗保险基金征缴、使用和管理的相关数据,主要包括基金筹集、规划、基金分配、基金支出、缴费及个人账户管理等数据。

5. 统计数据　是指由医疗保险行政部门和经办机构收集的,用于对医保政策实施、业务运行等情况进行统计分析的相关数据,包括医保基金收支、参保、医疗费用、医疗负担、费用结算方式等数据。2018 年国家医保局印发《关于做好 2018 年医疗保障统计年报及 2019年统计工作的通知》(医保发〔2018〕28 号)、《2019 年医疗保障统计报表制度(试行)》等文件,在国家层面进一步规范了医疗保障统计报表制度。

（三）基本特征

医疗保险数据的来源既涉及各级各类医疗机构,又涉及医保行政部门和经办机构,具有数据类型多、结构复杂、动态更新等特征。医疗保险数据以资金使用为核心,这是有别于其他类型健康医疗大数据的重要特征。

（四）应用发展趋势

治理医疗保险领域的骗保、套保等医保欺诈行为是世界各国面临的难题。随着大数据技术的应用,可以改变现有医保信息系统的简单查询和统计功能,通过异常检验等算法,筛选异常诊疗行为,从而协助医保经办机构加强医保基金管理。医疗保险数据可以在医保支付方式改革中发挥重要作用,核心是制定医保支付标准,而传统支付标准的确定通常根据一定时期和地区范围内某一病种的平均成本,忽视了人群分布、医疗机构服务质量和数量、医疗技术水平等因素对医疗费用支出的影响。通过医保大数据分析,可以全面审视这些因素的影响程度,从而为探索实行 DRGs 等支付方式改革和医疗保险精细化管理奠定基础。商业保险机构还可以基于医疗保险数据,了解人们的健康状况,从而制订出个性化的保险计划。

二、全员人口数据

全员人口数据是指与医疗、健康、卫生经济等相关的人口学数据。传统人口学研究关注人口出生、死亡、迁移、分布等一系列变化过程及其与社会、经济、生态环境的相互关系,实用人口学研究则利用人口学理论和分析技术为社会经济发展服务。人口学与健康医疗领域密切相关,相关数据成为健康医疗大数据的重要组成部分。

（一）数据来源

人口学相关数据主要来源于全员人口库。各省份均建立了全员人口个案信息管理系统,县乡两级的应用比例分别达到 82%、75%。涵盖全员人口库(13.7 亿条)、出生信息库(每年1 600 万条)、死亡信息库(每年 600 万条)、卫生健康人力资源库(900 万人)等数据资源。人口学相关数据还来源于国家卫生服务调查,目前已建立了 20 万人口的贯穿 20 年的纵向数据,建立了 80 多万人口的 2013 年的横断面数据库以及卫生资源与医疗服务调查、计划生育

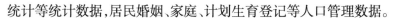

统计等统计数据,居民婚姻、家庭、计划生育登记等人口管理数据。

（二）主要内容

1. 全员人口基本数据　可分为基础数据和扩展数据。基础数据指公民相对稳定、使用范围最大的数据,如姓名、性别、证件类型、证件号码、民族、出生日期、出生地及区划代码、户籍性质等个体特征数据,现居住地及区划代码、迁入日期等居住数据以及户籍地、迁入日期等户籍地址数据。扩展数据是指政府和社会具有普遍共享和服务需求的状态数据,例如文化程度、婚姻状况、工作情况、社保情况等数据。

2. 人口与计生服务数据　是指在人口与计生服务管理业务中产生的数据,包括计划生育服务管理、流动人口动态监测和服务管理、综合管理、统计分析等数据。

3. 全员人口决策支持数据　主要数据包括两方面,一是统计分析数据;二是基于统计分析数据的预测分析数据,是在全员人口库、人口和计生服务管理业务库以及相关部委的数据库基础上,建立起来的数据仓库系统,包含人口增长趋势预测、城镇化评估、人口政策与老龄化等主题内容。

（三）基本特征

人口学相关数据的典型特征是涉及个人敏感数据,即可能含有能够识别个人身份和个体特征的隐私数据,如姓名、宗教信仰、政治偏好、诊疗记录等。其来源涉及卫生、公安、民政、住房、社保等多个业务领域,具有“一次采集、多次使用”“源头采集、多方使用”的特征,是基础性、战略性、公共性的大数据资源。全员人口数据与相关业务经办管理过程密切相关,具有实时性和完整性的特征,对动态维护和更新的要求较高。

（四）应用发展趋势

建设全员人口信息共享平台,实现全员人口库与居民电子健康档案、电子病历等数据库的互联互通,是卫生健康信息建设的重要工作。在互联互通基础上,可以实现人口出生信息、诊疗信息、健康管理信息等的人口健康信息资源的整合和共享,进而促进业务融合和流程优化,支撑国家人口健康战略决策和精细化服务管理。

（胡红濮　谢莉琴）

第三章
健康医疗大数据技术

　　健康医疗大数据技术,是指从健康医疗大数据资源中科学、精确、迅速地获得有价值信息的技术。当前,健康医疗大数据资源正快速增长,且数据资源类型复杂,针对多源异构数据的整合、存储、分析、利用与共享,不断有新的相关技术产生和成功应用。从数据生命全周期视角,可将健康医疗大数据技术分为:大数据采集、大数据存储与处理、大数据挖掘与知识发现、大数据可视化与人机交互四个大类。这些技术的应用,构成了较为完整的健康医疗大数据处理全流程,如图3-1所示。

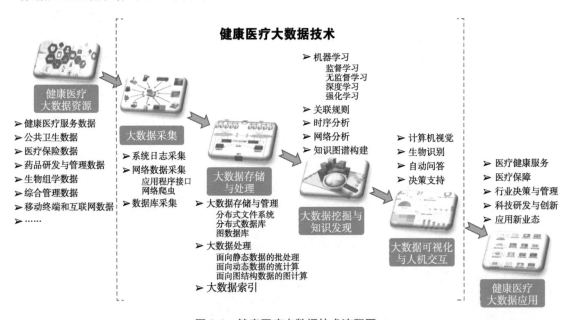

图 3-1　健康医疗大数据技术流程图

　　技术流程图中的每个部分在健康医疗大数据分析挖掘中都扮演着至关重要的角色。具体来说,数据采集技术是进行健康医疗大数据分析的第一步,主要是通过提取、转换、加载等方式解决对健康医疗大数据资源的可及性问题。大数据存储与处理技术主要是用存储器把采集到的数据存储起来,主要解决健康医疗大数据资源的可存储性问题,并建立相应的数据库进行管理和调用,解决健康医疗大数据资源的可表示性问题。数据挖掘与知识发现技术主要是从数据库中把健康医疗大数据提取出来,通过数据建模发现隐含的医学知识,主要解决从大量的、不完全的、有噪声的、模糊的健康医疗大数据中识别出有价值的信息,进而将信息提炼成疾病发病机制、临床诊疗实践、药物研发和健康管理等相关知识的问题。可视化与人机交互技术主要是指利用计算机输入和输出设备,以有效的方式解决健康医疗服务场景性下的可视化展示、人机对话和互动等问题。大数据的采集、存储与处理为后续的分析程序准备了适当的输入,其中各种分析方法可用于从健康医疗大数据中探索有意义的模型和模式,以便及时有效地做出科学的健康医疗决策。

第一节 数据采集技术

数据采集技术是指通过对健康医疗大数据资源进行提取、转换、加载等方式解决数据可及性问题,是大数据技术中最基础、最根本的环节。面对海量的健康医疗大数据,传统的数据采集技术手段较为单一,且存储、管理和分析的数据量也相对较小,难以满足日益增长的针对多源异构的健康医疗大数据资源采集的需求。健康医疗大数据的种类很多,且不同的数据资源产生的方式不同。采集技术是健康医疗大数据整合、共享与利用的首要条件,利用该技术可快速、准确地获得各种类型的结构化、半结构化及非结构化的健康医疗大数据资源。目前,大数据采集技术主要分为系统日志采集技术、网络数据采集技术和数据库采集技术三类。

一、系统日志采集技术

系统日志采集技术主要功能是记录系统中硬件、软件和系统问题的信息,同时还可以监视系统中发生的事件。用户可以通过它来检查错误发生的原因,或者寻找系统受到攻击时攻击者留下的痕迹。该技术主要包含系统日志、应用程序日志和安全日志。其中系统日志,主要用于记录操作系统组件产生的事件,包括驱动程序和系统组件等的崩溃与错误等;应用程序日志,主要用于记录程序运行方面的事件;安全日志,主要用于记录系统的安全审计事件,包含各种类型的登录日志、进程追踪日志和账号管理等事件。目前,较为主流的日志采集法包括基于 Hadoop 平台开发的 Chukwa、Cloudera 的 Flume 以及 Facebook 的 Scribe 等。完整的日志数据具有非常重要的作用,可用于信息查找、服务诊断和数据分析等,如图 3-2 所示。

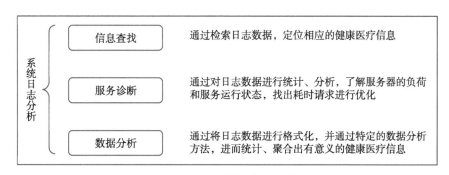

图 3-2 日志数据主要用途

随着健康手表和智能眼镜等可穿戴健康医疗设备的广泛普及,设备使用中产生的日志信息量正快速增长。通过对这些设备中大量日志文件分析提取出有价值的信息,结合数据挖掘算法,可构建设备健康管理系统,进而实现对用户健康状态的实时评估,并通过设置系统的关键指标和监测点阈值等方式,能够实现可穿戴设备的健康预警功能。

大型医疗设备日志数据采集系统可以从各种医疗设备中采集和汇总日志数据,分析、提取出其中有价值的部分,发挥医疗辅助作用。如我国医疗服务机构拥有如直接数字 X 射线设备、磁共振、计算机体层成像和 B 超等大量的大型医疗设备,这些设备使用中会产生大量的日志数据,这些数据多具有数据维度多、时效性好、价值密度大和数据质量高的特点,对于临床使用或是后续科研均具有重要意义。当前,大型医疗设备的控制电脑上通常采用日志文件的方式来保存系统日志数据。

二、网络数据采集技术

网络数据采集是指利用互联网搜索引擎技术实现有针对性、行业性、精准性的数据抓取,并按照一定规则和筛选标准进行数据归类,进而形成数据库文件的一个过程。目前较为主流的网络数据采集技术主要包括应用程序接口(application programming interface,API)和网络爬虫法。

(一) 应用程序接口

应用程序接口(API)是网站管理者为了便于用户操作而编写的一种程序接口。API 给用户提供了一组方法,用户可以使用这组方法向应用层发送业务请求、信息和数据,网络中的各层则依次响应,最终完成网络数据传输。API 能够通过简单的应用程序调用,实现对数据的请求功能,从而有效屏蔽网站底层的复杂算法。例如,各省市构建的人口健康信息平台就是充分依托"互联网 +"的资源优势,把患者在各医疗机构产生的医疗数据资源进行集成、汇总,利用 API 设计开发出数据抽取、处理、上传等的应用程序,设置成统一的健康医疗信息互通共享的管理平台,实现了健康医疗大数据及时、完整、高效的传输功能。

(二) 网络爬虫

网络爬虫是一种可按照一定的规则,自动地抓取万维网信息的程序或脚本。网络爬虫基本工作原理如图 3-3 所示。网络爬虫技术可以帮助我们快速地获取互联网上的大量数据,并且可以实时更新数据,是采集健康医疗大数据的有力工具,也是进一步实现数据分析的关键与前提。可将设计好的爬虫应用于爬取已获得授权医疗服务网站的健康医疗大数据,进而通过数据库系统对健康医疗大数据进行解析、整理与导出。如基于互联网健康数据构建的面向用户的爬虫算法以及基于网络爬虫技术建立的数据采集整理系统等。利用该技术可有效解决、快速获取及整理大规模互联网健康医疗数据的难题,为健康医疗领域的数据分析与挖掘工作提供夯实的数据基础,促使丰富的互联网健康医疗大数据资源得以充分利用并提高利用效率。

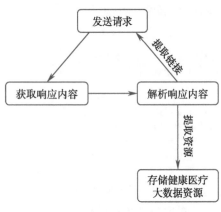

图 3-3　网络爬虫基本工作原理

三、数据库采集技术

健康医疗服务机构在日常业务开展过程中,会产生大量的业务数据,如患者建卡、挂号、分诊、诊断、处方等记录数据,这些数据通常采用 Oracle、

DB2、MySQL 等关系型数据库来采集和存储。关系模型是数据库设计中最常用的逻辑模型，从逻辑上将数据组织成称为关系的二维表，表与表之间相互关联。在设计过程中，通常需要建立一个实体关系模型（entity relationship model，E-R model）来定义所需存储的信息的实体、实体的属性以及实体之间的关系，再建立基于实体关系模型的关系表，最后再对这些关系表进行规范化。

　　图 3-4 显示了健康医疗场景中的一个非常简单的实体 - 关系（E-R）图及其对应的关系表；其中，矩形表示实体集，椭圆形表示属性，菱形表示关系集；关系可以是一对一，一对多，多对一和多对多。例如，在图 3-4（1）中，科室和医生之间的关系是一对多的关系，即通常一个科室会有多个医生出诊；患者和科室之间是多对多的关系，即一个患者可以到多个科室就诊，一个科室也可以接收多个患者来就诊。设计关系型数据库时要为实体 - 关系图中的每个实体集创建一个关系表，这个表的列名对应该实体集的每个属性，如图 3-4（2）中的"科室""医生""患者"表；同时为每个关系集创建一个关系表，这个表中有一列对应于该关系所涉及的实体集的关键字，如图 3-4（2）中的"出诊"关系表，有一列为所对应的"科室"实体的关键字"科室编号"，有一列为所对应的"医生"实体的关键字"医生编号"。

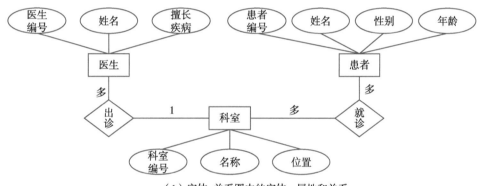

（1）实体–关系图中的实体、属性和关系

科室

科室编号	名称	位置
C001	内科	门诊楼201
C002	外科	门诊楼202
⋮	⋮	⋮

医生

医生编号	姓名	擅长疾病
D0001	张三	胃肠疾病
D0002	李四	肝胆疾病
⋮	⋮	⋮

出诊

科室编号	医生编号
C001	D0001
C001	D0002
⋮	⋮

患者

患者编号	姓名	性别	年龄
P0000101	王五	男	45
P0000102	赵六	女	52
⋮	⋮	⋮	⋮

就诊

患者编号	科室编号
P0000101	C002
P0000102	C001
⋮	⋮

（2）对应的关系表

图 3-4　关系型数据库的实体 - 关系图与对应的关系表示例

数据库的定义、创建、维护和存取通过数据库管理系统（database management system，DBMS）来实现。在健康医疗服务机构的业务数据采集过程中，可通过数据库管理系统从业务服务器中提取需要采集和存储的数据，以行记录的形式直接插入到关系型数据库中。如图 3-5 所示，有一个新的患者来就诊，则可以从挂号业务系统中提取该患者的基本信息和就诊信息，并插入关系型数据库的对应关系表中。

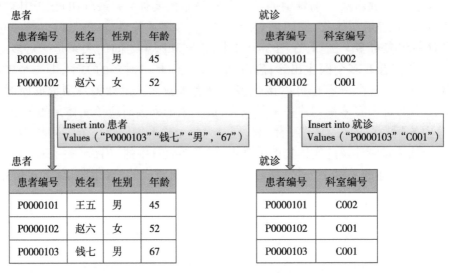

图 3-5　关系型数据库通过插入操作采集数据的示例

利用数据库采集技术直接从健康医疗业务系统中采集和存储数据，易于实现健康医疗大数据的自动连续采集，可有效提升数据采集效率，减少数据冗余，确保数据的一致性和完整性。同时，由于这些数据在采集和存储到关系型数据库中时已结构化，因此对其进行查询和分析的效率也将极大提高。

随着大数据时代的到来，关系型数据库难以满足大规模多源异构数据的采集和存储要求，Redis、MongoDB 和 HBase 等分布式或非关系型数据库应运而生。健康医疗服务机构和企业通过在采集端部署大量数据库，并在这些数据库之间进行负载均衡和分片，来完成大数据的采集与存储。

第二节　大数据存储与处理技术

新技术和电子病历、电子健康档案的发展应用，产生了海量、高度复杂的健康医疗数据，如医学影像、病理、眼底、皮肤病学、磁共振等诊断图像以及医生笔记、实验室检查结果等。为健康医疗大数据提供具有成本效益的存储与管理方案十分必要。

健康医疗大数据存储与管理系统应具备以下特性：

1. 高可用性　应使医务人员能够随时随地快速、安全、可靠地获取健康医疗记录。可靠而快速地检索患者信息可节约医务人员的宝贵时间，使其能够立即响应和提供服务。对患者来说，及时有效的救治有时甚至意味着生与死的差别。

2. 高扩展性　一家医院每年的健康医疗数据存储需求很容易达到几十上百 TB，甚至

PB 级。为适应如此迅速增长的数据,数据存储平台必须是增量可扩展的。

3. **具有成本效益性**　存储和管理大量健康医疗数据可能是冗余而复杂的,一个有效的存储架构应当在不影响性能的前提下尽可能降低成本和复杂性,同时确保数据安全。

数据采集阶段,医院通常使用 Oracle、DB2、MySQL 等关系型数据库,其核心要求是保障数据的完整性和一致性,确保数据不会因为软硬件故障而遭到损失。部分医院为提升联机事务处理效率,引入分布式数据库以满足互联网流量下高并发访问的需求。

数据处理阶段,由于每个医院有很多不同的业务系统,如财务管理、物资管理、药品管理、门诊管理、住院管理、医生工作站、护理、实验室、病理、医学影像、电子病历等信息系统,这些系统会采用相对独立的数据库来存储和处理不同的业务数据,业务系统所使用的关系型数据库通常设计容量有限,需要定期把历史数据清理到中心数据仓库,从而确保联机交易处理的快速高效。中心数据仓库通常采用分布式可扩展的技术架构,对整个集群容量和处理能力进行无缝扩展,主要涉及分布式数据库和分布式文件系统。

数据分析阶段,来自各个分立系统的历史全量数据应能进行关联查询,通过批处理构建不同维度的数据分析表,驱动商务智能和报表展示,涉及批处理技术和大数据索引。基于全量数据的探索式分析应能对各系统的数据执行相关性分析,依赖机器学习算法发掘新的规则和知识。医学知识图谱是描述医学命名实体或概念及其关系的一种重要方式,是进行医学数据关联分析和医学知识推理的重要支撑,需要应用图数据库和图计算技术。

近年来,在公共卫生监测、个人健康管理、临床诊疗、医保实时结算等领域产生了大量流数据,即数据以大量、快速、时变的流形式持续到达。以公共卫生监测为例,在大气中放置PM2.5 传感器实时监测大气中的 PM2.5 浓度,监测数据会源源不断地实时传输到数据中心,监测系统对回传数据进行实时分析,预判空气质量变化趋势,如果空气质量在未来一段时间内会达到影响人体健康的程度,就启动应急响应机制。诸如此类的流数据需要应用低延迟、可扩展、高可靠的流计算。

本节主要介绍上述应用场景中涉及的分布式数据库系统、分布式文件系统、图数据库等大数据存储与管理技术,面向静态数据的批处理技术、面向动态数据的流计算技术、面向图结构数据的图计算技术等大数据处理技术以及大数据索引技术。

一、大数据存储与管理

在大数据时代,单台计算机和传统的关系型数据库难以满足海量数据的存储和管理要求,分布式文件系统、分布式数据库系统、图数据库等大数据存储与管理技术应运而生。这里主要介绍常用的大数据存储与管理技术的基本概念、设计目标、体系结构、典型产品及其在健康医疗领域的应用。

(一) 分布式数据库

分布式数据库系统(distributed database system,DDBS)包含分布式数据库(distributed database,DDB)和分布式数据库管理系统(distributed database management system,DDBMS)。在分布式数据库系统中,数据库在物理上是分别存储在不同的机器上,由不同的数据库管理系统(database management system,DBMS)管理,由不同的操作系统所支持,被不同的通信网络连接在一起,在逻辑上则是一个统一的整体,用户可以对数据库进行透明操作。

分布式数据库系统可分为三类:①同构同质型,各场地都采用同一类型的数据模型,如都是关系型数据库,并且是同一型号的数据库管理系统;②同构异质型,各场地采用同一类型的数据模型,但是数据库管理系统的型号不同;③异构型,各场地的数据模型不同,如部分场地是关系型数据库,部分场地是非关系型数据库等。

分布式数据库系统通常可抽象为4层结构模式,分别为全局外层、全局概念层、局部概念层和局部内层,各层之间有相应的层间映射。这种4层模式既适用于同构型分布式数据库,也适用于异构型分布式数据库。

常见的分布式数据库有 Elasticsearch 数据库、HBase 数据库、Redis 数据库、MongoDB 数据库、MySQL 分布式集群等。其中:①Elasticsearch 数据库适用于分布式的搜索引擎和数据分析引擎,可对海量数据进行近实时处理;②HBase 数据库适用于存储非结构化和半结构化的松散数据,可处理由超过 10 亿行数据和数百万列元素组成的大规模数据表;③Redis 数据库适用于常规计数、记录用户信息变更、作为 MySQL 的缓存、建有优先级的队列系统和日志收集系统;④MongoDB 数据库适用于网站实时数据存储、作为信息基础设施的缓存层、大尺寸而低价值的数据存储、由数十或者数百台服务器组成的数据库、对象及 JSON 数据的存储;⑤MySQL 分布式集群适用于几十亿的页面浏览量对数据库的访问,解决海量存储和访问问题。

（二）分布式文件系统

分布式文件系统(distributed file system,DFS)是一种通过网络实现文件在多台主机上进行分布式存储的文件系统。分布式文件系统与分布式数据库系统的本质区别在于所存储数据的结构化程度,分布式数据库系统主要存储和管理结构化数据,分布式文件系统主要存储和管理非结构化文件。

分布式文件系统在物理结构上是由计算机集群中的多个节点构成的。在存储时,客户端先从名称节点获得分配的存储位置,再把数据直接写入相应的数据节点;在读取时,客户端先从名称节点获得数据节点和文件块的映射关系,再到相应位置访问文件块。数据节点也要根据名称节点的命令创建、删除数据块及进行冗余复制。常见的分布式文件系统有 MooseFS、HDFS(Hadoop 分布式文件系统)、Lustre、mogileFS、TFS、FastDFS 等。其中,MooseFS、HDFS、Lustre 适合做通用文件系统,MogileFS、FastDFS、TFS 适合存储小文件和图片。

健康医疗领域的文件数量巨大、格式众多,有小到 KB 级的病历表文件、中到 MB 级的医学影像文件、大到 GB 级的诊疗视频文件等。HDFS 等分布式文件系统可满足健康医疗信息系统中海量文件的存储需求,流式数据处理可以应对健康医疗信息的非结构化问题,多副本存放策略可有效避免因某个服务器宕机而造成数据损失,高扩展性可以满足健康医疗信息系统中特殊需求所带来的功能扩展。

（三）图数据库

图数据库是以图论为基础的数据库。图是由一组顶点和连接顶点的边构成的一种抽象数据模型,图中顶点可以代表对象或概念,边可以代表这些对象或概念间的关系。如果图是有向的,即连接两个顶点的边都有从一个顶点到另一个顶点的方向,那么关系就是单向的;如果图是无向的,即边是没有方向的,那么关系就是双向的。图数据结构很好地表达了数据之间的关联性,关联性计算是大数据计算的核心,通过获得数据的关联性,可以从噪音很多的海量数据中抽取有用的信息。

图数据库使用图作为数据模型来存储数据,完全不同于键值、列簇和文档数据模型,可以高效地存储不同顶点之间的关系。典型的图数据库有 Neo4j、OrientDB、InfoGrid、Infinite Graph、GraphDB 等。其优点是灵活性高、支持复杂的图算法、可用于构建复杂的关系图谱,可以高效地处理实体之间的关系,比较适合于知识图谱、社交网络、模式识别、依赖分析、推荐系统以及路径寻找等问题;缺点是复杂性高,只能支持一定的数据规模。

在健康医疗领域,疾病、症状、身体部位、治疗操作、药物等实体之间存在复杂多样的关联关系。医学知识图谱是描述这些实体或概念及其之间的关系或关联的一种重要的方式,它是由顶点(医学命名实体)和标注的边(实体间的关系)组成的一种基于图数据模型的医学知识表示方式。医学知识图谱可以将健康医疗大数据转变为高质量、表示规范、语义自描述、知识可计算、结果可解释的机器可理解的数据。医学知识图谱需要应用图数据库进行灵活的存储和管理。

二、大数据处理

不同的数据需要不同的处理技术,医院或健康医疗大数据中心的数据仓库中的静态数据往往需要批处理技术以提高分析处理的效率。公共卫生监测、个人健康管理、临床诊疗、医保实时结算等动态流数据需要实时流计算技术,以提高分析处理的实时性;医学知识图谱等图结构数据需要图计算技术,以促进关联分析和并发处理。这里简要介绍这些大数据处理技术的基本原理、典型产品及其在健康医疗领域的应用。

(一)面向静态数据的批处理技术

批处理技术主要有分布式并行编程和基于内存的分布式计算等。分布式并行编程可将分布式程序运行在大规模计算机集群上,并行地执行大规模数据处理任务,从而获得海量的计算能力,实现高效的批量数据处理。典型的分布式并行编程模型 MapReduce 与分布式文件系统 HDFS 共同构成分布式计算平台 Hadoop 的两大核心组件。MapReduce 将复杂的、运行于大规模集群上的并行计算过程高度抽象为两个函数:Map 和 Reduce。MapReduce 将存储在分布式文件系统中的大规模数据集切分成许多独立的小数据块,再运用多个 Map 任务并行处理这些小数据块,Map 任务生成的结果继续作为 Reduce 任务的输入,由 Reduce 任务输出最后结果,并写入分布式文件系统。程序员只需要关注如何实现 Map 和 Reduce 函数,而不需要处理并行编程中的其他各种复杂问题,如分布式存储、工作调度、负载均衡、容错处理、网络通信等,这些问题都由 MapReduce 负责处理。适合用 MapReduce 处理的数据集需要满足一个前提条件,即待处理的数据集可以分解成许多小的数据集,并且每一个小数据集都可以完全并行地处理。

MapReduce 计算模型存在延迟过高,无法胜任实时、快速计算的需求,因而只适用于离线批处理的应用场景。基于内存的分布式计算框架 Spark 在借鉴 MapReduce 优点的同时,进行了如下改进:①计算模型不局限于 Map 和 Reduce 操作,还提供多种其他数据集操作类型,编程模型比 MapReduce 更灵活;②提供内存计算,中间结果直接放到内存中,使得迭代运算效率更高,因而 Spark 更适合于迭代运算比较多的数据挖掘与机器学习运算任务;③采用基于有向无环图的任务调度执行机制,以支持循环数据流与内存计算。

(二)面向动态数据的流计算技术

流计算实时获取来自不同数据源的海量数据,经过实时分析处理,获得有价值的信息。

流计算秉承一个基本理念,即数据的价值随着时间的流逝而降低。因此,当事件出现时就应立即进行处理,而不是缓存起来进行批量处理。为了及时处理流数据,需要一个低延迟、可扩展、高可靠的处理引擎。流计算处理过程包括以下三个阶段:①数据实时采集,通常需要采集多个数据源的海量数据,要保证实时性、低延迟性与稳定可靠性;②数据实时计算,对数据采集系统不断发来的数据实时地进行分析计算,并反馈实时计算结果;③实时查询服务,经由流计算框架得出的结果可供用户进行实时查询、展示或储存。

典型的流计算框架与平台有:IBM InfoSphere Streams、IBM StreamBase 等商业流计算平台,Twitter Storm、Yahoo!S4 等开源流计算平台以及 Facebook Puma、DStream、Super Mario、银河流数据处理平台等仅供研发公司内部使用的流数据平台。

（三）面向图结构数据的图计算技术

图计算技术是面向图结构数据的处理和分析技术,根据大规模图计算系统的使用场景以及计算平台架构的不同,可将其分为单机内存图计算系统、单机外存图计算系统、分布式内存图计算系统和分布式外存图计算系统。典型的分布式图计算系统有 Pregel、Giraph、GraphLab、PowerGraph、GraphX、Gemini、TuX2 等。图计算技术主要有以下三个特点:一是基于图抽象数据模型,将图结构化数据表示为属性图,将用户定义的属性与每个顶点(即命名实体)和边(即实体和属性之间的关系)关联;二是支持顶点程序并发运行,即用户定义的顶点程序同时为每个顶点运行,并通过消息或共享状态与相邻顶点的程序进行交互;三是支持图模型系统优化,如对图数据模型进行抽象和对稀疏图模型结构进行限制,从而避免发生系统假死或崩溃问题。

图计算的出现使得基于关系复杂的多源、异构信息对患者进行智能诊断成为可能。例如,为患者制订治疗方案需要依据患者的病情特征、既往健康情况、药物相关情况、医疗保险情况等。而这些信息往往散在多个异地、异构的数据库系统中,如医院电子病历系统、药物数据库、临床试验数据库、医疗保险系统等。这是经典的链接网络场景,每个节点之间有相互依赖性,变量可包括患者年龄和性别、特定药物(或药物组合)的结果、特定剂量、给药时的疾病阶段和潜在药物相互作用等。传统的数据处理技术无法一次性调出这么多个与患者情况、保险情况、药物情况等相关的数据库,无法实现所需的复杂关联关系的深度连接,因此过去的医疗主要依赖于医生的个人经验与患者的自我描述。图数据库与相应的图计算技术的出现,能实现多个在线资源的连接与融合,使得这样的智慧医疗应用场景成为可能。

三、大数据索引

索引(index)是提高数据查询效率最常用和有效的方法。传统的索引方法主要有树形(tree)索引、散列索引(hash index)、位图索引(bitmap index)等方法。其中,树形索引是指采用树形数据结构的索引方法,包括经典的自平衡二叉查找树(AVL tree)、平衡的多路搜索树(B-tree)、矩形树(R-tree)等索引方法以及近些年涌现的用于时空数据检索的自调优树索引,用于图文档检索的搜索树,用于空间关键字检索的复杂空间关键字搜索树和最佳路径空间关键字索引。散列索引定义一个哈希函数,将关键字映射到某个地址集合上,其优点是查询效率高,缺点是只能精确查询,不能做范围查询。位图索引是在索引列上应用映射函数,将索引列值映射到一个位图数组上,位图数组中的每一位表示关键字对应的数据行的有无。其优势是空间开销低,缺点是只适用于低基数、不常需要增删改的列,故通常与树形索引或

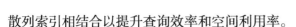

散列索引相结合以提升查询效率和空间利用率。

随着大数据技术的发展,树形索引、散列索引、位图索引等传统索引方法面临着海量数据环境下索引结构过于庞大、不再适用于集中管理的问题。因此,适应大数据环境的分布式索引结构应运而生,如基于云存储系统的、可伸缩的、高吞吐量的非主键索引解决方案 CG-index,基于分布式数据库 HBase 的非主键索引查询系统 Hindexer 和 HBase-indexer,在分布式有序表上提供高性能、低空间开销和高可用的基于非主键的多维查询索引方案 CCIndex,基于内存数据库的列印记二级索引以及对嵌套区间编码进行动态表示的序列索引等方法。

第三节 数据挖掘与知识发现技术

数据挖掘与知识发现技术主要是指通过应用人工智能领域的相关算法构建分析和预测模型,旨在挖掘隐藏在健康医疗大数据背后有价值的信息以及通过对信息的分析与整合进而将其提炼成医学知识。

健康医疗领域是人工智能技术应用的热点领域之一。如在疾病预防与预测的应用场景中,应用数据挖掘与知识发现技术可实现从个人基本情况、体检数据和生活方式数据等,多维度的真实世界数据中自动分析和识别疾病风险因素,并能够通过模型构建对体检人员的患病风险性进行分类,辅助医生治未病。在疾病诊疗的应用场景中,应用该技术可实现自动分析医学影像检查结果中的病变位置、程度和分型等关键信息,辅助医生对就诊患者所患疾病进行精准诊断,在此基础上自动推荐个性化的治疗方案,辅助医生向患者提供精准化的诊疗服务。在智慧医疗服务应用场景中,应用该技术可实现与患者进行人机对话,回答一些较常见的、基本的疑问,并可自动采集患者病情变化数据。不同的数据挖掘与知识发现技术在各应用场景中具有各自功能,即便同一技术在不同应用场景中也会有不同的功能。因此,判断技术的优劣性应结合应用场景和期望实现的目标综合进行评判。

数据挖掘与知识发现技术在健康医疗领域应用的核心应用场景之一是解决优质医疗资源不足的问题,通过将技术与健康医疗大数据融合,将有机会改变现有医疗服务模式,逐步满足患者个性化、多变性的诊疗需求。当前,数据挖掘与知识发现技术主要有机器学习、关联规则、时序分析、网络分析、知识图谱等。

一、机器学习

机器学习(machine learning)是一门多领域交叉学科,涉及概率论、统计学、算法复杂度理论等多门学科,是人工智能的算法基石。机器学习是研究使用计算机模拟或实现人类学习活动的科学。健康医疗领域的机器学习是允许计算机从健康医疗大数据中进行自动学习寻找规律,并利用学习到的规律(模型)对未知或无法观测的数据进行预测,逐步挖掘出医学知识的过程。

判断一个系统是否具有智能的重要标志是其是否具有学习能力。当前机器学习领域的研究工作发展很快,它已成为人工智能研究的重要课题。机器学习不仅在基于知识的系统中得到应用,而且在自然语言理解、机器视觉、模式识别等许多领域也得到了广泛应用。机器学习的研究主要分为监督学习、无监督学习、深度学习和强化学习,其中深度学习与其他类算法相互交叉却不完全重合。

（一）监督学习

监督学习是指利用一组已知类别的样本调整分类器的参数，使其达到所要求性能的过程。为了尽可能准确地预测未知样本的标记信息，监督学习常需要大规模的训练数据以及明确的分类标准。训练数据包括一套训练示例，每个示例都是由一个输入对象和一个期望的输出值组成。监督学习算法通过分析该训练数据，并产生推断的功能，从而推断出新的实例的所属类别或预测值。监督学习主要应用于健康医疗大数据的分类与回归分析。分类问题的主要目的是预测分类标签，可分为二分类和多分类，如预测患者所患的疾病类型及分级；回归任务的目标是预测一个连续空间的值。常见的监督学习方法主要有支持向量机、贝叶斯模型、K 最近邻算法、决策树、随机森林、线性回归、神经网络等。

监督学习在医学图像识别领域应用日益广泛。图 3-6 中展示了对细胞组织病理学影像进行癌症诊断的监督学习过程的简化版本。该过程从由病理学家标记为"癌症"或"非癌症"的数字病理图像开始，随后将其分为训练集和测试集。通过训练集中的图像识别，计算机可以开发出一种算法，该算法可以根据图像特征（如颜色、形状和边缘等）在没有外部明确指令的情况下，找到一组区分癌症组与非癌症组的医学影像特征的最优决策组合。然后用测试集中的医学影像对该算法的性能进行评估，即验证其分类的准确性。如有必要，可以使用其他来源的图像继续训练机器进行学习，进而对上述算法进行微调与修正。在该过程的每个步骤中，计算机系统都将在事先已标注好的外部标准和大量的可供学习的训练集数据的影响下进行学习。

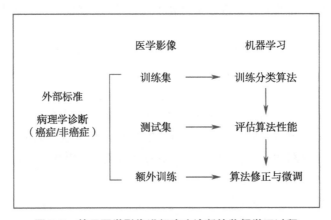

图 3-6　基于医学影像进行癌症诊断的监督学习过程

此外，监督学习在自然语言处理方面也有较为广泛的应用。在问答系统（question answering system）的开发中，问题分类对于识别信息需求和提高返回答案的准确性至关重要。相关研究利用监督学习对互联网上发布的与健康相关的中文问题进行了分类。首先，基于临床问句分类及公众健康信息查询场景层次模型，构建了一个四级中文健康问句主题分类方法。其次，通过对 2 000 条随机选择的样本数据进行人工分类标注，构建了标注语料库。进而利用自然语言处理技术，将汉语问题表达为一系列词汇、语法和语义特征。基于上述构建的语料库，利用支持向量机将这些问题自动分类为诊断、治疗、健康管理、流行病学、健康生活方式和择医等类别。

（二）无监督学习

根据未知类别的训练样本解决模式识别中的各种问题,称之为无监督学习。由于在某些领域人类缺乏足够的先验知识,针对一些很复杂的问题,难以人工标注类别或进行人工标注的成本太高;因此,缺乏可用的大规模标注数据集,此时监督学习方法失去了学习的目标,因而不再适用。无监督学习方法应运而生。在拥有大量非标注数据集,却只有少量标注数据集时,也可采用有监督与无监督相结合的方法。

无监督学习主要分为聚类分析和降维分析两类。

1. 聚类分析　主要学习按照某些维度特征将数据进行聚类划分。例如,将具有不同患病危险性的患者进行聚类划分。常见的聚类算法有 k 均值聚类法、使用层次结构的平衡迭代聚类法(BIRCH)、基于高密度连接区域的密度聚类法、通过对象排序识别聚类结构的排序聚类法等。

2. 降维分析　该类方法主要学习如何从数据中筛选出包含信息量大的维度,并去除信息量少的干扰维度。例如,在组学数据分析研究中,数据的维度往往可达上百万维;因此,通常需要先对数据进行降维,提取主要成分或剔除信息量少的干扰维度,再进行后续的分析挖掘。常用算法包括主成分分析和线性判别分析等。

（三）深度学习

深度学习(deep learning)是一类采用包含复杂结构或由多重非线性变换构成的多个处理层对数据进行深层抽象的机器学习算法。卷积神经网络(convolutional neural network,CNN)和循环神经网络(recurrent neural network,RNN)是典型的深度学习算法。对于类似医学图像等不分先后的信息称为空间信息,适合采用卷积神经网络;对于具有连续的、有先后顺序的信息称为时间信息或序列信息,适合采用循环神经网络。

1. 卷积神经网络（CNN）　卷积神经网络中最左边是输入的待识别的医学影像,最右边是输出层,通过卷积神经网络可以对输入的医学影像进行识别,即对其进行分类,并可在输出层中设置多分类类别(图 3-7)。

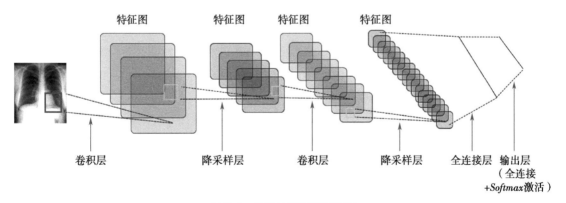

图 3-7　卷积神经网络示意图

卷积神经网络的第一层是卷积层,其中卷积是指机器利用预先设定的特征提取器将一个特定的医学影像图片(计算机将其视为像素组合)从上到下、从左到右扫描一遍,发现图像重合度的过程。特征提取器每扫描一个位置,会把原图像的像素值和模板中对应的像素值相乘再加和,并把结果作为新的输出像素。每个特征提取器可提取原图像的某种特征。根据研究需要,可设置 n 个特征提取器,将原图像全部扫描一遍后,新的输出像素就构成了

n 张不同的图像,即提取了原图像的 n 种特征。

卷积神经网络的第二层是采样层,采样是指利用一个特征提取器(大小是 2×2)将卷积层输出的图像进行缩小。与卷积过程一样,采样过程也是将医学影像从上到下,从左到右扫描一遍。二者不同的是特征提取器每扫描一个位置,会提取原图片对应位置的 4 个像素的最大值或平均值等数值作为新的输出像素,特征提取器将 n 个图像全部扫描一遍后,新的输出像素就构成了 n 张新的图像,且每张图像大小为采样前的一半。

一次卷积与采样组合就是卷积网络的一个单元,其目的是对原图像进行特征提取与压缩。随着单元层数的增加,特征提取器能够提取的特征值与原图像真实值越接近。一个卷积网络中可以不断重复使用这个单元,直到变为全连接的标准神经网络,即 m 层的神经元与 m+1 层、m+2 层……输出层的神经元的每一个都相连接。此外,在卷积神经网络中,一开始机器并不知道需要寻找哪些特征值,而是通过提供的训练集图像和分类结果,由机器自己寻找该图像中的最重要特征,直到负责寻找特征的特征提取器与原图像中的特征吻合后就算训练成功。因此,如果设定的特征提取器数量越多,机器通过学习能够捕获的原图像的不同维度特征也就越多;如果设定的单元层数越多,机器通过学习捕获的照片特征也就越清晰。特征数越多和每个特征的清晰度越高,意味着识别的准确性越高。

2016 年谷歌(Google)研究人员宣称,提出了一种基于深度学习的算法,该算法能够在视网膜造影中对糖尿病视网膜病变的迹象做出解释,帮助医生克服资源短缺困难,为更多的患者做出更专业的诊断。研发的软件用以检查患者视网膜照片,从而发现微小的动脉瘤,这是糖尿病视网膜病变(简称"糖网病")的早期阶段,及早治疗会降低糖尿病患者失明的风险。该技术正开始应用到印度的一些眼科医院。在印度,Google 与 Aravind 眼科护理系统合作,该系统是 20 世纪 70 年代末期建立的眼科医院网络,它被认为有助于减少白内障所引起的失明概率。Aravind 应用深度学习技术通过提供训练 Google 图像解析算法所需的一些图像,来帮助其开发视网膜筛查系统。

2. 循环神经网络(RNN)　循环神经网络是指一个随着时间的推移,可以重复发生的结构。循环神经网络实现了对所处理过的信息留存有一定记忆的功能,而其他类型的神经网络并不能对处理过的信息留存记忆。循环神经网络在自然语言处理、语音图像等多个领域均有非常广泛的应用。

一个典型的循环神经网络如图 3-8 所示,等号左边包含一个输入 X、一个输出 Y 和一个神经网络单元 H,等号右边是循环神经网络的展开形式。循环神经网络的神经网络单元在某一时刻的状态不仅仅与该时刻的输入和输出存在联系,同时也与上一时刻的神经元状态密切相关,以此类推,直到时间序列的末尾时刻。这种网络结构揭示了循环神经网络的实质,即上一个时刻的网络状态信息将会作用于下一个时刻的网络状态,这是循环神经网络能够区别于其他神经网络,具有记忆的根本原因。

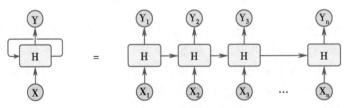

图 3-8　循环神经网络结构图

循环神经网络主要用于医学领域的语音识别、机器翻译、电子健康档案疾病挖掘、疾病预测等。相关研究利用循环神经网络的方法来分析电子病历中的临床事件之间的时序关系。在心力衰竭的预测上使用了基于循环神经网络的方法,基于 3 884 个正例和 28 903 个负例数据,时间跨度从 2010 年 5 月至 2013 年 5 月共 3 年的时间。针对单个临床事件的建模采用了自然语言处理中常用的 one-hot 向量方式,把任何一个临床事件都表示成 N 维的向量,向量的最后一位是事件发生时间距离预测时间的间隔,类似于一个时间戳。然后使用门控循环单元从每个输入的临床事件向量计算相应的隐状态,在最终的隐状态上应用逻辑回归模型计算最后的心力衰竭风险概率。应用该方法得到的结果与逻辑回归,支持向量机和 K 最近邻算法等多种经典回归或机器学习方法对比后发现,基于循环神经网络方法的预测准确率有明显提升。

深度学习方法变革了特征提取方式,在特征选择时通过卷积神经网络或循环神经网络等深度学习方法对原始特征进行多层的变换,把原始特征映射到新的空间中,相较于传统的分析方法大幅提升了准确率,但同时降低了模型的可解释性。

(四) 强化学习

强化学习 (reinforcement learning) 是以试错的机制与环境进行交互,通过最大化累积奖赏来学习最优策略的一类机器学习方法。强化学习从动物学习、参数扰动自适应控制等理论发展而来,主要算法有蒙特卡罗强化学习、时间差分学习、策略梯度等。基本原理如图 3-9 所示,强化学习智能体在当前状态下根据策略来选择动作。环境接收该动作并转移到下一状态,智能体接收环境反馈回来的奖赏并根据策略选择下一步动作。由于在强化学习过程中,环境会因智能体当前的动作而改变,因此并不能只考虑如何最大化立即奖励,而须提前计划并选择可将累积奖励最大化的动作。强化学习是机器学习中的一个重要研究领域,由于其优秀的决策能力在游戏、机器人、推荐系统等领域均得到了广泛应用。

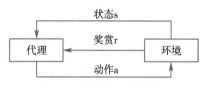

图 3-9　强化学习基本原理

在医疗服务过程中,会面临很多具有时序性的决策问题。例如,医生会基于就诊患者的症状和各项检查结果,判断所患疾病类型并制订相应诊疗方案。医生的诊断不仅影响后续的治疗方法,也可能影响疾病的发展,且随着疾病的变化也需要相应地调整诊疗方案。因此,每个决策过程都环环相扣,需要随着环境的变化及时做出调整,以实现最优的治疗效果。对于这种类型的决策问题可以运用强化学习算法解决。相关研究提出了一种基于深度强化学习的方法,以根据观察到医学数据估算最佳动态治疗方案。该框架对高维数据和状态空间具有更大的灵活性和适应性,可以在异构疾病进展和治疗选择中模拟现实生活中的复杂性,目的是为医生和患者提供数据驱动的个性化决策建议。

败血症是重症监护病房致死的主要原因,对败血病患者的治疗具有很高的挑战性,因为不同患者对医疗干预的反应截然不同,而且尚无公认的败血症治疗方法。相关研究提出了通过使用深度强化学习来推断败血病患者个性化治疗策略的方法,该策略基于系统的测量结果为模拟的败血症患者指定精准化的多细胞因子疗法。相对于独立的抗生素治疗,应用强化学习方法推荐的治疗策略显著降低了含有 500 名模拟患者的实验组死亡率。

深度学习和强化学习都是自主学习系统,虽然二者在某些特性中存在显著差异

(表 3-1),但深度学习和强化学习并不是完全相互排斥的概念。事实上,可以在强化学习系统中使用深度学习,这就是深度强化学习,也是当前机器学习领域中最具前景的方法之一,目前已在智慧医疗、疾病预防与预测和医疗保障等方面有较为广泛的应用。

表 3-1 深度学习与强化学习特征差异对比

特征 / 类型	深度学习	强化学习
训练样本	有标签	无标签
学习过程	静态	动态
环境交互	无交互	有交互
解决问题	感知问题	决策问题

二、关联规则

关联规则是健康医疗大数据挖掘中经典分析技术之一,主要目标是从大量数据中挖掘出频繁项以及对应的关联规则,从而描述一个事物中某些属性同时出现的规律和模式。比如大脑信息的传递需要众多神经元群共同协作完成,传统分析方法难以应对健康医疗大数据中语义数据对象间的关联关系,应用关联规则分析相关数据可以得到更加科学、准确的信息。

在基于兴趣的健康信息推荐的应用场景中,应用关联规则方法可实现对用户在健康相关网站的浏览行为和健康信息内容进行分析,挖掘用户的浏览模式和变化规律,基于浏览历史为用户推送可能感兴趣的健康信息。在疾病关联分析的应用场景中,应用关联规则方法可实现患者的健康档案和电子病历等诊疗数据与其所处的社会环境数据、工作环境数据等多维度数据的有效结合,探索疾病与环境之间、疾病与疾病之间的相互关系,让个人健康档案和电子病历等数据发挥更多元化的价值。在诊疗方案推荐的应用场景中,应用关联规则方法可实现通过对基于某种疾病的若干诊疗手段组合而形成的多种诊疗方案的效果差异性分析,辅助医生为患者提供更具个性化、精准化的诊疗方案。

(一)关联规则的基本概念

关联规则是形如 X → Y 的蕴涵式,其中,X 和 Y 分别称为关联规则的先导和后继,其中关联规则 XY,存在支持度和信任度。关联规则主要包括支持度和置信度、最小支持度与频繁集、强关联规则和管理规则特征,其中支持度和置信度是关联规则度量中两个重要的度量值。支持度表示计算在所有的交易集中,既有 X 又有 Y 的概率;置信度是包含 X 和 Y 交易数与包含 X 的交易数之比,表示了这条规则的可信程度。最小支持度是指发现关联规则要求项集必须满足的最小支持阈值,频繁项集是指支持度≥最小支持度的项集,反之则称为非频繁项集。另外,关联规则的最小置信度表示关联规则需要满足的最低可靠性;如果关联规则同时满足支持度≥最小支持度和置信度≥最小置信度,称该关联规则为强关联规则,否则称为弱关联规则。管理规则特征是指关联规则挖掘过程包含的两个阶段,即先从资料集合中找出所有的高频项目组,再由这些高频项目组中产生关联规则。

(二)典型关联规则算法

关联规则算法是数据挖掘中的一类重要算法,该算法最早是针对超市购物篮分析问题提出的,目的是挖掘超市交易数据库中不同商品之间的关联关系,其核心是基于两阶段频繁集思想的递推算法。关联规则包含多种挖掘算法,本书仅简要介绍两个较为经典的算法,先验算法(Apriori 算法)和频繁模式树算法(FP-growth 算法)及应用。

1. 先验算法(Apriori 算法) Apriori 算法是最具代表性的关联规则挖掘算法之一,它开创性地使用基于支持度的剪枝技术,系统控制候选项集指数增长。其关联规则过程可分为两部分。首先通过迭代,检索出初始数据库中的所有频繁项集;其次,利用频繁项集构造出满足用户最小置信度的规则。

以药品应用情况的关联分析为例,简要介绍该算法基本流程(图 3-10)。算法初始通过单遍扫描药品销售数据集,共计 6 个药品,确定每个项的频繁数,产生候选项目集 1;然后根据设定的最小支持度计数(可根据数据集特征进行选取),将不满足条件的项目集莎普爱思和红霉素眼膏移除后,该算法将保留的项目集进行两两组合匹配,再次产生新的候选项目集 2;为了计算新候选项集的频繁数,算法需要再次扫描一遍数据集。完成计算后,再次筛选项目集是否满足最小支持度计数,将不满足条件的组合(布洛芬,六味地黄丸)和(双黄连口服液,六味地黄丸)剔除后,算法将保留的项目集再次进行组合匹配,产生新的候选项目集 3。当没有新的频繁项集或候选项集产生时,算法结束。

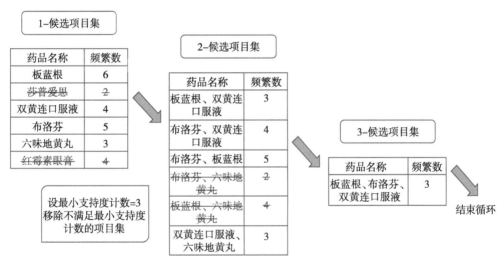

图 3-10 Apriori 算法基本流程示例

2. 频繁模式树算法(FP-growth 算法) 由于 Apriori 方法需要频繁遍历数据库,因此该算法的效率较低,即便进行优化也难以明显提升效率。为解决这一难题,基于频繁模式树(Frequent Pattern Tree,简称为 FP-tree)的发现频繁模式的算法 FP-growth 应运而生。FP-growth 采用了一种分治策略的思想,它将一个问题递归地转化为若干个子问题,算法基本流程如图 3-11 所示。

该算法首先统计药品清单中的药品出现的频次,然后,根据设定的最小支持度计数"3",将不满足条件的药品"莎普爱思、六味地黄丸和红霉素眼膏"移除后,生成调整后的药品清单。算法再根据该清单的药品组合情况构建 FP 树,即以树状结构展示并存储药品的组合关系。最后,算法将从 FP 树中找出各个药品的频繁项集,得到其条件模式基。

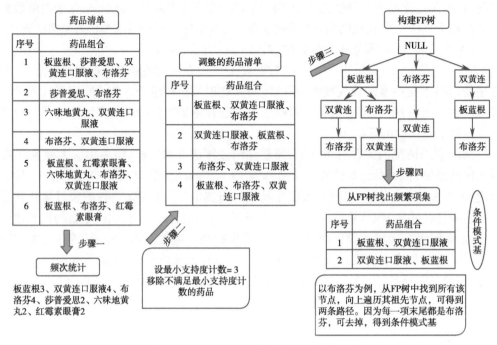

图 3-11　FP-growth 算法基本流程示例

在 FP-growth 算法中，通过两次扫描药品清单，把每个药品所包含的频繁项目按其支持度降序压缩存储到 FP 树中。在以后发现频繁模式的过程中，不需要再频繁扫描，而仅在 FP 树中进行查找即可，并通过递归调用 FP-growth 的方法来直接产生频繁模式，在整个发现过程中也不需产生候选模式。

Apriori 算法的扩展性较好，可用于并行计算等领域。然而，需多次扫描数据库导致算法的执行效率较低，且每次利用候选频繁集产生频繁集过程中内存消耗较大。FP-growth 算法则利用树形结构直接得到频繁集，克服了 Apriori 算法中存在的问题，只需要进行两次扫描即可完成频繁模式挖掘，从而提高了算法的效率。同时，省去了重复计数的时间开销，减少了内存消耗。但该算法也有容错能力较差、节点之间需要进行大量的通信等缺点。

当前，随着健康医疗大数据技术的广泛应用，医疗科研人员实现了通过对健康医疗大数据的分析挖掘，获得更精准的患者个性化健康需求画像。此外，患者的健康需求也会随着时间变化，这些都给健康医疗服务带来新的机遇和挑战。如何选择合适的关联规则算法，从健康医疗大数据中发现有价值的数据信息，建立数据中项集间有用的关联关系或模式、症状与疾病间的关联关系，帮助医生高效发现电子病历中潜在的医学知识，提高健康医疗大数据的循证支撑能力，并辅助医生提供更精准化诊疗服务，已成为当前研究的热点问题之一。

三、时序分析

按照时间顺序把随机事件变化发展的过程记录下来就构成了一个时间序列。对时间序列进行观察研究，寻找变化发展规律，预测趋势，就是时间序列分析。时序分析是自然科学和人文社会科学研究的常用方法，在信息检索领域也被广泛应用。时序分析方法主要包括定性分析和定量分析两类，在健康医疗大数据的挖掘研究中得到广泛运用。如在疾病发病机制研究的应用场景中,应用时序分析可实现对不同时刻的基因表达情况进行分析与预测,有助于更好了解疾病的病因以及针对病情变化及时做出诊疗决策,实现更有效的干预与治疗。在智慧医疗的应用场景中,应用时序分析可实现自动跟踪关键指标和患者的总体健康情况,如通过佩戴健康手表和眼镜等智能穿戴设备,实时监控使用者的血压、心率等运动状态等指标的动态情况并进行预测,进而可根据使用者自身健康情况自动给出预警或提示。

时间序列分析是定量预测方法之一,该方法简单易行,便于掌握,但准确性差,一般只适用于短期预测。时序分析主要包括描述性时序分析和统计时序分析两类,其中统计时序分析又可以分为频域分析方法和时域分析方法。描述性时间序列分析方法的最突出特点是操作简单,直观有效,通常也是对健康医疗大数据进行时序分析的第一步,通过图示的方法直观反映出序列的波动特征。而统计时序分析则主要是利用数理统计学原理分析时序序列,旨在分析序列值内在的相互关系。

(一) 时间序列组成要素

时间序列通常由趋势、季节变动、循环波动和不规则波动 4 种要素组成。其中,趋势主要是指时间序列在长时期内呈现出来的持续向上或持续向下的变动;季节变动主要是指时间序列在一年内重复出现的周期性波动;循环波动主要是指时间序列呈现出的非固定长度的周期性变动。与趋势不同的是,循环波动并不只朝着单一方向的持续变动,而是同时包含涨落的交替波动;不规则波动主要是指时间序列中除去趋势、季节变动和周期波动之后的随机波动。不规则波动通常是夹杂在时间序列中,致使时间序列产生一种波浪形或震荡式的变动。

(二) 时间序列建模基本步骤

基于健康医疗大数据的时间序列建模基本过程如图 3-12 所示。

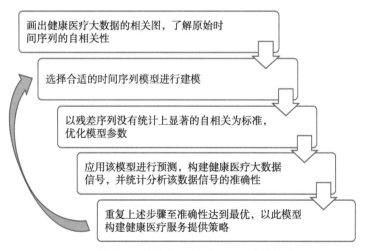

图 3-12　健康医疗服务数据的时间序列建模基本过程

首先,可利用观测、调查、统计、抽样等方法取得被观测健康医疗大数据资源的时间序列动态数据,根据动态数据做相关图进行分析,求自相关函数。相关图能显示出变化的趋势和周期,并能发现跳点和拐点。跳点是指与其他数据不一致的观测值,如某批健康体检数据中出现一项血压值为 1 000 的数据,如果跳点是正确的观测值在建模时应考虑进去,如果是反常现象则应把跳点调整到期望值。拐点则是指时间序列从上升(或下降)趋势突然变为下降(或上升)趋势的点,如患者心率检测图中心率在某时刻突然降低的点。如果存在拐点,则在建模时必须用不同的模型去分段拟合该时间序列。

　　数据进行了处理之后,应选择合适的随机模型,进行曲线拟合,即用通用随机模型去拟合时间序列的观测数据。对于平稳时间序列,可用时序分析中较为经典的通用自回归滑动平均模型(ARMA 模型)等来进行拟合。对于非平稳时间序列则要先将观测到的时间序列进行差分运算,化为平稳时间序列,再用适当模型去拟合这个差分序列。

　　在选定模型参数之后,以残差序列没有统计上显著的自相关为标准,优化模型参数,然后应用该模型进行预测,构建健康医疗大数据信号,利用统计分析方法定量评价该模型在测试样本中预测的准确性。如果模型的准确性较差,这说明该模型存在缺陷,无法充分捕捉原序列的自相关性,则需要更换模型重复上述分析步骤直至准确性达到最优,以此模型构建健康医疗服务提供策略。

四、网络分析

　　随着近年来网络科学理论及其应用研究的发展,专家学者们开始尝试使用网络图来研究现实世界中的各种复杂问题。网络分析是关于网络的图论分析,是数据挖掘的重要部分。网络图由节点和边构成,其中每个节点代表个体,每条边代表节点之间的关联关系。图分为有向图和无向图:①有向图是指连接两个节点之间的边是有方向的,通常用带箭头的线表示;②无向图中的边没有箭头,表示所连接的两个节点是平等的。边也可以有权重,用以表示两个节点连接关系的紧密程度。通过网络图,可以针对每个节点,研究个体在网络中的不同表现和性质,也可以针对整个网络,对一个群体所表现出来的特征进行分析,进而对一个群体组织进行量化分析。

　　(一) 基本分析方法

　　1. 度和度的分布　　度是指与该节点直接连接的节点个数。度值的大小反映了节点在整个网络中的重要性。度分布 $p(k)$ 反映了网络节点中度值为 k 的节点所占的比例。

　　2. 平均路径长度　　相互连接的两个节点 i 和 j 之间边数最少的路径所包含的边数,即为这两个节点间的距离 dij。取尽网络中任意两节点的组合,网络的平均路径长度定义为所有组合之距离的平均值。

　　3. 聚类系数　　聚类系数 Ci 是指所有与节点 i 相连的节点之间实际相连的边数占这些点可能的最大连边数目的比例,聚类系数反映网络节点的聚类情况。

　　4. 介数　　网络中包含节点 m 的最短路径的条数定义为节点 m 的介数。介数的大小反映了节点在整个网络中的必要性和影响力,介数越大的节点在网络中的中枢性越强。

　　(二) 典型网络模型

　　典型网络模型包括规则网络、随机网络、小世界网络和无标度网络。

　　1. 规则网络　　指系统中各元素间的关系均可用一些规则的结构表示,即任意两节点间的联系遵循既定的规则,通常每个节点的近邻数目均相同。规则网络的普遍特征是具有平移对称性,每个节点的度和聚类系数相同。

　　2. 随机网络　　其中节点不是按照特定的规则进行连接,而是按照纯粹的随机方式连接。对于随机网络,任意两个点之间的特征路径长度短,但聚合系数低。

3. 小世界网络 是指节点之间特征路径长度小,接近随机网络,而聚合系数依旧相当高,接近规则网络的网络。常见的典型的小世界网络包括电影演员网络、电网和社交网络等。

4. 无标度网络 是指少数的节点往往拥有大量的连接,而大部分节点的连接却很少,节点的度数分布符合幂律分布的网络。无标度网络具有普遍性,万维网、社会网络、生物网络、贸易网络等都具有无标度网络特征。

(三)典型的真实世界网络

1. 脑网络 生物体的大脑大多具有数十亿个神经细胞,通过数万亿个连接相互作用,形成感知刺激,存储记忆并产生情感的电路。复杂网络体系结构已在大脑连接性研究中获得了许多关注。一些研究团队通过绘制线虫、猫、恒河猴等动物甚至人类的一些高级功能脑区神经系统中的连接进行系统识别,旨在更科学、深入地探究大脑的复杂特性;相关证据表明,大脑在多个不同描述维度上都可视为网络。此外,一些研究利用网络分析方法通过定义人的大脑区域为节点、区域之间的功能连接为边,构建了脑功能复杂网络,并通过分析揭示许多神经疾病患者与正常人之间的脑功能网络的拓扑结构存在着显著结构差异,并且这些异常可作为生理病理标志,辅助相关疾病的精确诊断。

2. 基因调控网络 细胞中的基因被读取的过程是高度复杂的,一个由生物学家和计算机科学家组成的小组已经为植物基因如何协调它们对氮元素的反应绘制出一个相互作用网络。这项研究发表在 2019 年《自然通讯》杂志上,可以为研究任何有机体的各种重要基因调控途径提供一个潜在的框架和更有效的方法。2015 年《自然》杂志发表的一篇关于 DNA 甲基化与转录因子关系的研究中,描述了转录因子和 DNA 表观遗传修饰之间的相互作用以及可能对基因调控的影响。科学家发现,转录因子可以通过 DNA 甲基化模式的改变而间接合作。此外,相关研究根据基因表达数据的相关性构建网络模型,旨在通过网络分析方法建立相关的基因功能和信号通路网络分析,以探索疾病的发生发展机制。

3. 疾病症状与分子网络 近年来,医学领域越来越多的学者通过复杂网络视角来分析疾病与蛋白质、疾病与症状的相互作用关系。相关研究将细胞的生理学过程视为成千上万种蛋白质共同作用的结果。通过构建蛋白质 - 蛋白质互相作用网络,建立了超过 56 000 个关联关系,利用无监督马尔可夫聚类确定了 1 300 多个蛋白质社区。此外,确定了与 2 000 多个疾病注释相关的 442 个核心社区。另一项研究利用大规模的生物医学文献数据库来构建基于症状的人类疾病网络,包含 322 种症状和 4 219 种疾病的 147 978 对关联关系以及疾病间的 7 488 851 对相关关系,通过实际网络与随机网络的特征差异性分析,挖掘疾病与症状及基因之间关系的复杂性。

4. 病毒传播网络 流感、埃博拉等病毒性传染病具有高致死率和传染性,严重威胁人类健康,尤其是由新型病毒引起的未知性传染病更具有危害性。当疫情暴发时,快速、准确地推断疾病起源,对于预防传染病大范围传播具有重要现实意义。基于病毒传播网络模型的相关研究,不仅可以深入探究传染病传播途径与模式,并可以结合机器学习的方法预测传染病的流行趋势。病毒传播模型的应用已广泛应用于传染病的干预措施制订中,病毒疫苗接种行动,国际传播风险和旅行禁令的可行性评估,为预防传染病扩散提供了有价值的信息。例如,有研究根据 2014 年 4 月至 12 月,埃博拉病毒在利比里亚传播的真实数据构建了该病毒的传播网络模型,利用该模型模拟利比里亚埃博拉病毒的传播动态,对病毒传播进行预测,并利用该模型执行假设分析,以评估及时干预政策的有效性。研究发现早期采用干预策略将大为减少埃博拉病毒病例的数量、暴发的持续时间以及实施干预措施所需的基础设施。

5. 疾病-药物网络　2020年新型冠状病毒肺炎成为全球关注的公共卫生突发事件,人们迫切需要特效药和疫苗来对抗病毒,而传统的药物研发流程周期过长,无法适应对新冠肺炎治疗的迫切需求。研究人员成功打通了使用网络医学方法预测治疗新冠肺炎候选药物的研究路线,认为候选药物的治疗模块不一定直接作用于疾病模块,还可以扰乱疾病模块附近的网络区域。基于这个思路,采取了三种策略预测候选药物:①基于网络距离的策略:候选药物的治疗模块与疾病模块网络距离近;②基于网络扩散的策略:分别扰动疾病模块与治疗模块,通过观察扩散的重叠性来衡量模块间的相似度,寻找治疗模块与疾病模块相似度高的候选药物;③基于人工智能的策略:使用图神经网络的方法将疾病与候选药物进行对应。随后,将三种策略分别预测出的结果通过排序聚类算法进行融合,得到最终结果。为了评估预测结果的准确性,作者将预测结果与已知正在进行临床试验的67种药物作对比,发现这67种药物排名靠前,预测模型的AUC(ROC曲线下的面积)已达到0.89。

五、知识图谱

知识图谱(knowledge graph)由语义网(Semantic Web)演变而来,是一种用图模型来描述和建模世界万物之间的关联关系的技术方法。医学知识图谱就像医学决策支持系统的大脑,存储着海量的医学专业知识,有助于构建、绘制、挖掘、分析、推理和可视化呈现医学知识及其相互联系,为医学决策提供支持。

知识图谱由节点(实体)和标注的边(实体间的关系)组成,三元组是知识图谱的一种普遍的表示结构,主要包括(概念、属性、属性值)和(实体1、关系、实体2)等三元组表示形式。概念主要指集合、类别、对象类型、事务的种类等,例如慢性病、抗凝药物等;属性主要指对象可能具有的特点、特征及参数,例如疾病特征、药品规格等,属性值指对象特定属性的值,如疾病特征为发热等;实体是指世界上真实存在的事务,基因、蛋白质、疾病、药物、症状、辅助检查、科室、手术、部位等都是医学领域的实体;关系是指不同实体之间存在的语义关系。医学知识图谱通过全局唯一的识别号(ID)来标识实体,实体内在的特征通过属性-属性值对来刻画,实体之间的关系通过关系来描述。例如,在三元组(支气管扩张、引起、慢性咳嗽)中,关系"引起"就是疾病实体"支气管扩张症"与症状实体"慢性咳嗽"之间的语义关系,顾名思义即"支气管扩张症引起慢性咳嗽"。

医学领域的实体涉及基因、蛋白质、疾病、检查、药物、手术等多个子领域,每个子领域的数据都具有专业性强、关系分布不平衡、结构复杂等特点,构建全领域的医学知识图谱十分困难,现在大多数的医学知识图谱都针对某一个子领域构建,如针对基因的基因本体(gene ontology,GO)、针对蛋白质的蛋白质仓库(UniProt)、针对药物的药物银行(DrugBank)等。近年来,也有越来越多的研究者开始尝试构建覆盖更多子领域实体的医学知识图谱,以提升其适用范围,如链接生命数据(linked life data)包含了基因、蛋白质、药物、靶点等生物医学实体,中文医学知识图谱(CMeKG)包含疾病、药物和诊疗技术方面共计20余万个医学实体,涵盖100余万个概念关系实例和属性三组,其示例如图3-13所示。

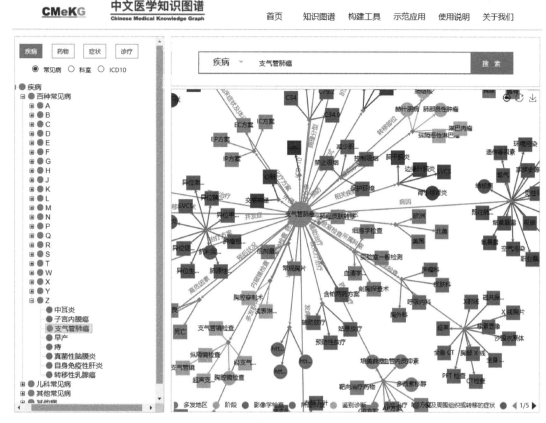

图 3-13 中文医学知识图谱（CMeKG）示例

（一）医学知识图谱的体系架构

构建医学知识图谱的主要目的是抽取大量的、计算机可读可计算的医学知识。医学知识图谱的构建流程主要包括 3 个模块，即医学知识抽取、整合和计算推理，如图 3-14 所示。医学知识抽取通过从大量结构化、半结构化或非结构化的医学数据中提取出实体、关系、属性等知识要素，并存入知识库中。医学知识融合对知识图谱中的内容进行整合，并消除实体、关系、属性等指称项与事实对象之间的歧义，以增强知识图谱内部的逻辑性和表达能力。医学知识计算推理是在已有的知识图谱的基础上进一步挖掘隐含的知识，从而丰富、扩展知识库以及辅助疾病诊断与治疗等。

（二）医学知识图谱的关键技术

1. 医学知识表示　三元组知识表示形式具有直观易懂、便于可视化等优点，得到了广泛的认可与使用，但在大数据环境下，却存在计算效率低等问题。近年来涌现了将医学知识图谱中的语义信息表示为稠密低维实数值的向量，以便在低维度空间中计算实体和关系中的复杂语义关联，从而提升知识计算的效率和性能。按照计算方式，可将医学知识表示分为距离平移模型和语义匹配模型。其中距离平移模型利用基于距离的评分函数对事实的合理性进行判断，典型模型有翻译模型 TransE 及其延伸出的复杂关系模型 TransH、TransR、TransD、TransG、KG2E 等。语义匹配模型主要有单层神经网络模型、双线性隐变量模型、神经张量模型、矩阵分解模型等。

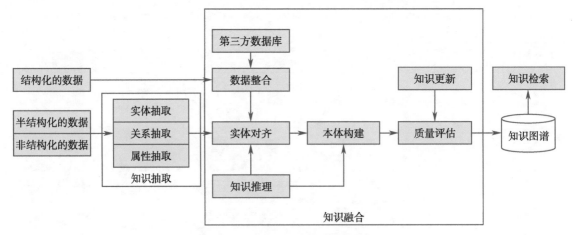

图 3-14　医学知识图谱的体系架构

2. 医学知识抽取　医学知识抽取是指通过人工或自动化技术从健康医疗数据中抽取出实体、关系和属性等知识要素，形成一系列高质量的事实表达，为医学知识整合与计算推理奠定基础。医学实体自动抽取方法主要有词典匹配、支持向量机、人工神经网络、隐马尔科夫模型、条件随机场以及循环神经网络等深度学习方法。医学关系与属性自动抽取方法主要有语义规则和模板匹配、基于远程监督的卷积神经网络、基于神经网络的协同消噪模型等。

3. 医学知识融合　由于医学大数据来源广泛，从中抽取的知识存在重复、良莠不齐、关联不够明确等问题，所以必须进行知识的融合。知识融合是高层次的知识组织，使来自不同知识源的知识在同一框架规范下进行异构数据整合、加工、推理验证、更新等步骤，达到数据、信息、方法、经验以及人的思想的融合，形成高质量的知识图谱。医学知识融合主要涉及实体对齐、实体链接、关系推演等关键技术。

4. 医学知识推理　知识推理是在已有医学知识图谱的基础上进一步挖掘和推断出新的知识。知识图谱的计算推理方法可分为两大类：一是基于演绎的知识图谱推理，如基于描述逻辑推理、基于规则推理等；二是基于归纳的知识图谱推理、如基于案例推理、表示学习、规则学习、基于强化学习推理、基于增强学习推理、基于图论推理等。

（三）医学知识图谱的构建与应用

医学知识图谱在医学决策支持方面有着广泛的应用，如预测药物靶点相互作用为医药研发提供决策支持、构建临床决策支持系统为疾病诊疗提供决策支持、构建罕见病知识图谱诊断模型为罕见病初诊提供决策支持、构建健康医疗智能语义搜索引擎以提升查询结果的全面性和准确性等。

在医药研发方面，人们越来越重视重新利用"旧"药物治疗常见和罕见疾病，从而降低总体开发成本和缩短开发时间。预测药物与新的靶标相互作用为进一步开展药物再利用实验提供重要依据，是生物医学信息学研究的重要内容。医学知识图谱的构建和应用有助于提升药物靶标相互作用预测的效率和准确性。例如，有研究利用药物银行（DrugBank）、京都基因和基因组百科全书（*Kyoto Encyclopedia of Genes and Genomes*，简称 KEGG）等医学知识图谱，将药物靶点相互作用预测转化为知识图谱补全问题，通过知识图谱嵌入的方法来预测新的药物靶点相互作用,从而为药物再利用相关实验提供依据。

临床决策支持系统是实现精准医疗的关键,一个高效的临床决策支持系统不仅有助于提升医疗效率从而减轻临床医生的压力,还有助于实现对疾病的精确诊断和对患者的个性化精准治疗。利用医学知识图谱技术,临床决策支持系统可以根据患者症状、检验、检查等数据,给出智能诊断和治疗方案推荐和转诊建议,还可以对医生的诊疗方案进行智能分析和查漏补缺,减少甚至避免误诊误治。例如,IBM 沃森临床决策支持系统,主要面向肿瘤领域,基于庞大的医学知识图谱和自然语言处理、假设生成和循证学习等技术为医学专业人员提供临床决策支持服务。有研究者构建了由医学样本库和医学知识图谱双重驱动的临床决策支持平台,可提供查询、诊断、检查、治疗和预后等一系列临床决策支持服务。

罕见病(rare disease)又称为"孤儿病",是指发病率和患病率均极低,漏诊率又极高的疾病。一旦漏诊,会造成严重的后果,如可能造成患者残疾或死亡。以二代测序技术和染色体基因芯片为代表的高通量基因组检测技术是罕见病早期诊断的重要技术,但它诊断复杂、价格高昂,无法进行大规模的筛查和诊断。近年来,基于深度学习和医学知识库的技术在罕见病辅助诊断方面也有所突破。如有研究利用深度学习方法,识别罕见病科妮莉亚·德·兰格综合征患者照片中的面部表型特征,并与相关医学知识库进行关联分析,构建了一个支持通过面部特征筛查科妮莉亚·德·兰格综合征这种罕见病的医学知识图谱。医生可以依据这个医学知识图谱有针对性地询问患者病情并进行对比分析,以提升该罕见病的初诊正确率。

在海量的健康医疗数据中准确而全面地搜索到所需的信息是一项十分艰巨的任务,因为一方面同样和相近的概念往往具有多种表达方式,另一方面人们难以用专业的检索策略来准确表达所需查询的各种概念之间的关系。因此,实现健康医疗信息语义搜索十分必要,它通过建立大规模医学知识图谱对用户搜索的关键词和文档内容进行语义标注,从医学知识图谱中检索并查询相关的实体对、实体关系及属性,从而实现精准而全面的扩展查询。Healthline(健康线)、搜狗明医、360 良医等都在其搜索技术中应用了医学知识图谱以实现语义搜索。如 Healthline 的医学知识图谱涵盖超过 80 万项健康医疗元数据和 5 万条相互关联的关系概念。此外,有多项研究利用医学主题词表(MeSH)、一体化医学语言系统(UMLS)、医学系统命名法 - 临床术语(SNOMED-CT)等构建医学知识图谱,促进实现医学文献、电子病历、医学图像及多模态数据的语义搜索。

第四节　可视化与人机交互技术

一、计算机视觉

计算机视觉技术是促使机器能"看"的相关技术的总称,具体是指利用摄影机和电脑代替人眼对目标进行识别、跟踪和测量等机器视觉,进一步将图像处理成更适合人眼观察或仪器检测的图像。在健康医疗领域,计算机视觉聚焦医学图像和视频理解,解决目标分类、识别、切分等任务,从而帮助医生明确患者的医学图像中是否包含恶性肿瘤以及在远程会诊中帮助医生更准确地判断病情等。

卷积神经网络(convolutional neural network,CNN)是计算机视觉的核心算法。如图 3-15 所示,卷积神经网络可在 X 线、皮肤病、眼科和病理等多种医学图像上进行训练。卷积神经网络以医学图像为输入,利用卷积、池化、全连接层等操作,将这些医学图像转换为扁平的向量,最后输出疾病或目标特征的存在概率。在训练过程中,算法会对网络层内部的参数进行迭代调整以提高预测精度。一般地,图中左侧低层网络负责学习边缘和基本形状等简单的图像特征,其结果将影响图中右侧高层网络的表示。

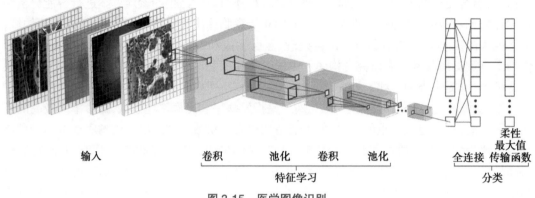

输入　　　　卷积　　池化　　卷积　　池化　　　　全连接　传输函数

柔性
最大值

特征学习　　　　　　　　　　　分类

图 3-15　医学图像识别

计算机视觉需要大规模的标注图像作为训练数据,而医学图像识别和目标定位所需的大规模标注医学图像往往难以获得,或者获取成本非常高。因此,迁移学习(transfer learning)成为解决该问题的一个重要途径。迁移学习的主要思想是,首先利用大规模数据集进行模型预训练,如让卷积神经网络在通用图像数据集 ImageNet 等与目标任务无关的大规模数据集上进行预训练,目的是使低层网络学习图像中的自然统计数据,如直线、曲线、色彩等;再利用与目标任务密切相关的小规模医学图像数据集重新训练高层网络,以聚焦到具体的图像识别和目标定位问题。

卷积神经网络等计算机视觉技术在皮肤病学、放射学、眼科学和病理学等复杂诊断领域的许多诊断任务上已达到了人类医生水平的诊断准确率,包括区分痣和黑色素瘤、识别糖尿病视网膜病变、心血管疾病风险预测、乳腺癌病变检测、眼科疾病病灶识别、脊椎磁共振成像分析、与生存相关的组织生物学特征发现等多个方面。计算机视觉技术可以通过提供第二意见和标记图像中的目标区域来帮助医生进行更加高效、准确的疾病诊断和预后判断。

二、生物识别

生物识别技术(biometrics technology)是指通过计算机与光学、声学、生物传感器和生物统计学等手段密切结合,利用人体固有的生理和行为特征进行个人身份鉴定。生物识别技术研究的生理特征包括脸型、指纹、掌纹、虹膜、视网膜等,研究的行为特征包括笔迹、语音、步态、敲击键盘的力度和频度等,这些生理特征和行为特征通常具有唯一性、遗传性或终生不变性、可以测量或可自动识别和验证等特点。生物识别技术的核心是获取这些生理特征和行为特征,将其转换为数字信息,存储于计算机中,再利用可靠的匹配算法来完成验证与识别个人身份。相应的识别技术有人脸识别、指纹识别、掌纹识别、虹膜识别、视网膜识别、签字识别、语音识别、步态识别、键盘敲击识别、脱氧核糖核酸(DNA)识别、嘴唇运动识别等生物识别技术。

生物识别技术具有不易遗忘、不易伪造或被盗、可随声"携带"和随时随地可用等优点,因此与传统的用户名密码、电子卡证件等身份鉴定技术相比更具安全、保密和方便性,是当前安全防范的主导技术之一。可广泛用于政府、军队、安全防务、银行、电子商务、社会福利保障、健康医疗等诸多领域。在健康医疗领域,可作为电子病历等计算机终端的进入控制,以提升电子病历系统的安全性。

三、自动问答

自动问答(question answering,QA)是指计算机能够对人们用日常使用的自然语言提出的问题自动地给出答案或者答案列表。自动问答不仅要满足用户对自然的信息交互的需求,也要满足用户通过自动问答获取精确高效信息的需求。与搜索引擎相比,自动问答系统为用户提供的答案并非简单排序的文档,而是更具有语义内涵的用自然语言表述的信息。

根据问答的会话管理方式来划分,自动问答可分为单轮问答和多轮问答两类。用户的一次提问与问答系统的一次针对性的回答构成一轮问答。相比于单轮问答,多轮问答存在问答之间的交互与依赖,需要构造用户与对话系统间更为上下文相关的会话过程。因此,多轮问答需要对问答上下文进行建模,增加了对话管理模块。在健康医疗领域,单轮问答通常用于科普,如回答"什么是高血压?"等简单的问题;若要用于辅助问诊,则通常需要多轮问答以收集更为全面和针对性的病史与症状等信息,从而帮助聚焦问题和提供诊疗建议。

根据数据来源的不同,可将自动问答技术分为结构化问答、社区问答和知识库问答等。结构化问答的主要是通过分析问题,把问题转化为一个查询,然后在结构化数据中进行查询,返回的查询结果即为问题的答案,主要适用于回答"血压的正常值范围是多少?"等事实型问题。社区问答指用户利用问答社区进行互动,提出问题或回答问题的问答形式,通过对用户的行为进行分析,理解用户的行为模式,为用户提供高质量的回答。社区问答包含三个核心任务,分别是专家推荐、相似问题检索与答案质量评估。"互联网 +"健康医疗环境下的在线轻问诊就是一种典型的社区问答。知识库问答是通过对自然语言问题进行语义理解与解析,基于医学知识库进行知识提取和推理从而获得答案,其核心是利用大规模自由文本构建医学知识库以及从医学知识库中,获取与问题相关的信息进行回答,主要包括语义解析、信息抽取、向量建模、知识库构建、知识推理等技术。

深度学习为问答系统提供了一个简单高效的解决方案,将复杂的文本语义信息(词、短语、句子、段落以及篇章等)投射到低维的语义空间中,通过使用低维空间中的向量数值计算实现问句理解、阅读理解和答案生成。基于相似性匹配的深度学习方法是深度学习问答系统的一个重要方法,核心思想是从观测数据中学习问题与知识的语义表示,使得正确的回答是依据所学到的向量空间中和问题最接近的向量。阅读理解可分为抽取式阅读理解与生成式阅读理解。抽取式阅读理解常用的技术是循环神经网络与指针网络(pointer network),但所形成的答案只能是给定的文本中的文字,难以实现灵活与人性化的问答。生成式阅读理解注重生成更加符合人们日常使用的自然语言特性的答案,序列到序列(Sequence to Sequence,Seq2Seq)是其常用技术。通常需要将抽取式理解与生成式理解相结合,在"抽取"阶段通过抽取式模型提取出文本的多个子片段作为生成答案所需的证据;"合成"阶段通过Seq2Seq 模型、内容建模、答案验证等方法以证据为特征生成答案。健康医疗问答系统通常需要从海量电子病历和医学文献中抽取与提问相关的素材,再通过自然语言理解、自动摘要、序列到序列等技术进行归纳综合,并以自然语言的形式输出答案或建议,同时罗列出相关证据。

依据回答范围的不同,自动问答可分为开放领域问答和垂直领域问答。开放领域问答指问答不限定于一个特定领域,可以针对任何领域进行提问回答的问答方式。垂直领域问答,又称限定领域问答,主要根据问题的背景知识在某个限定领域上进行问答。健康医疗领域是典型的垂直领域,相比于开放领域问答,健康医疗领域问答的关键技术在于健康医疗问句分类与理解、医学命名实体和实体关系抽取、医学知识图谱构建和医学知识推理等方面。

四、决策支持

医学决策支持是指在对医学相关信息进行收集、整理、加工和分析的基础上,将低层次的数据转换为医学知识,为决策者在做出与治疗方案、医学处置和公共卫生决策等有关决定时提供可靠、有效的解决方法。医学决策支持系统的功能主要有辅助诊断,用药指导,自动评价医师指令,自动预警、提示和警戒等。

医学决策支持的基本方法主要有贝叶斯模型、决策树、专家系统和人工智能技术。贝叶斯逐步问诊模型能够仿效医生的诊断过程,进行逐步提问和逐步分析,掌握疾病相关的全部症候表现,再利用模型进行综合分析和判断。贝叶斯决策方法具有可解释性强的优点,但存在难以估计先验概率与条件概率、条件之间线性无关等局限。启发式推理或有监督的学习可形成决策树,如图 3-16 所示。

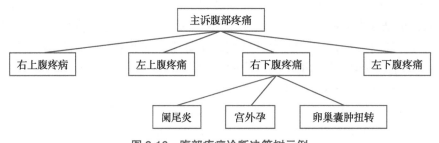

图 3-16 腹部疼痛诊断决策树示例

决策树产生的结果简洁明了,易于理解,并能提取相应的诊断、检查、治疗规则。但决策树使用范围有限,无法适用于那些不能用数量或启发式规则表示的决策。专家系统以逻辑演绎或专家的经验法则来模拟人类推理,通常由人机交互界面、知识库、推理机、解释器、综合数据库、知识获取等部分构成。知识库和模型库是基于专家系统的医学决策的核心,知识库为决策提供已知的专家知识和事实知识,模型库为决策提供决策方法与手段,如各种分析、预测模型。

专家系统的优点是针对性强、具有启发性和透明性,缺点是需要大量的专家知识,因此构造和维护成本高,且往往难以涵盖目标疾病的全部所需知识。人工智能是用机器来模拟人类的推理、学习与联想功能,数据挖掘与知识发现、计算机视觉、自动问答等均是人工智能辅助医学决策支持的不同方面。

医学决策支持主要以计算机辅助形式应用于临床诊断、处方用药、医院管理、公共卫生管理等多个方面。①临床决策支持系统。用于辅助临床诊疗工作,收集患者信息,包括基本信息、病历、病程、医嘱、检验、影像、护理等信息,帮助临床医生进行患者疾病的诊断和治疗,典型系统如美国的专家系统(MYCIN)、快速医学参考系统以及英国医学知识地图等。②智能药物处方系统。促进临床合理用药,典型的应用有美国的医生医嘱录入系统、专门用于审查药物相互作用和不良反应的药物处方计算机审查系统、药房处方计算机审查系统以及澳大利亚的电子处方系统等。③医院管理决策支持系统。从医学信息系统中获取关于医院管理的医疗、教学、科研和人、财、物等信息,对这些信息进行加工、汇总、整理、存储、分析,并通过医学知识库和模型库为管理者提供决策支持的有用知识。典型系统如美国退伍军人事务部开发的分布式医院计算机程序系统等。④公共卫生管理决策支持系统。用于提升疾病防控和公共卫生突发事件应急处理能力,典型系统如加拿大公共卫生监测系统和美国的疾病监测报告系统等。⑤医保管理决策支持系统。目的是增强对保险计划、行政管理成本和保险基金支持的控制,服务于参保者和管理者,典型系统如美国的卫生保健集成总账会计系统等。⑥卫生政策分析与决策支持系统。通过整合卫生政策研究信息资源,进行知识分类、知识快速定位和获取,以满足卫生决策人员和卫生政策研究人员需求的决策支持系统。典型系统有中国医学科学院卫生政策与管理研究中心研发的卫生政策研究知识服务平台等。

(李　姣　郭海红　那　旭)

第四章
健康医疗大数据应用

　　健康医疗大数据应用通常是指针对特定健康医疗数据集合,运用创新性数据技术揭示传统技术方式难以展现的深层次关联关系,实现健康医疗大数据辅助决策和管理的过程。健康医疗大数据的应用场景目前已基本覆盖了健康医疗服务和政策制定的重要环节,应用主体大体可分为以下几类。一是卫生健康政策制定和执行者,主要是对健康医疗服务、医药、医疗保障等业务进行资源规划配置和监管;二是医疗服务提供者,主要包括各级医疗机构、医务人员、医院运营管理者;三是公共卫生服务者,主要包括从事疾病预防控制、突发公共卫生事件应急处置等工作的各环节参与者;四是公众健康管理者,时间维度可扩展到全生命周期,空间维度可扩展到全人群;五是创新技术的研发和推广者,既包括各级各类科研机构、大型医院等,又包括药企、医疗器械厂商和医疗服务创新企业等。本章将主要从卫生健康行业决策与管理、医疗服务的辅助决策和管理、公共卫生监测与服务、公众健康管理、医药研发与创新等方面对健康医疗大数据应用情况进行阐述。

第一节　行业决策与管理

　　大数据在健康医疗行业决策与管理方面的应用,主要表现在通过整合与挖掘健康医疗服务环节不同层级的数据信息,分析人群健康状况、健康医疗服务供给与需求的特点、服务提供与利用的匹配程度以及预测疾病经济负担及危险因素等,为卫生健康领域相关政策的制定执行与监测评估、健康医疗资源优化配置、医保制度的运行等提供管理和决策支持。

一、政策制定执行与监测评估

　　基于健康医疗大数据,通过利用深度挖掘、分析与展现等大数据算法、工具和技术,综合运用关联分析、预测技术和服务延伸等功能,对卫生健康重要政策的产出指标进行统计分析和预测评价,可以实现对卫生健康政策的有效性和合理性进行监测、对其执行效果进行评估,为提高政策制定和行业管理水平提供支撑。

　　深化医药卫生体制改革是卫生健康领域的重要内容,对相关政策的执行效果进行监测评估非常必要。国家和地方政府有关部门通过建立健康医疗大数据平台和医改监测评估指标体系,实现对医改政策执行的监测与成效评估。上海市基于大数据和标准构建形成预估模型,通过医疗总指数、指数单价、发病率和技术发展,预估上海的医疗总费用,细化到不同维度,推动了医改政策的精细化和科学化发展。广东省利用病案首页大数据,在县域内住院率、患者流向、分级诊疗、绩效评价、按病种付费等方面开展应用,深入分析基层短板、医保付费等制度安排和政策制定中问题,为深化医改决策提供数据支撑。宁夏回族自治区通过分析、综合管理、应急指挥、药品招标采购平台等综合信息,有效掌握和评估医改政策的推进情况及实际效果。

二、资源优化配置

健康医疗资源的优化配置直接关系着健康医疗服务提供的公平性和可及性,通过应用大数据掌握健康医疗服务供给与需求的关系,探索医疗资源、疾病发生发展等的时间、空间分布,为预测就诊流向、实现分级诊疗和资源的优化配置提供支撑。

健康医疗大数据的应用有利于开展精准的政策实施效果的监测与评估,通过整合不同地区、不同级别医疗机构的就诊数据,分析患者精准流动以及推动和制约患者双向转诊的核心影响因素,在此基础上预测就诊流向,为更好完善和调整现有分级诊疗政策提供数据支持。运用地理信息系统,根据患者病情、患者到各医疗机构间的地理距离、各医疗机构的诊疗能力、各医疗机构承载量等大数据综合做出决策。通过医疗可穿戴设备的健康数据,通过大数据处理技术,相关医疗结果及健康处方将快捷地传输到患者手中,达到全生命周期的健康照护。也可优化院间双向转诊效率,通过分析、判别关联的医疗机构数据库,自动向符合患者收治的医疗机构进行即时预约服务。四川省卫生健康委与成都电子科技大学大数据研究中心合作构建的四川省分级诊疗大数据监测评估平台,可实时动态展现全省患者转诊流向和就诊分布等数据信息,行政部门可全方位掌握分级诊疗实施情况,并深入分析基层服务能力,横向对比常见病、多发病等的县域内就诊率,为政策调整提供第一手数据。

三、医疗保险管理

(一) 医保基金运行监测

利用大数据可以实时监测医保基金运行状况,动态分析基金运行中的异常现象,构建新的医保基金管理模式,确保基金安全平稳运行。首先,依托智能化的基金审核系统,加强事前预防,对定点医疗机构的医疗费用支出情况定期核查和预警,对海量的医保报销单据和明细数据从合规性、规范性进行精准审核。其次,对基金运行中出现的异常问题,可以迅速进行全程线上评估和决策。再次,推进在线全程的基金流出跟踪,整合不同医疗活动数据,精准预测基金运行情况,为可能出现的问题提供应急解决方案。此外,通过构建药品目录库、诊疗项目库、医用材料库、医用设备库、医保服务医师库、疾病诊断代码库、定点机构基础信息库、审核与监控规则库等基础数据库,在线监控影响基金运行的多项基础数据指标。

(二) 识别医疗保险欺诈行为

随着我国医疗保险系统信息化程度大幅提升,利用大数据技术高效识别医保欺诈预警应用也逐渐增多。国内相关学者把统计方法与大数据相结合建立大数据下防止医保欺诈技术,也被广泛应用于识别医疗保险欺诈行为。陈清凤和朱宁等研究人员利用主成分分析方法和 K-means 聚类方法构建识别医保欺诈数据模型。首先,对预处理后的医疗数据构建有效的识别欺诈指标体系,再通过聚类方法得到欺诈行为的有效分类,通过特征因子分析诈骗类的特征确定其诈骗方式,最后把模型用于由样本经验分布的反函数生成的大数据中,这种数据挖掘方法能够有效预警医保欺诈行为,相比于其他聚类模型运行效率较高,定量地研究了如何从大量数据中识别出少数可疑的医保诈骗行为,可以实现对机构及医保服务、医师服务行为、参保人就医购药行为、医保经办机构履职行为的实时在线监控,如图4-1。

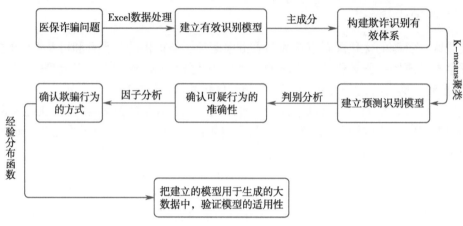

图4-1　防范医保欺诈模型图

在国外,已有学者利用健康医疗数据训练神经网络模型、贝叶斯网络等算法,将此机器学习模型和统计模型相结合,对特定的医保欺诈案例进行拟合,识别效果达到较高水准。

(三) 就医费用实时监管

通过深层次、全方位利用大数据等信息技术,实时在线监控定点医疗机构和定点药店等行为,从事后转变为事前、事中的实时监管,更是从传统的手工个案监督向全面的大数据监督转变。运用健康医疗大数据开展就医费用实时监管服务,主要包括以下内容:一是根据不同利益相关主体的特点和职责,确定出监控范围和监控规则,汇总形成就医费用的基础数据异常指标。二是建立涵盖基础库管理、规则管理、风险预警、监管联动、疑点核查、自动纠错和自动提醒、稽核过程追踪等在内的较为完整的辅助决策的功能模块。三是建立全流程的闭环审核工作机制,根据就医费用的基础数据异常指标,重点监督指标变化情况,提升工作流程信息化监管水平。四是建立就医费用预测的大数据模型,汇总医疗健康服务过程和医疗保险报销过程的全面数据,对就医费用可能出现的疑点数据和倾向性问题进行综合分析,做出就医费用的预警分析。例如在医疗保险中心决策和政策制定过程中,可以充分利用大数据技术对参保群体进行有效分类,重点研究药物治疗的成本效果分析、重大疾病费用及补偿分析等重点数据,有效降低医疗保险基金风险。

(四) 异地就医即时结算

健康医疗大数据有效应用将有利于不同统筹地区医保信息系统的互联互通。在异地就医即时结算方面,大数据等信息技术的广泛应用,逐渐将碎片化的医疗健康数据信息整合并转变为一个整体,打破了原有数据之间的壁垒,促使统筹地区信息系统进一步融合。建立国家级医疗保障信息平台,可以将不同地区医疗系统以及相关部门的医疗健康信息和医疗保障信息集成联通,将碎片化信息体系化,继而实现高效、便捷的异地就医即时结算。现阶段,我国医疗保障统筹地区与国家级医疗保障信息系统实现了联通,覆盖了城镇职工医保、城乡居民医保等;异地长期居住、常驻异地工作、异地转诊和异地安置退休等四类异地就医人群能实现医疗费用即时结算。

四、药品供应保障管理

(一) 构建全链条药品监管信息平台

在健康医疗大数据支撑下,结合药品生产流通使用环节质量信息,依托互联网和大数据,根据药品质量监管的特点建立"互联网+药品生产大数据综合分析预警平台",实现药品监管部门、药品生产企业和药品临床应用终端之间的联动。

药品监管部门通过对药品生产、药品流通和临床使用的异常数据综合研判,并基于此开展相应的监管行为。如 2017 年,江苏食品药品安全智慧监管和大数据工程建设正式启动,其还将建设省级食品药品监管大数据中心,整合监管信息资源,实现食品药品安全监管信息共享与业务协同。建成统一数据交换共享平台和信息资源目录体系,建立了大数据统一管理和应用平台。如 2020 年,上海市利用物联网、大数据等信息化手段实现过程管理,对带量采购药品进行光谱留样,实现快速便捷的飞行检查;对所有一、二类疫苗运输管理链均实现全程温度监控。

(二) 临床合理用药指导

对真实世界健康医疗大数据的分析,能对患者及临床用药进行评估以找出问题,总结规律以指导临床合理用药。通过一项对 50 余万中国糖尿病患者 10 年追踪大数据综合分析发现,在前 10 位使用最多的药物无效必须换药时,医生处方行为显示了 137 种换药路经,医生用药呈现无规律性,亟需临床指南及临床辅助决策系统指导医生进行合理用药。

健康医疗数据分析也能对疾病治疗药物使用方式的变化从大人群角度予以展示治疗技术的发展。在以上同一大数据项目,有研究通过数据分析总结了中国糖尿患者历年来用药模式的改变,为合理用药提供了循证依据。

五、医疗服务能力评价

综合运用健康医疗大数据资源和信息技术,监管评价公立医院和分析医生技术能力,开展医院和医生技术能力的评价。行政部门通过建立评价指标体系或评价标准,定期通过收集、整合和分析现有健康医疗大数据,实时发布医院综合实力排名以及专业医生的综合水平信息。上海市以病种组合指数指标体系为核心,开发公立医院云管理平台与 App,定期在全行业公示监测评价结果,并将评价结果应用于全市公立医院医疗费用控制、医院绩效考核、等级评审和研究型床位核定等。其具体做法是:①筛选确定住院病种组合,统一医疗服务评价标准;②定期发布全市公立医院病种组合指数集,统一核定各个病种组合的计分标准;③用平均病种组合指数代表医院医疗技术水平;④用费用指数单价代表医院医疗服务效率;⑤深度应用病种组合指数。

开展医生同行的评价,实时汇总医生同行中的匿名打分,形成较为符合实际的医生专业水准评定。目前,国内外多家研究机构和企业开展了类似于同行评价的医患关系网站研究,其中 HealthTap 网站较为出名,通过清晰的推荐机制为 250 万名医生呈现了专业关系网络。多数医生认为建立此医生评价网络将会显著缓解医患关系和提升医疗透明度。

第二节 医疗服务实践

健康医疗大数据的实时个性化以及多来源、多格式数据的快速综合对比分析,可以使数据的收集、整理、分析、反馈、响应在瞬间完成,使医疗机构随时随地精准评估人群的健康水平,并满足他们的真实需求和潜在需求成为可能。通过集成分析医疗服务过程中产生的数据信息,识别服务流程中的问题和优化的解决方案,为医疗机构的运营管理提供支撑。健康医疗大数据在医疗服务实践中的应用可以划分为:面向医生的临床辅助决策,面向医疗机构管理者的医疗质量监控和运营管理,面向医生、公众和管理者的医疗服务新模式等。

一、临床诊疗决策

临床诊疗决策支持多应用于典型疾病的诊断和预测。通过对电子病历和居民健康档案等海量数据的整合和分析,建立诊断、预测和治疗的模型,分析特定患者的个性数据,生成更加准确和科学的疾病诊断结果,输出个性化的诊疗方案。随着健康医疗大数据和临床诊疗决策的发展,全新的临床诊疗服务模型将呈现"数据驱动、个性诊疗、风险预测、高效协同、全流程管理"的大数据特点,如图 4-2。

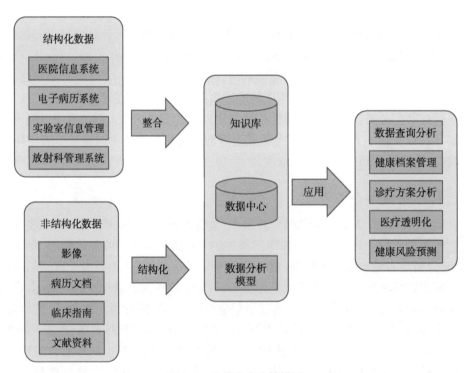

图 4-2 临床诊疗决策模型

(一) 临床决策支持系统

医疗服务提供者利用信息系统分析医疗机构信息系统中的临床诊疗活动数据、患者基本信息数据以及相关医学知识等健康医疗大数据资源,优化和完善与医疗服务相关的行动和决策,提升医疗服务的质量和效率的信息系统,称为临床决策支持系统。已有大量文献研究证明,临床决策支持系统可以有效减少临床医生知识局限性或人为疏忽所造成的问题,为提高医疗治疗、降低医疗费用提供系统性保障。

国内外对健康医疗大数据在临床决策支持方面的应用进行了大量研究和测试。Waston(沃森)是典型健康医疗大数据的应用,其是由 IBM 开发的具有超强认知计算能力、能够理解自然语言、分析处理医疗决策的医疗人工智能系统。在药物靶点研究方面,Waston 通过综合分析患者独特的基因突变等基因序列数据以及与之匹配的药物医学文献信息等数据,精准确定药物最有可能的作用靶点和驱动突变机制。IBM 还积极与梅奥诊疗开展合作,创新建立肿瘤诊断和治疗的综合平台,为 Watson 提供了更多的临床试验、基因组学和治疗方案等数据输入。

国内一些大型医院也进行了诸多尝试和应用,如医嘱处方安全用药提醒、诊疗方案提示等。比较典型的临床决策支持系统是大型医院目前已开展的临床路径管理系统,通过分析和计算现有疾病的诊疗过程,形成循证医学证据,指导医疗活动规范化开展。也有研究机构使用机器学习等方法尝试健康医疗大数据应用创新,其通过建立医学专业知识库,综合大数据技术,使信息系统模拟医疗诊断和治疗思维,实现诊断和治疗过程的人工智能,在短时间内高质量输出具有数据支撑的个性化诊疗方案;利用机器学习对临床数据建模,用以实现疾病的预测、康复和临床决策支持等。

(二)医学影像辅助诊断

健康医疗大数据应用场景下,医学影像诊断应用主要集中在神经、肿瘤、心脑血管等单一且规律性较强的医学领域,已经得到比较成熟的应用,有效辅助医生进行诊断。在眼底血管图像识别、肺结节影像诊断、甲状腺超声影像识别等领域数据算法和应用已非常成熟和准确,对于弥补医疗资源不足和提高影像诊断准确率起到巨大作用。

在国外医学影像领域,Waston 依然是较为出众的大数据应用,其在肿瘤领域可称为世界成功的应用。Waston 的医学影像分析过程是通过不同颜色来区分诊断情况,橙色部分代表"谨慎使用"、红色部分代表"不推荐使用"。在诊断皮肤黑色素瘤方面,Waston 的准确率高达 97%,在治疗方案方面也给出了较为满意的结果,与专家的治疗方案有 90% 以上的符合度。以此准确率来看,有助于发挥减轻工作负担,使诊疗过程更加精准和高效的作用。

在国内,腾讯和推想科技等公司在医学影像辅助诊断上也已经取得阶段性进展,其中腾讯致力于结直肠肿瘤实时筛查的应用研究,推想科技则是利用深度学习技术提升医学影像诊断效率。国内机构还在积极尝试同类影像搜索比较、病灶特征分析等方法有针对性地开展非结构化医学影像数据的识别和诊断工作。

(三)精准医学

精准医学已成为医疗健康服务模式变革的大趋势,其主要基于遗传基因、临床表型以所处环境等信息数据,综合分析和整合,实现个性化的医疗健康服务。现阶段,精准医学通过大数据技术主要应用体现在精准诊断、精准治疗、精准预防和精准药物等方面。精准诊断是指分子层面的基因诊断,主要过程是通过生物样本库全面收集遗传基因信息和电子病历系统等采集临床信息数据,然后利用基因测序方法将宏观层面信息转化为分子层面信息,最后基于大数据技术对患者所有生物学信息进行归纳、分析,形成准确的诊断结论,动态化、精准化和可视化地展示出疾病可能的发生、发展和结局。精准治疗则是利用大样本下人群与特点疾病类型之间的已知关系,融合大数据技术和基因组学,对患者的生物标记物进行鉴定、分析和实验,从而精准找出每个个体疾病病因和治疗方案。精准预防是则是利用大数据技术综合分析生物学、行为学、社会经济学、流行病学等数据,针对特定个体或群体制订和实施最优化的健康干预策略。精准药物则是进一步寻找疾病的精准治疗靶点,根据个体基因组的差异,分析研究得出特异性的靶向药物,对患者来说精准药物是其所患疾病的最佳治疗药物,用药效率最高,副作用最低。在药品研发方面,靶向特异性药物已经取得显著进展,但是未来药物研发亟需在疾病亚型展现出更高的特异性、更低药物毒性和更少的耐药性。精准医学大数据分析流程如图 4-3。

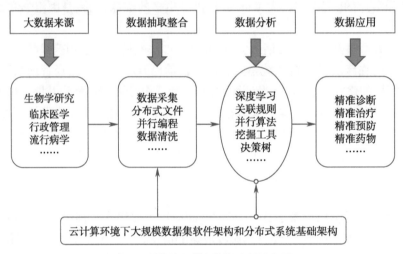

图 4-3　精准医学大数据分析流程图

(四)医疗虚拟助理

医疗虚拟助理是指在健康医疗大数据基础上生成专题知识库,提高医疗语音识别和自然语言处理效率,实现流畅的人机交互效果,从而为医疗健康服务需求者提供专业性服务的信息系统。医疗虚拟助理可提供预问诊和自诊等咨询服务,其中预问诊是在医生开展诊疗活动之前基于大数据的应用分析获取患者较为详尽的病情信息,形成初步问诊报告,提升医生问诊效率和缩短诊疗时间;而自诊则是患者通过多种移动终端,以人机交互的方式完成智能问诊,从而形成诊断报告。目前,国内已经有平安好医生、好大夫等企业提供给相关服务。

导诊服务是通过各种穿戴式健康设备获取患者的基本体征数据,如心率、血压、体温等,并辅助患者完成就医整体流程,这种服务可以为患者提供精准的就医流程服务,提高其满意度和就诊效率,并大大缓解医院内患者盲目流动带来的资源浪费。目前市场上主流医疗虚拟助理仍存在一定问题,例如准确率不高、交互性不强、稳定性不足等问题。

二、医疗机构智能管理

健康医疗大数据在医疗机构智能管理方面主要通过汇集医院运营数据,对海量数据进行综合分析,发掘医院管理缺陷的潜在关联、医疗质量的可能影响因素,并预测医院主要数据的未来趋势,制订解决方案和应对措施。主要包括医院运营管理、医疗质量监控等。

(一)医院运营管理

通过对医疗、人力资源、医疗评价等方面数据信息资源的整合和深度加工,为医院管理者提供全面、高质量和一致的决策信息,重塑和赋能决策过程,实现医院管理的精细化,增加管理层决策的主动权,更具科学化与客观性。

医院运营管理的应用主要是通过整合以电子病历为核心的临床业务数据和以医院财物信息为核心的医院运营数据,即集成和融合医院多个平台和多源异构系统实现数据挖掘和整理,从而对医院运营管理过程存在的问题进行深入分析,实现管理绩效分析、财务运行状况、人事配置调节、临床路径优化等综合事项的规范化和标准化的管理。通过对医疗质量、人力资源、卫生经济、物资管理、综合信息查询、关键指标预警等收集,进一步分析各项主要指标的完成情况、全院人力资源的分布和配备情况、经济核算完成情况等,这样能够保证医院运营情况清晰可视,管理决策有证可循。

医疗卫生机构或医院也可通过大数据的应用,实时处理医院运营管理信息系统中产生的各种患者就诊的数据信息,充分利用大数据技术合理配置机构有限的医疗资源。同时将相关数据上传相关监管部门,实现医疗卫生机构数据化管理,引导区域内医疗卫生资源优化配置。

(二) 医疗质量监控

在医疗质量监控方面,健康医疗大数据的应用通过为医疗决策过程中提供全方位、多角度的综合性信息,提高决策的质量,降低误诊可能性,便于进行及时、精准的医疗干预,使其更具针对性。通过建立数学模型,动态分析患者从门诊、急诊到住院的治疗、检查、用药的全方位数据,将过去传统的事后监管手段转变事前和事中数据化监管。

已有医院应用基于大数据的医院质量监控系统收集死亡发生率、围手术期并发症等影响医疗质量和安全的负性事件指标数据,建立模型分析动态变化的信息数据,利用可视化手段形成医疗质量分析报告以供决策使用,从而实现持续改进医疗质量和全面管理的目的。

有医疗机构积极探索智慧的医疗质量监管系统,分析利用健康医疗大数据,推出合理用药 R-bass 系统,助力于药品监管精确化。该系统对关键指标数据进行数据挖掘,实行关键指标个性化定义及可视化展示,实现药品消耗预警分析,多维度关联查询,实现多角度聚类、分组、排序及可视化展示。进行处方或医嘱的全面筛查和快速定位,实现审方前置,处方审核关口前移,使干预措施不再滞后,规范了用药行为,确保了患者用药安全。

三、智慧医疗新模式

应用健康医疗大数据,以物联网、机器学习、人工智能等技术为支撑,以互联网为载体,与传统诊疗决策和运营管理过程交叉渗透、融合创新形成新型的智慧医疗服务模式,主要的探索有智慧医院、互联网医院等。

(一) 智慧医院

智慧医院是指将云计算、大数据、人工智能、物联网等技术应用于医疗服务领域,围绕患者就医体验、临床诊疗水平、医院管理等方面,全方位提升医疗服务效率和质量。智慧医院建设实际上是医院数字化转型、智慧化升级的过程,包括面向医务人员的智慧医疗、面向患者的智慧服务、面向医院管理者的智慧管理。

1. 面向医务人员的智慧医疗　面向医务人员的智慧医疗是指以医务人员为中心,提升医疗质量与安全,实现从经验医学到循证医学的转型,尤其是以电子病历为核心的医院信息系统建设和以业务互联与数据共享为目标的医院信息平台建设。其核心是诊疗场景智能化,主要包括临床决策支持系统、人工智能辅助诊断和分诊、临床质量评价等场景的落地应用，旨在提升医生临床诊疗效率和水平。经过发展，医院信息化建设已经取得了显著成果，如电子病历应用到越来越多的诊疗场景中，将医疗过程变标准化、信息化，使各类诊疗信息实现高效汇集。临床数据中心（CDR）成为院内不同业务系统之间实现统一集成、资源整合和高效运转的载体，也为业务在线化、数据互联互通打下基础。电子病历的医疗决策功能已经走向智能化，基于人工智能的临床决策支持系统日益普及。

2. 面向患者的智慧服务　面向患者的智慧服务是以患者健康为核心，逐步实现从单一诊断治疗活动向全生命周期健康管理的转型，其核心是医疗业务在线化，将面向患者的就医流程以及医疗服务从线下搬到线上，预约挂号、在线支付、报告查询等是常见的在线化功能。智慧化服务是围绕实际健康需求，将全生命周期所涉及的医疗健康服务有机衔接起来，实现从院前健康管理、院中智能分诊、在线挂号、一站式检查以及诊疗方案到院后医疗康复、健康教育、随访咨询的全过程智慧化管理。据中国医院协会信息管理专业委员会（CHIMA）调查，2018—2019 年度有近 60% 的医院开通了基于互联网的医疗服务，涵盖预约挂号、结果查询、费用支付、轻问诊、药品送递、患者随访、慢性病管理等；其中，又以预约挂号、在线支付及报告查询比例最高，未来则有望更多的延伸到院外服务。

3. 面向医院管理者的智慧管理　面向医院管理者的智慧管理是基于物联网，以战略规划为统领、绩效为核心、预算为抓手，运营一体化，实现从传统管理到专业化管理的转型。本质是利用物联网、大数据技术，面向医疗供应链、成本控制等精细化管理的内控应用，强调标准化和流程化作业，保障医院日常工作的高效率运行。在自动化办公系统（OA）以及供应链管理、财务管理等医院管理领域的自动化，是智慧服务和智慧医疗的支撑体系。智慧管理将大幅度提升医院整体运行效率以及管理人员工作效率。智慧医院管理的应用主要有：一是利用物联网感知技术优化医院内部资产管理流程，支持人员及物资实时可识别、可追踪、可溯源；二是利用自动化流程及设备取代传统人工操作，在患者端（如开具处方、检查化验、取药收费）及医院后台端（如药品、器械、样本等物流传输及管理）提升效率；三是基于互联网的住院管理、电子排班可精益化医院人员及流程管理。

4. 智慧医院的发展　智慧医院应用体系在未来随着数据不断积累、人工智能技术的不断发展而走向成熟。目前，智慧医院发展的体系框架，按照最大化与现有业务流程相融合的原则，逐步将智慧化管理应用渗透到医疗健康服务各环节，服务于医院整体运行和管理。整个过程通过智慧应用部署形成智能节点，再从点形成智能单元这个面，最后通过各个单元的互联互通构建成智能网络，如图 4-4。一是智能节点：把物联网、可穿戴设备等最新技术配置到医疗活动的最小单位，如门诊专科诊室、病区病房、术后恢复室等。二是智能单元：按照统一标准联通不同智能单元，主要包括病区、手术室、门诊等。三是智能网络：以信息流为核心，贯通不同智能单元，形成医疗健康活动的闭环智能网络，如门诊流程、住院流程、手术流程等。

（二）互联网医院

1. 功能与类别　互联网医院是指以实体医院为依托，以在线复诊和常规咨询为主，集问诊、处方、支付以及药物配送为一体的一站式服务平台。互联网医院主要可分为两类：一是以信息平台为依托的互联网医院，即通过信息平台线上连接多家线下实体医疗机构，以此为依托建立服务平台，从而有效整合诊疗活动、药品配送、金融支付等健康医疗服务的各环节,同时在社区、社区等线下实体机构配备健康管理和诊疗设备,为辖区内居民提供线上互联网医疗服务。如阿里健康网络医院通过与不同医疗机构进行合作开展服务,乌镇互联网医院等直接与多个医院的医生合作,形成线上医疗团队。二是普通型网络医院,即以单个实体医院为依托,在社区医疗服务中心等实体医疗机构或第三方医疗机构建设多个线下网络就诊站点,以互联网作为医院延伸医疗健康服务的辅助工具,实现实体医院医生线上对外提供医疗健康服务。

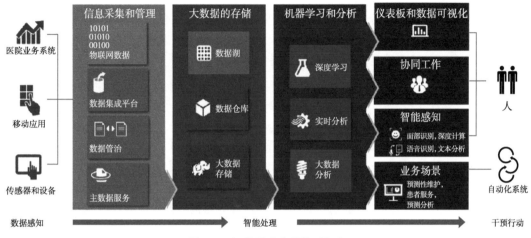

图 4-4　智慧医院应用体系框架

医疗资源转移和处方权是互联网医院的两大核心业务,前者包括专家问诊,远程影像、病理、心电、会诊,家庭医生等,本质是将优质医疗资源下沉到不发达地区,提高专家与疑难杂症的匹配度;后者是优化就诊秩序的重要组成部分,在政策允许范围内,将电商、药店等市场力量纳入医疗服务体系中,增加可及性和便利性,减少医院门诊压力。

2. 运行模式　目前,互联网医院的主要运行模式分为实体医院的医疗资源线上模式、医联体共同线上融合模式、集聚医生资源的平台模式。主要运行模式如图 4-5。

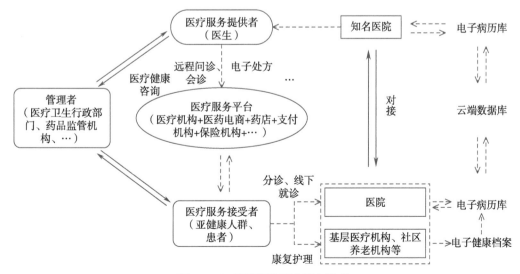

图 4-5　互联网医院医疗服务模式

实体医院的医疗资源线上模式的服务内容是面向公众的互联网服务。主要形式是线上预诊、线下确诊、线下治疗、线上复诊。包括慢性病在线延方、药师在线审方、药品物流配送、居家用药指导、家庭延续护理、院后在线随访等。武汉市中心医院是该模式的典型代表。

医联体共同线上融合模式通过多家第三方互联网服务平台进行线上问诊,线下服务依靠实体医院硬件平台和医疗服务。居民通过互联网平台实现本地挂号就医,也可以与其他地区优秀医生进行医疗沟通,在网上进行专家会诊,并为患者提供转诊服务。该模式的典型代表是银川互联网医院。

集聚医生资源的平台模式则由互联网企业发起,以多点执业集聚各地医生资源,医生在通过互联网企业医疗平台进行注册,并为全国各地的患者提供诊疗、检查复诊、手术预约、药品配送等服务。该模式典型为微医·乌镇互联网医院等。

第三节 公共卫生管理

健康医疗大数据应用通过有效融合和动态分析多种来源的数据,可扩大公共卫生管理范围和提高监测预警的效率。由于大数据的广泛利用,公共卫生管理已经从传统抽样统计分析逐步过渡到全样本大数据分析,从而实现对疾病传播发生、发展和结束的全周期管理。具体来说,公共卫生管理部门通过大数据的应用,打破不同管理平台间的信息壁垒,与各种来源的疾病和危险因素数据、居民健康信息以及人口学特征相融合,实时辨别、应对和处理突发公共卫生事件,全过程跟踪和分析常规性疾病和流行病,从而精准调配各种公共卫生资源,提升公共卫生管理水平。另外,也可以利用居民健康实时信息,有针对性和动态化推送健康信息,加强公众健康教育,提高整体健康水平。大数据在公共卫生管理应用主要介绍传染病监测预警、疾病预防管理、公共卫生循证决策等内容。

一、传染病监测预警

(一)传染病监测

传染病监测对特定环境、人群进行流行病学、血清学、病原学、临床症状以及其他有关影响人体健康因素的调查研究。大数据的应用可以通过互联网等方式将医疗机构、政府和商业公司收集的健康医疗大数据进行有效整合,利用数据挖掘技术分析,极大地扩展监测范围,为预测有关传染病的发生、发展和流行规律以及采取必要的预防控制措施提供基础支撑。根据数据来源的不同,基于健康医疗大数据的传染病监测应用可以分为基于医疗服务数据的监测应用、基于社交通信的监测应用和基于搜索引擎的监测应用。

1. 基于医疗服务数据的监测应用 症状监测是持续、系统地收集、分析临床明确诊断前与疾病暴发相关的资料,是传染病监测重要方式之一。利用大数据分析技术,对医疗机构服务过程中产生的健康医疗数据进行监测分析,及时发现传染病"三间分布"的异常聚集,从而实现对传染病暴发的早期发现、监测和迅速应对。目前,英国的症状实时监测系统已用于早期发现流感,大范围感染性和非感染性的危害,包括季节性如病毒活性、热浪、极端寒冷天气等。国内学者利用非处方药销量的变化趋势来监测流感样病例,其原理是当流感病例出现时间或空间聚集性时,非处方药销售监测系统就可能检出医院、药店等非处方药销量的异常,从而及时反映公共卫生信息和发出早期预警信号。

2. **基于社交通信数据的监测应用**　随着互联网普及和通信技术发展积累的大量社交通信数据,可以在传染病监测中发挥巨大作用。美国有学者通过收集大量推特信息,提取与HIV相关的关键字和地理标注信息,通过数据分析发现HIV病例信息与推特信息存在显著相关性。埃博拉病毒暴发时期,有学者利用mHealth策略,基于人群移动信号大数据分析进行救济协助、需求评估和疾病监测。国外学者利用脸书(Facebook)上个人兴趣爱好的数据,探讨影响人群健康状态的潜在因素以及行为原因,研究结果有效补充了传统公共卫生监测系统的不足,显示出更具有成本—效益的预测结果。

3. **基于搜索引擎数据的监测应用**　搜索引擎大数据逐渐在传染病监测中起到作用。由于搜索引擎上关键词频率信息与疾病发生发展存在一定关联性,通过跟踪分析搜索引擎记录上大数据信息可以对传染病进行有效监测。有中国研究团队在百度搜索的大数据基础上,分析实时搜索数据与流感病例数之间的动态关系,通过关键词筛选、过滤、指标构成来建立监测模型,成功实现流感疫情的监测。有研究团队使用优化的惩罚回归模型结合百度的搜索查询数据成功监测了流感的流行。

（二）传染病预警

传染病预警是根据传染病的发生、发展规律及有关因素,利用监测信息资源,早期识别传染病在时间、空间上的异常聚集,实现对传染病暴发的早期预警。基于健康医疗大数据应用,可以实现动态自动预警模型,有效汇集、整合传染病与突发公共卫生事件网络直报系统的监测数据以及电子病历、电子健康档案、全员人口库三大数据库数据,通过文本挖掘、遥感以及数据挖掘等技术对医疗健康数据以外的地理、互联网等信息等进行关键数据提取,从而实现对传染病的早期智能预警。

传染病预警模型的一般设计思路如图4-6。一是基础数据集成和处理,以数据中心为基

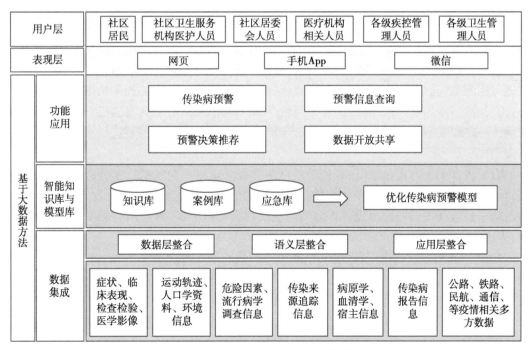

图 4-6　基于大数据的传染病预警模型

础设施采集、清洗和规范化处公共卫生医疗数据、病毒病原监测数据以及网络媒体在线数据等，在此基础上实现数据整合、语义整合和应用整合。二是知识库和模型库构建，根据一定的逻辑规则对数据仓库中数据信息进行知识表示，形成知识库、案例库和应急库，为后期开展案例推理等提供数据、知识支撑，从而实现进一步优化预警模型的目的。三是功能应用实现，利用已有的智能知识库和模型库，对实时传染病监测数据信息综合分生成预警信息，提供传染病预警、预警决策推荐、预警信息查询等功能。

　　基于大数据的传染病预警模型主要分为时间模型、空间模型和时空模型。①时间模型：是利用监测信息中的时间序列数据，通过大数据技术分析计算预期值，对比实际值与预期值之间的差异，从而发现传染病在时间上的异常情况。例如，利用自回归移动平均模型对某区域手足口病发病情况预警和分析。②空间模型：是利用大数据方法分析传染病在空间分布规律、聚集性的信息，如利用空间自相关分析发现传染病的空间聚集性，为媒介传播疾病的预警提供了一个新工具。③时空模型：是从时间维度、空间维度和疾病特征方面收集、处理传染病数据，对传染病的时间序列和空间分布异常进行分析和预警。

　　(三) 传染病趋势预测

　　大量管理和研究机构运用健康危险因素大数据，建立大规模流行病模型，分析流行病发展趋势，科学合理制订应对措施。疫情发生后，使用传统方法预测和分析流行病发生发展的时效性和精准性受到明显限制，但是结合全球定位系统，利用健康危险因素监测数据，并融合处方药销售量、关键词点击量或搜索次数、社交网络浏览偏好以及服务咨询电话的数量和内容等非常规数据，形成真正意义上的健康医疗大数据，精准可靠地预测人群流行病成为可能。

　　2008 年谷歌公司开展"谷歌流感趋势 (Google Flu Trends，GFT)"，较好地实现了大规模流行病预测。模型的基本原理是利用大数据技术分析与流感相关检索词的变化情况，即利用搜索引擎分析某一地区人群上网检索流感相关检索词，由于一些词汇在流感流行的高峰期被检索的数量明显升高，通过计算这些词汇被检索的频率，就有可能获得该地区流感流行的趋势。在此基础上，流感预测模型综合其他健康医疗数据，预测出流感样病例的就诊趋势，生成每周流感流行报告。经测试，该模型对 2008 年流感流行情况的预测结果与美国疾控中心官方预测结果高度相似，同时比官方报告早 10~14d。虽然之后的流感流行情况预测结果出现了一定程度偏差，但是随着数据量提升和模型完善，预测结果得到进一步提高并推广到许多地区。

　　有学者基于全球定位系统，利用神经网络等深度学习和大数据技术分析患者的时空轨迹，预测疾病传播源、传播途径和传播范围等关键信息。在疫苗和药物研发方面，对流行病患者电子健康档案以及穿戴设备等监测数据进行大数据分析，筛选出有利于病情好转的因素，为快速研发流行病疫苗和特效药提供参考。

　　2020 年新型冠状病毒流行期间，全球多个团队利用流行病学模型和大数据方法预测疫情流行趋势。美国得克萨斯 A&M 大学和华中科技大学研究团队通过严格的流行病学分析，通过预测模型和蒙特卡洛模拟评估不同的控制策略，认为在医院和检疫站进行全面检疫是最有效的方法。美国马里兰大学提出一个动力学模型用于解释疾病潜伏期病毒的传播动力学，该模型对于当局制订新型致命病毒的早期预防和控制措施非常有帮助。中国科学院沈阳计算技术研究所采用历史资料和 SEIR 传染病模型进行了重要参数假设，并根据时间线，

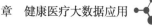

采用动态参数构建 2019-nCoV 感染的拓扑网络。

二、疾病预防管理

(一) 慢性病防治

个体慢性病管理的健康医疗大数据应用主要是对个人慢性病的监测评估和个体化干预。利用可穿戴设备等移动健康管理设备实时获取个体的各项健康指标以及生活方式、生活环境数据,与个体电子健康档案等健康数据进行关联,通过大数据技术汇集整合和分析,动态跟踪个体健康状况和慢性病进展、判断短期风险和长期预后,从而实现慢性病患者个体化最优用药方案推荐,为患者进行及时有效的干预措施提供支持。

群体慢性病管理的大数据应用是对群体慢性病画像、发展趋势预测以及制订管理干预措施。利用聚类分析、分类分析、关联分析等方面,对群体电子健康档案等大数据进行特征提取,描述慢性病的群体特征,指导慢性病防治工作开展。基于电子病历、电子健康档案,应用高维空间向量模型和特征选择模型,确定影响慢性病管理和监护的重要因素,采用线性回归、回归树、神经网络等算法建立慢性病管理评估模型和慢性病监护模型,对慢性病管理工作进行评估,指导慢性病监护。美国北卡罗莱纳州建立了癌症信息综合与监测系统,利用大数据技术,将个人、健康服务商和区域内医疗卫生服务机构等不同利益相关主体的数据整合,促进了本地区人群肿瘤信息的收集、整合和更新,为不同领域研究人员开展肿瘤研究提供全样本的数据支撑。

(二) 地方病防治

公共卫生大数据在地方病预防控制方面的应用得到显著发展,其综合分析与特定疾病相关的行为和环境,能够有效识别传播途径和规律,为有效防治提供依据。例如,针对伊蚊传播的寨卡病毒,分析蚊虫滋生环境和蚊虫生物学信息数据,可以有效防止蚊子叮咬、全方位控制蚊虫滋生,明显降低由寨卡病毒引起的新生儿小头畸形。通过研究地理环境、饮食结构、基因表达等多层次信息,也可有效预防和治疗具有地域特点的慢性病,例如大骨节病等,对该病的防治提供科学有益的指导。

(三) 职业病防治

职业病监测评估和病因分析是健康医疗大数据应用的领域之一。一方面,可以利用职业病网络直报系统、职业健康监护系统内的数据,并结合居民健康信息,客观系统地对发生职业病地区的人口迁徙、气候变化、产业转移以及有毒有害企业审批备案等数据进行分析和拟合,从病因学角度确定劳动者所患疾病与其工作场所之间的潜在关系以及可能的职业危害因素。另一方面,利用全样本的流行病学数据,从群体角度确定某类职业疾病与其职业危害因素之间是否存在因果关系。

三、公共卫生循证决策

公共卫生循证决策是基于现有研究结论,进行有证可依的公共卫生管理决策,主要过程是利用大数据技术从浩如烟海的研究论文与报告中,寻找出真实反映客观世界的公共卫生数据和知识。目前,我国还未建立独立和专业的循证公共卫生决策数据库,主要参与了亚洲循证卫生决策网络的建设。虽然公共卫生循证决策概念已深入人心并在多个方面得到实践,但是循证公共卫生思维并未有效形成。发表在《柳叶刀》上的文章指出,利用大数据将个人数据集加入到公共卫生循证决策中,能发现小样本无法发现的细微差别,为公共卫生政策的制定和实践提供指导,最大限度抹平研究者和政策制定者之间许多认识上的差异。美国华盛顿大学健康测量与评价研究所进行的全球疾病负担研究项目,是利用大数据对世界人群进行全面健康测量与评价的典型案例,数据库来源广泛,可为政府合理分配卫生资源、形成正确公共卫生决策提供有价值的信息。因此,利用大数据技术与方法消除随机化不足或试验中不可行的问题,无疑会使试验性公共卫生循证决策研究更为可行和可靠,这必将加快国内循证公共卫生决策的发展。

第四节 公众健康管理

公众健康管理是对个体或群体的健康进行全面监测、分析、评估,从而提供个性化健康指导和健康危险因素干预的全过程。公众健康管理应用可以分为健康监测与健康促进两方面。

一、健康监测

健康监测是基于移动终端信息的健康管理应用,即通过可穿戴设备等收集个人健康数据,辅助健康管理,提高健康水平。其收集和汇总个体或群体的全生命周期健康数据,不仅包括个体或群体的健康医疗信息,也包括其社会行为以及生存环境等社会自然数据信息,通过分析数据,发现异常情况和危险因素。通过融合物联网、云计算、大数据处理等多种技术构建形成新型的健康监测模式,确保健康信息的完整性、连续性、实时性和预见性。

智能健康监测模式的主要流程包括,利用物联网使用多种形式的生命体征传感器实时跟踪收集个体或群体的健康信息,并通过 5G 等无线网络技术回传信息平台;利用大数据存储技术,将多源异构医疗数据和健康信息有序整合;应用数据挖掘和机器学习等理论和方法对健康医疗数据进行拟合和分析,将历史数据和分析结果通过云服务等方式实时推送到医疗服务机构或公共卫生管理机构作为决策参考,或通过决策系统直接为公众生成个性化的健康干预措施或医疗方案。

智能移动健康管理设备具有灵活多样和可靠性等特点,特别适用于公共健康管理中的信息采集。智能设备上的健康管理类 App 利用大数据分析方法进行健康监测、分析、评估等,如护士可利用手机大量客观数据来支持临床决策,并根据实际情况和需求动态调整医疗服务,最大可能的实现个性化服务。智能穿戴设备主要有智能手表、手环以及智能运动装备等,具有步数测量、心率监控、GPS 定位、数据储存甚至数据分析等功能。这些设备通过蓝牙将数据传输至绑定的智能终端上,统计和分析现有数据,可视化展示在 App 中。部分智能穿戴产品还能加载智能系统,独立分析数据。智能穿戴设备实时收集的数据,也可共享到云服务器上,以实现区域内整体健康状态的监测和预警,不仅能得出即时性的个人健康报告,也能实现群体流行病或健康因素的预测。智能穿戴设备在健康管理中的未来发展可能形成"智能穿戴 + 智能终端(手机或智能穿戴设备本身)+ 云服务器"的新模式。

目前,诸如运动管理、健身管理、营养管理等健康管理的应用屡见不鲜,同时利用智能手表等可穿戴设备监测体重、血压、血糖、血脂、心率等健康指标的移动 App 也层出不穷。基于日常移动端监测和体检分析报告等信息,已经形成健康管理全生命周期"小数据",这些信

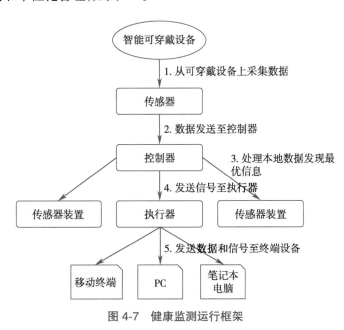

息的深度挖掘与应用新模式将为日常健康监测、运动指导以及糖尿病、高血压等慢性病的日常管理提供支撑。已有文献研究建立云健康监护和预警系统，主要利用智能穿戴设备等物联网技术，结合大数据技术，实时监测人体周围环境参数、生命体征参数、运动状态、视频等信息，并使用云服务器对健康医疗信息进行存储、管理、分析和共享，从而实现对个人或群体健康行为的实时和个性化管理，如图4-7。

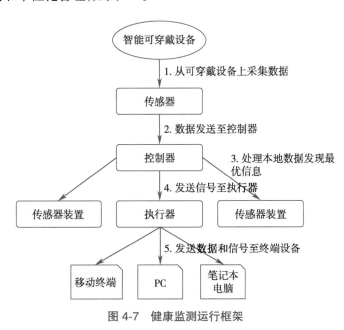

图 4-7　健康监测运行框架

二、健康促进

健康促进是指在健康监测基础上，对不同个体或群体的健康行为进行预防干预，同时为不同个体提供差异化的健康管理服务。健康医疗大数据应用主要是综合研究健康医疗数据，全面完整地描述个人健康状况，并与个人基因序列、完整病史对比研究，将健康危险因素进行关联比对分析，寻找疾病的特异性靶点和治疗方案，追踪疾病的预后和转归，能够获得比临时求诊更准确的信息，从而进行更有效、更个性化的临床干预和健康促进。

（一）健康影响因素识别

健康医疗大数据的应用实现了全方位、立体化分析和识别饮食习惯、运动行为等生活方式以及生活环境等方面的健康影响因素。目前，有大量的健康评估模型、疾病智能预警模型、健康智能干预模型均在运用大数据技术等方法，尽可能识别空间环境中对健康水平有影响的因素以及个体之间健康影响因素的差异性，为后续健康干预、医疗诊治和康复护理提供科学、有效的分析评估。

国内有学者已开展大量的健康影响因素识别研究。其中，有学者对日常生活信息、用药信息、医学影像信息等数据进行抽象化处理和实时监控网络咨询、问诊等健康服务网络行为，以期识别出健康影响因素，并在此基础上，利用大数据分析不同病症的区域分布情况以及流行病的可能暴发情况。另外，也有学者对银屑病健康预警开展研究，由于该病的病因、治疗以及症状均与代谢情况有较强相关性，因此吸烟、运动减少等不良生活习惯等会加重银屑病的病情及其并发症的可能性。通过大数据等方法对其代谢谱和差异血清代谢谱的分析，得出改善饮食结构可以较大程度减缓疾病的症状。

　　国外有大量医疗机构或研究团体通过大数据应用全方位评估潜在人群的健康状态。其中，卡罗来纳医疗体系认为患者消费信息是主要健康影响因素之一，利用大数据预测模型分析和归纳这些数据，得出患者的健康评分并以此为依据制订医疗方案，有效减少医疗费用。美国心血管专家 Eric J. Topol 指出，利用移动终端设备监测生命体征、心肺功能、生化指标以及外部环境等健康影响因素，可以在一定程度上降低痴呆症、哮喘、抑郁症、糖尿病等 10 类疾病的突发概率和医疗成本。

(二) 健康干预

　　健康医疗大数据应用在健康干预方面已经开展多年。在健康影响因素识别的基础上，通过海量数据的整合和分析挖掘，深入挖掘全生命周期健康数据链，实现健康行为干预措施和差异化的诊疗方案。在国内，大数据应用多集中在慢性病患者的健康干预方面。基于大数据构建慢性病管理平台，对比分析区域内慢性病的历史数据，动态监测慢性病管理和空的各项指标，通过可视化的图形展示慢性病分布情况、干预成效和医疗负担以及未来趋势，横向评估不同慢性病管理方案有效性和成本效益，为卫生健康管理部门合理配置医疗资源提供依据。浙江省杭州市在高血压防治方面开发早期预警和管理平台，基于云计算和大数据挖掘技术，包括收集数据和建立档案、评估风险与划分重点人群、开展健康指导及评价干预效果 4 个部分。此外，也有机构积极研究开发健康云平台，主要通过采集心电图、脉搏波、血压值等原始生理信号数据，并汇总到健康云平台；再利用数学形态学方法对生理信息进行复杂的信息学处理，最终以确定好的阈值为依据来筛选慢性病的监测结果。美国已运用大数据技术建立患者健康数据档案并实施监测，形成出以家庭为核心的慢性病干预管理模式。健康干预整体流程如下图 4-8。

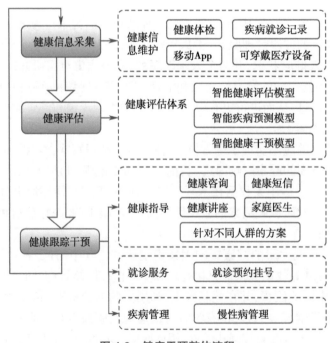

图 4-8　健康干预整体流程

第五节　医药研发与创新

健康医疗大数据在医药研发和创新中得到广泛应用,本节主要介绍药物研发、新技术的应用和融合发展的新业态等方面的内容。医药研发企业和科研机构面对快速变化的环境,亟须借力健康医疗大数据的应用,满足药物研发和临床科研创新的需求;各类相关创新企业需要通过健康医疗大数据新技术的应用,提高创新效率、转变服务模式、发展新业态。

一、药物研发

药物研发过程中,健康医疗大数据的应用将多种数据类型(如表观基因组特征、化学结构、蛋白质结构)与电子病历、居民健康档案、临床试验注册和临床毒性数据库等非结构化数据相融合,深入挖掘疾病的基因组学、蛋白组学和代谢组学等高通量组学与药物之间的相关关系以及电子病历用药记录和患者表型的关系,提出全新的"药物 - 疾病"对应关系,从而为后续实验指明有希望的验证方案。

（一）创新药研发

"基于大数据的药物研发"将药物分子信息与疾病调控网络、基因组、蛋白质组、代谢组等各类数据信息进行综合利用,是未来药物设计方向之一。目前,大数据已经在治疗靶点发现、网络药理学研究等方面发挥着重要作用。

在靶点发现方面,已经有新的方法可以通过蛋白质编码区域内部或附近的基因组 DNA 结构改变以及转录组谱的分析,进行基于大数据的无偏靶点探索。还可以测量和分析全基因组 DNA 甲基化、组蛋白修饰、剪接变体等结构改变。这些技术发展产生了不断增长的生物医学研究和药物开发的大数据库,使无假设、无偏差的靶点发现成为可能。

在网络药理学方面,利用大数据技术和相关算法对疾病所涉及的分子以及之间的交互关系所形成的网络拓扑关系进行解析,可以有效突破传统单一靶点的药物研发过程的瓶颈问题。网络药理学研究重点是建立完整可靠的蛋白质、疾病和药物网络数据库,并探索开展大数据分析应用和算法,有效提高药物与疾病的网络拓扑关系解析能力;分子对接技术则是基于靶点分子的空间结果,利用计算机技术模拟多种特定结构化合物与体内蛋白质结合过程,筛选出匹配最佳的小分子化合物,这是一种常用的计算机辅助方法。

（二）药物重定位

药物重定位是指利用相关技术重新筛选和发现已有药物的新适应证,探索其未知药理作用的过程,一直以来都是药物开发的一个重要补充方式。通过对已有药物大量前期研发数据,如药物靶点发现、化合物筛选、安全性测试等方面的数据进行深入挖掘,进一步发展和扩大成功药物的适应证范围,相比于从零开始的新药研发节省大量成本,如图4-9。目前,基于健康医疗大数据的药物重定位的创新方法主要有以下几种。

1. 基因组表达联系图方法　是目前最为完备的转录组研发体系之一,通过分析转录组中在特定实验条件下表达的基因数据(包含不同药物处理人类肿瘤细胞系所得到的基因组表达变化信息),评估因疾病而破坏的完整网络体系,从而得到药物可能的新作用通路。

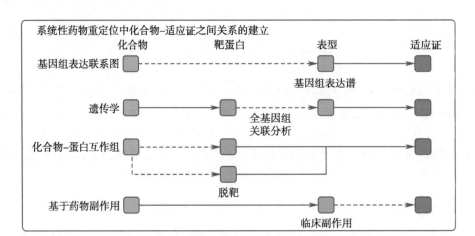

图 4-9　健康医疗大数据在药物重定位中的作用环节

2. 遗传学关联分析方法　主要应用于发掘致病基因方法,利用大数据方法挖掘某个疾病与药物靶向蛋白在遗传学上的相关关系,该药物大概率会影响此疾病的发生和进展。此外,新一代测序技术应用,明显降低了基因组外显子的测序成本,进一步提高了遗传学关联分析法发现潜在药物靶点的效率。比较成功的大数据应用是对全基因组关联进行分析,从而实现药物重定位。

3. 基于化合物-蛋白互作组方法　随着大数据和计算化学技术的发展以及逐渐积累的药靶蛋白数据库增加,通过计算和挖掘方法取代传统的高通量筛选方法,低成本和高效率的发现未知的化合物-蛋白质关系。在药物重定位中,化合物和蛋白质数据可以是制药公司药物研发过程的分子数据,也可以是曾经在各国药物管理局审批过的药物化合物。

（三）药物不良反应监测

通过对临床试验数据和患者记录进行大数据分析,归纳出患者服用药品后的不适症状及服用药物后可能产生的副作用,分析收集不良反应报告,可以及时有效地对药物不良反应进行监测、评价和预防,确保上市药品的安全。国内有学者利用国家药品不良反应监测系统中的大数据对奥卡西平的药物不良反应型号进行了数据挖掘,发现儿童患者使用该药物会对皮肤产生较为严重的不良反应。也有研究基于电子健康档案进行大数据分析,基于医院信息系统和电子健康档案病历系统,开发了药物警戒平台进行主动的药物不良反应监测,实现药物不良反应的筛选、评估和上报。

二、新技术的应用

生物信息技术、新一代信息技术、先进制造技术与健康医疗服务正在不断融合创新,催生出以健康医疗大数据为基础驱动力的新技术应用。

（一）基因技术应用

从基因组学全面系统地研究生物大分子之间的相互作用,从整体视角分析和阐释疾病的发生机制,研究疾病诊断和治疗的新方法。基于互联网平台和生命科学,综合运用基因检测技术并结合云计算、大数据等技术,有效提升基因序列分析速度,创建了简便、高效的服务新模式。主要包括基因数据分析、蛋白质组学数据分析、药物基因组学数据分析等技术应用。我国的华大等公司通过对各种健康医疗信息、环境数据和可穿戴设备数据进行整合,开展基因组相关研究,对疾病风险进行管理。

1. 基因组数据分析　目前,国际已在基因高通量数据生成和系统化数据分析领域形成初步的通用规则。新一代测序技术的广泛应用,配合高通量数据分析方法,使基因组数据分析变得更加高效和细致。华盛顿大学的基因组系列和华大基因的 SOAP 系列已成为数据分析流程的标准之一,这些规范流程的诞生又进一步推动基因组、转录组和部分表观基因组等数据的分析以及深入研究工作。伴随快速积累的高通量测序数据,亟须对分析流程进行整合、对系统与硬件进行优化、对分析平台进行可视化和交互性展示。

2. 蛋白质组学数据分析　蛋白质组学在大数据技术助力下,逐渐向着更加深入和更加全方位对象研究的方向发展。对于蛋白质组学来说,随着质谱分析技术日趋稳定,蛋白组定量数据已经实现大规模积累。蛋白质组学数据分析成了尤为重要的事情,需要利用大数据存储技术和分析技术融合分析不同层面组学数据之间的关系,例如翻译后修饰等重要调控过程解析要求、表观型调控解析要求等。

3. 药物基因组学数据分析　传统药物基因组学因样本数量限制,研究功效大幅下降,研发周期明显拉长,而通过快速整合大量数据,为药物基因组学研究提供了福音。健康医疗大数据在药物基因组学领域中的应用主要体现在三方面:一是需要建立药物基因组数据库来存储和整合大量实验研究中的基因分型数据,从而利于在数据库基础上分析和研究原有研究成果,寻找新的突破点。二是整合已有的电子健康档案、电子病历与基因分型数据,为药物基因组数据大规模分析奠定基础。三是需要对现有药物基因组学的研究成果进行收集整理,取代传统的仅以存储数据为目的的数据库,创建新型基因组学知识库,加速实验室结果向临床实践的转化。

目前,药物基因组学数据库相继建立,如中国台湾地区的中药基因疾病信息数据库、韩国国立卫生研究院基因组中心的药物 - 基因多态性数据库、日本药物基因组学数据科学联盟的药物基因组学数据库等。很多科研机构也在药物基因组学大数据库与电子健康档案的结合方面进行探索,其将电子健康档案与生物医学数据库相连接,以实现患者临床用药、用药后不良反应等临床信息和患者基因分型信息的结合,为开展高质量的药物基因组学研究提供新途径。

(二)智能技术设备应用

健康医疗大数据的应用推动了生物传感器、医用机器人、物联网、健康服务 App、人工智能等智能技术设备向健康医疗领域的渗透,推动健康医疗服务向以数据驱动的数字化、智能化、网络化的方向转变。

1. 可穿戴智能设备　随着智能电子设备、信息技术的快速发展以及软硬件的有机结合,个性化电子健康需求催生了一个巨大的可穿戴智能设备市场。如谷歌、苹果等大型跨国公司已在智能手表的系统生态进行布局,拉开了全球范围内的大规模竞争。苹果公司的 iwatch 手表不仅硬件设施配套,更有健康平台与其呼应,iwatch 内置的高精尖传感器可以精确测量人体的心跳、卡路里、运动时间、睡眠质量等,配套的 Health Fit 更是提供全套健康保障 App。Cardio Net 作为一家开启可穿戴设备的医疗服务公司已经上市,其功能是记录患者 30d 的心电图数据并对数据进行分析最后传输给用户。Epocrates 作为一家向用户推荐药品的上市公司已经成功覆盖了美国 40% 的医生。国内小米的智能手环已经单日销量突 20 余万枚,通过小米手环用户可以随时查看自己的运动量,监测睡眠质量。

2. 医用机器人　医用机器人是集大数据、人工智能、物联网等多项前沿技术于一身,已广泛应用于心外科、妇科等多个领域,具有手术操作灵活精准、视野开阔、伤口愈合快等特点。医用机器人在临床实践中主要分为两类:一类是辅助手术的机器人。最为著名的是达芬奇医用机器人,手术医生可远程遥控机械手臂,完成不同维度的高难度手术并准确记录手术过程。一类是辅助运动型机器人,主要用于康复训练和辅助临床诊疗活动。如由俄罗斯公司研发生产的"智能外骨骼",可帮助下半身瘫痪的患者完成一些简单的如行走、站立等基本动作和一些特殊的康复训练。随着健康医疗大数据的积累和应用,医用机器人的精度和效率将得到进一步提升,有效改变传统手术的方式和方法,提高了手术的成功率,具有非常高的临床实用价值。

3. 医疗物联网　医疗物联网是智慧医疗的重要基础,主要是以物联网为核心技术基础,实现医疗健康服务效率提升和模式的转变。有学者探索利用物联网技术实现移动医疗、智慧医疗服务系统的整体框架和发展方式。也有研究指出医疗物联网能够高效提升医疗机构信息化水平和医疗服务整体性和连续性,从而提高部门运行效率和医疗服务质量。

4. 健康服务 App　健康服务 App 是指可以帮助用户记录分析健康数据、在线问询评测、指导健康锻炼饮食、引领健康生活方式等性能的智能手机或可穿戴设备。健康服务 App 主要包括健康管理移动应用、医疗咨询移动应用、医疗健康服务移动应用等方面。国内健康服务 App 已有大量探索,如平安好医生、微医、春雨医生、杏树林等。平安好医生集"家庭医生、名医问诊、健康社区、健康评测、健康习惯、健康档案"六大特色服务于一体,利用移动互联网和大数据技术进行医患实时沟通,包括预防保健、导医初诊、预约挂号等诊前服务。美国卫生信息协调办公室通过 Direct 开源项目制定了一系列规范、标准和协议,医院严格按照标准在对数据加密后共享给健康服务的应用,从而实现以个人为健康照护中心,衍生出大量健康服务应用;Aptible(美国)主要帮助移动医疗公司处理数据隐私问题,移动医疗的开发者利用该公司的工具能够迅速搭建保护敏感数据的框架,在此基础上开发相关应用。

5. 医学人工智能　医学人工智能是指利用机器学习、深度学习等一系列算法分析复杂多变的医疗健康数据,模拟医疗健康服务的决策和思维过程,从而提高服务质量和效率。也可解读为在医疗场景下,运用高质量的健康医疗大数据作为训练集,提高算法拟合精准性的过程。目前,人工智能已在医疗领域开展了多种尝试,应用比较成熟的场景主要包括医学影像识别、辅助医疗决策、生物技术、药物研发、医院运营管理、疾病风险管理等方面。医学人工智能涉及的技术主要包括计算机视觉、机器学习和自然语言处理等。

三、新业态与新模式

大数据应用具有着实时性、效率性和边际成本基本为零等特点,其将重新定义市场分工和变革社会组织,推动产业创新,催生经济新业态和发展新模式,引发健康医疗领域组织结构扁平化和经济结构社会化的突变。根据健康医疗领域之间跨界融合以及大数据产业链内部分工整合的特点,可以把健康医疗大数据应用从新业态、新模式融合发展的角度分为产业融合和大数据整合。

(一) 产业融合

产业融合新业态是指在健康医疗大数据的促进下,健康医疗领域不同环节与外界经济环境以多种方式跨界融合,其中包括不同产业之间的融合以及线上线下融合而形成的新服务业态模式,如智能健康管理服务平台、医药电子商务等。

1. 二、三产业的融合　此融合新业态是利用大数据的强大分析能力,将原本独立发展的制造业的"硬件"优势与健康医疗服务"软件"优势实现强强联合,从而形成新型服务模式。比较典型的应用,如在智能监测硬件基础上联合软件应用和数据监控,形成健康管理的跨界融合产物,即智能健康管理服务平台。诸多互联网巨头公司均在积极布局此类新业态,如苹果公司依托其智能终端的大规模普及优势,重点打造内容分发渠道,构建形成数字内容服务的生态系统。百生康的云健康探索,建立由智能终端采集系统、云健康服务器和远程健康管理云端应用的整体业态模式。中国台湾地区针对高压力人群的亚健康问题,开发出A+care健康照护平台,探索远程健康照护的新模式,融医疗健康体检、健康秘书创新服务、健康管理三位一体。

2. 线上线下的融合　通过运用大数据、人工智能等先进技术手段并运用心理学知识,对医疗服务和药品生产、流通与销售过程进行升级改造,进而重塑业态结构与生态圈,并对线上服务、线下体验以及现代物流进行深度融合的健康服务新模式。医药电子商务、互联网医院逐渐变成了潜在市场规模巨大和未出现寡头垄断的蓝海产业,实现健康服务线上线下融合的新模式和新业态。目前,医药电子商务已广泛开展,药品零售商可以从相关App出售其药品,用户可以快捷获取其周边药店位置以及是否提供相关诊疗服务等综合信息,再通过App管理会员卡积分、优惠券,扫描二维码对药品信息查询、下单等。

(二) 大数据整合

基于健康医疗大数据的产业链分工特点,从传统医疗服务、医疗保障等方面分化和衍生出新模式和新业态,主要包括医疗众包、就医需求管理和健康照护等新形式。

1. 医疗众包　医疗众包是基于大数据技术和互联网平台,组织或个人将医疗相关问题发布到医疗众包平台,利用群体知识、经验解决众包的医疗问题,同时给予问题解决者一定奖励。国外已发展出多个成熟的医疗众包平台,例如CrowdMed等网站。主要商业模式是通过大数据算法有效分配大众智慧诊断过程中贡献程度,即按照其疾病诊断过程工作量和准确度分配患者愿意提供奖金额度。医疗众包平台的主要参与是患者、医生、护士等,其中患者在平台上描述自己的疾病症状并支付自己愿意承担的医疗费用,而平台的其他参与者提供自己的诊断建议或者评判其他人的诊断建议,然后由平台利用大数据算法拟合出疾病的最优诊断和奖励分配方案,将诊断结果推送给发布病情的患者和将奖励合理分配给参与者。

2. 就医需求管理　就医需求管理是根据诊疗过程的需求和特点而实现产业链的分工。基于互联网的就医需求管理在我国健康管理领域发展十分活跃,如好大夫在线已经覆盖全国31个省区市的4 000多家重点医院,包含数万名医生及其专业方向和数万个医院科室信息,可以有效满足就医前健康需求。澳大利亚新堡工业保险基金(NIB)是一家私立健康保险公司,整合了全国主要的医生信息,并向消费者公布,根据收费高低、看病人数对同领域医生进行排名,开放平台让患者对医生的评级做出选择,并可写下详细看法,从而打破医疗供给方和需求方之间的信息鸿沟。

3. 健康照护　健康照护是根据不同人群的健康需求而形成的具体医疗服务分工。从发展趋势看,健康医疗服务逐渐从原有诊断治疗的事后处置转变为健康预防干预的事前工作,健康照护也出现了类似转变,其服务领域也从原来的医疗机构发展到居家生活圈或工作场所。健康照护主要根据特殊人群的需求,提供有针对性的整合式医疗健康服务。未来将强调服务科技化,运用信息通信技术技术发展服务系统,推动新型服务与运营模式,加速企业和社区导入健康照护服务,并整合新型服务生态系统,扩大健康照护产业规模。

（胡红濮　陈庆锟）

第五章
健康医疗大数据的治理

健康医疗大数据是国家的重要基础战略资源,在健康医疗行业的融合应用必将带来服务模式的深刻变革,为健康中国战略实施和医药卫生体制改革提供更有力支撑。发挥健康医疗大数据作用,实现其社会最大价值,既需要宏观的组织设计,又更需要加强数据资源、技术、应用等方面的治理。

《"健康中国 2030"规划纲要》提出,要加强健康医疗大数据应用体系建设,建立跨部门跨领域密切配合、统一归口的健康医疗数据共享机制,加强健康医疗大数据相关法规和标准体系建设,注重内容安全、数据安全、技术安全和患者隐私保护。健康医疗大数据治理需要将政府、健康医疗机构、社会企业组织、个人等利益相关方全部纳入,通过法律、政策、规范等多种措施,明确各类主体的角色定位、职责等,协调各方利益关系。健康医疗大数据来源广泛、多源异构,健康医疗服务碎片化、不连续等原因造成数据权属不清、数据质量不高、开放共享不足、隐私保护欠缺等问题,加之技术创新和高水平应用等方面的能力不足、支持与管理体制机制不完善,对健康医疗大数据的治理提出更高要求。

推进健康医疗大数据治理,首先要有正确的数据治理理念,要以提升数据资源价值为导向,多层次、多方位、协调推进数据治理能力的提高。作为治理主体的不同利益相关方,都需要积极参与构建良好的大数据治理环境。同时,根据时期阶段和技术条件的不同,不断优化数据治理的主题和重点,其目标始终是提升数据资源价值,赋能健康医疗事业的改革发展,保障人民健康。

本章主要介绍了数据治理的概念与内涵,健康医疗大数据的治理体系,健康医疗大数据治理的国际经验,我国健康医疗大数据治理的政策,健康医疗大数据治理面临的问题和挑战等内容。

第一节 数据治理的概念与内涵

大数据治理已成为近年来国内外研究和探索的热点,主要涉及国家层面的数据开放与共享、保障数据安全和公民隐私,针对组织机构内部的数据质量控制、机构间的数据互操作标准等。从"提升数据资源价值"的目标观察,大数据治理的概念内涵还不够明晰,仍多局限于数据保管方内部的数据质量控制等层面,对涉及国家社会层面的治理环境和治理手段研究不够。健康医疗大数据的社会价值意义重大,影响健康医疗大数据资源、技术、应用的因素,不仅取决于数据质量,更有利益分配、权利义务、伦理价值等方面的问题。讨论健康医疗大数据的治理,必须要明确其概念内涵,进而提出治理体系框架。

一、相关概念

"治理"一词来源于西方,常见于"国家治理""社会治理"等,其内涵在于制度安排与利益协调。"数据治理"的概念最早出现于"数据管理"中,尤其是企业级数据管理,前者是后者的子集。随着社会发展和技术进步,数据显然超出了单个企业和机构的范畴,在更大规模的组织、区域中流通,"数据治理"的内涵不断发生着新的变化。

(一) 治理

治理(governance)一词,来源于拉丁文"gubernare",有控制、引导和操纵的意涵。现代"治理"的概念,是由 20 世纪末西方学者提出,赋予"治理"以新的含义。詹姆斯·N·罗西瑙认为,治理是通行于规则空隙之间的那些制度安排,当两个或更多规制出现重叠、冲突时或者在相互竞争的利益之间需要协调时发挥作用的原则;格里·斯托克主张政府放权和向社会授权,实现多主体、多中心治理等政治和治理多元化,强调弱化政治权力。中国学者俞可平认为,治理不是一套规则条例,也不是一种活动,而是一个过程,以调和为主,涉及公私部门,并非正式制度,有赖持续的相互作用。中国改革实践和发展语境下的"治理",不是单纯地强调政府放权或弱化政治权力,而是凸显党和政府的核心地位以及确保在此种地位下引导国家、政府、社会三者之间协调有效运行。

(二) 数字治理与数据治理

20 世纪 90 年代以来,随着计算机和互联网的普及应用,带动了"电子政府""网上政府"等概念的流行,主要是基于对政府管理"数字化"运行状态的解释。随着数字信息技术在政府运行中更大范围的渗透,为推动分权化、民主参与提供了可能和技术支持,进而加速政府管理开始向"以公民为中心"转变,受治理理论影响,"数字治理"的概念被适时提出。可以认为,"数字治理"是传统电子政务概念从技术层面到治理层面的升级,是对现实治理实践活动的真实反映,以数字要素和治理要素相结合,既实现了对政府组织的内部赋能,又实现了对外部的公众赋权。"数字治理"终究是通过数字本身对社会问题的量化解析,是传统思维方式之下研究问题的一种更为精准的工具;而数据是包含数字的,"数据治理"跳出了数字工具观念,使从对"数"的工具化追求变为强调数据所带来的思维方式的变革。因而可以认为,数字更多是认识工具,反映在认识过程中,从属于认识的需要;数据则会引导实践的发展,是从属于建构需要的。

(三) 数据治理与数据管理

"数据管理"的概念早于"数据治理"出现,国际数据管理协会(Data Management Association,DAMA)提出,"数据管理"是把业务和信息技术融合起来所必需的一整套技术、方法及相应的管理和治理过程。此时,"数据治理"是作为"数据管理"的一个核心职能出现,解决如何对数据资产管理行使权力和控制的问题。云计算等技术出现后,大数据展现出的价值和增长速度超出了传统"数据管理"的解释范畴,对海量数据的管理并非一机构内部的计划、组织、领导和控制所能完成;相应地,传统的管理模式变得不能满足需要,"数据治理"的概念开始被更广泛使用和提及,并赋予新的内涵。

二、数据治理的内涵

关于数据治理,国内外相关研究较为丰富。西方发达国家信息化较早,数据持有主体多为企业,因此国外研究多以企业为研究对象。我国信息化建设相对较晚,引入数据治理概念时,大数据思维已经开始逐渐被接受和传播。尽管国内外对数据治理的理解角度有一定差异,但都侧重过程的协调与管理,实现数据价值。

数据治理因其在组织内部和外部管理数据上的重要性和优势,而受到越来越多的关注,国外学者多以企业、政府等为对象,开展诸多关于数据治理的研究,数据治理的定义也较为丰富。如 CHEONG L 等认为,数据治理是企业管理数据的数量、一致性、易用性、安全性和可用性的过程;SONIA P 认为,数据治理是一个决策、职责和流程有机组合的系统,该系统确保对重要的数据资产和信息进行正规统一的管理。一些国际组织,如国际标准化组织(International Organization for Standardization, ISO)、国际数据治理研究所(The Data Governance Institute, DGI)等认为,数据治理是指建立在数据存储、访问、验证、保护和使用之上的一系列程序、标准、角色和指标,以期通过持续的评估、指导和监督,确保高效的数据利用,实现企业价值(图 5-1)。

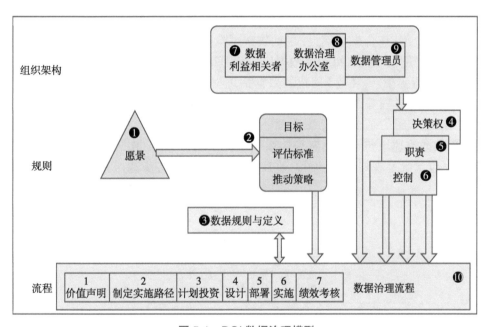

图 5-1　DGI 数据治理模型

国内学界对"数据治理"的研究多是从国家治理、大数据治理开始探索。2015 年,中国在巴西圣保罗 SC40/WG1(IT 治理工作组)第三次会议上提交《数据治理白皮书》国际标准研究报告,获得工作组专家的一致认可。认为数据是资产,通过服务产生价值,数据治理是在数据产生价值的过程中,治理团队对其进行评价、指导、控制,是数据治理的最基本概念;提出了数据治理模型和框架,模型由三个框架组成:原则框架、范围框架、实施和评估框架(图 5-2)。

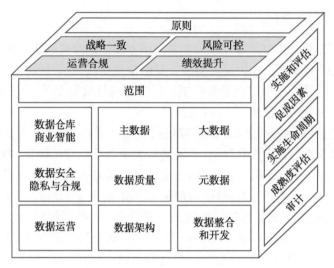

图 5-2　中国《数据治理白皮书》构建的数据治理模型

2018 年,中国国家标准化委员会发布《数据治理规范》国家标准(GB/T 34960.5–2018),数据治理的总体目标为运营合规、风险可控、价值实现。运营合规是基础目标,应保证数据及其应用的合规;在合规基础上,建立数据风险管控机制,确保数据及其应用满足风险偏好和风险容忍度;以合规、可控的数据应用为基础,构建数据价值实现体系,促进数据资产化和数据价值实现。《规范》构建的数据治理框架包括顶层设计、数据治理环境、数据治理域、数据治理过程等四大部分。①顶层设计包括相关的战略规划、组织构建和架构设计,是数据治理实施的基础;②数据治理环境包含内外部环境、促成因素,是数据治理实施的保障;③数据治理域包含数据管理体系和数据价值体系,是数据治理实施的对象;④数据治理过程包含统筹规划、构建运行、监控评价、改进优化等步骤,是数据治理实施的方法(图 5-3)。

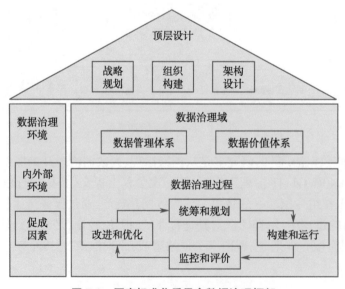

图 5-3　国家标准化委员会数据治理框架

综上所述,国外数据治理侧重于企业数据治理,国内则侧重从国家治理和大数据视角出发。"数据治理"又包含双重内涵,一是"依数据的治理";二是"对数据的治理"。"依数据的治理"从属于治理理念层面,通过数据资产的运营和治理,实现企业价值增长;从更宏观角度看,海量大数据资源汇聚而成的社会资源将会推动治理主体,以一种新的观念和视角去重新审视社会治理。"对数据的治理"则不同,治理对象即数据,包括了政府数据、企业数据等;因此衍生出"政府数据的治理"和"企业数据的治理"概念。政府数据治理不仅是政府机构内部数据的治理,更是政府为履行社会公共事务治理职能,对自身、市场和社会中的数据资源和数据行为的治理;企业数据治理则强调对企业数据进行静态和动态管理,立足于"数据"谈治理,属于治理技术层面。

第二节 健康医疗大数据的治理体系

根据数据治理的内涵,健康医疗大数据治理通常包括两层含义:一是对健康医疗数据资源本身的治理,包括数据质量、数据安全等;二是对健康医疗数据资源使用过程的治理,包括权益分配、流通秩序等。健康医疗大数据治理侧重不同主体、不同利益的博弈过程,涉及手段、方法和关键问题等,最终目的是提升数据资源价值,提高人民健康水平。构建一个目标明确的健康医疗大数据治理框架,将健康医疗大数据的各类主体和利益相关者尽可能纳入,关注环境变量,动态调整治理涉及的关键问题和内容,是理解、分析健康医疗大数据治理的有效思维方式。

一、治理体系框架

(一) 健康医疗大数据治理的基本要素

大数据治理并非一项静态的机制安排,而是一项复杂、长期的系统活动。推进健康医疗大数据治理,首先要明确治理的基本要素,包括治理主体、治理对象、治理内容、治理方法等(图5-4)。

1. 治理主体 是指健康医疗活动的参与者和健康医疗数据的利益相关方,包括政府、健康医疗机构、企业、研究机构、个人等。

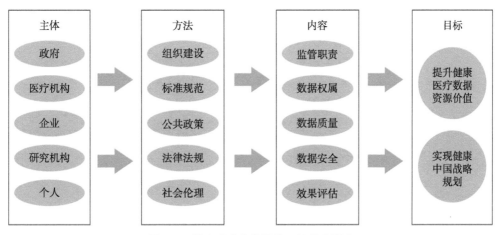

图 5-4 健康医疗大数据治理的基本要素

2. 治理对象   包含两部分,一是所有与健康和生命有关的海量健康医疗数据资源,如生理、行为、分子、临床、环境暴露、医学影像、疾病管理、药物处方、营养或运动等多方面数据集合;二是治理主体的权利义务关系。

3. 治理内容   宏观上包括对治理主体的角色安排与权责划分,如数据资产的所有权、使用权和收益权的划分,个体对健康数据的权利主张以及政府监管职责等;微观上是治理主体对数据利用过程的评估、指导和监督,包括数据质量、数据安全、利用效果等。

4. 治理方法   包括设立组织机构建设、制定标准规范、出台公共政策和法律法规、引导社会伦理观念等多种手段。

治理基本要素围绕数据治理的目的进行互动,实现健康医疗数据资源安全、有序流动,进而被更高效的应用分析挖掘。本章参考国家标准化委员会数据治理框架等数据治理模型,构建了包含治理组织、治理环境和治理域等三方面内容的健康医疗大数据治理框架。

(二) 健康医疗大数据治理的体系框架

1. 治理组织   是将包括政府、医疗机构、企业、研究机构、个人等在内的治理主体进行组织建设,明确各个组织的角色职责、目标和权利。各个治理组织既要面向内部进行数据管理工作,同时还需要面向外部进行交流、博弈,争取数据价值的最大化。

2. 治理环境   包括内外部约束、促进因素等环境变量。从宏观上来说,治理环境既有法律法规、行政命令等强约束型政策,又有战略规划、指导意见等促进型政策,同时社会对于健康医疗大数据技术应用的观念态度以及隐私安全等伦理规范,亦是重要的宏观影响因素。

3. 治理域   即数据治理需要解决的关键主题和治理内容,健康医疗大数据治理域包含了两组线条:一是数据管理体系,着重解决数据质量、数据安全和数据标准的微观问题,侧重于数据资源本身;二是数据价值体系,面向数据权属、数据流通和数据价值实现,主要是社会中个利益相关方的沟通、协调和利益分配。

健康医疗大数据治理框架(图 5-5)既不是静态的,又不是割裂的,而是在提升健康医疗数据资源价值、实现健康中国战略规划的治理目标下,由各个利益相关方形成治理组织,不断改善治理环境,解决小到数据管理细节、大到数据价值实现的过程。

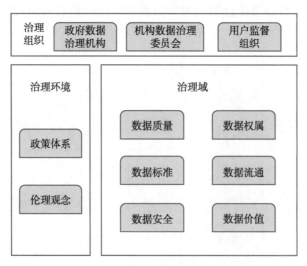

图 5-5   健康医疗大数据治理体系框架

二、治理组织

(一) 政府数据治理机构

健康医疗大叔数据治理工作是一项系统性工程,政府直接掌握或通过行政命令等手段间接掌控大量的健康数据资源,要想最大程度发挥健康医疗大数据治理的优势,政府必须要围绕治理目标定位进行顶层设计,形成权责明确的组织架构和管理体制。健康医疗大数据治理牵扯到许多部门,单靠某个部门的推动,大概率会导致各自为政和难以协调的局面。

为理顺管理体制,中央政府可以成立高层领导的大数据治理委员会(健康医疗领域可以设立分会,或直接设置健康医疗大数据治理委员会),负责制订战略规划、能力建设,形成跨部门协调机制,消除既得利益对数据流通环节和应用的阻碍;同时也可以成立政府部门的首席数据官和数据监管机关,专门负责本部门的数据治理以及跨部门的数据共享事宜,促进大数据与政务业务的深度融合。地方政府数据治理机构在辖区内承担类似职责。

(二) 机构数据治理委员会

健康医疗数据的产生、存储、利用的主体还是各类机构,包括医疗服务机构、公共卫生机构、研究机构和企业等。机构的数据治理一定要超越传统的数据管理,不能唯技术论和唯工具论,因为数据治理的所有工作都需要人的执行、落实和推动,所以组织体系建设应该放在第一位。以医院为例,应由医院领导,最好是一把手来牵头组织数据治理委员会,并纳入所有的数据利益相关部门主任成为委员,委员会要负责机构内数据治理目标和定位的制订,同时形成具有共识的管理章程;业务部门和信息管理部门在统一的数据治理目标下完成各类数据管理规范的制定并严格执行,将数据质量、数据安全、数据资产管理、数据流通等日常工作纳入到监督考核中(图 5-6)。只通过良好的数据治理组织,机构内部的数据资源才能有序流转使用,发挥价值;对外合作时才能充分考虑到伦理、安全等因素,合法合规进行健康医疗大数据挖掘和应用。

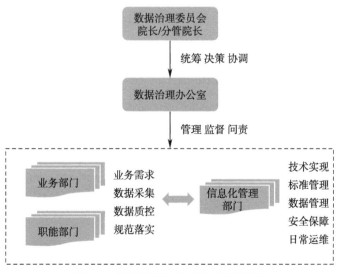

图 5-6　医院数据治理委员会组织架构

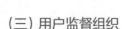

(三) 用户监督组织

在交通、电力、工业等领域中,大数据资源的权属较为明晰、流通有序,所以数据的使用者和控制者地位相当,各自的利益可以通过市场交易来达到满足。但在健康医疗领域,医疗服务、医学研究的专业性,使个人在健康医疗数据的掌控上往往不具有强势的话语权,而且健康医疗数据的高度敏感性又让普通人处于严重的隐私泄露威胁之下。这种"高风险、低收益"的局面并非普通人在健康医疗大数据治理中的价值实现目标,持续下去甚至会严重降低普通人对大数据技术应用的信任和参与度,不利于健康中国战略的实施。在健康医疗大数据的治理组织中,应该有普通人或用户的利益代表组织,推动个人健康信息保护立法,对健康数据控制者进行监督和制衡,争取个人健康数据价值实现并获得应有的利益。

三、治理环境

(一) 政策体系

政策体系是为实现政策目标所能采用的各种手段集合,最重要的载体便是各类政策工具。从政策的形式和效力来划分,影响健康医疗大数据的政策工具类型可以分为国家战略、法律法规、部门规章和规范性文件。根据 ROTHWELL 和 ZEGVELD 的理论,可以将健康医疗大数据政策体系所涉及的基本政策工具分为供给、环境和需求三种类型(表 5-1)。

表 5-1 健康医疗大数据政策工具

工具维度	工具分型	含义
需求型	鼓励应用	鼓励各级政府、医疗卫生机构、企业开展健康医疗大数据应用
	促进研究	促进各类研究机构、高校、企业等开展健康医疗大数据基础性研究和应用型研究
	采购合作	各级政府、医疗卫生机构对外采购或通过合作、外包等方式开展健康医疗大数据应用和服务
	试点项目	开展健康医疗大数据产业或重点应用试点项目
供给型	人才培养	从学校教育、继续教育、培训等方面培养健康医疗大数据研究和应用人才
	资金投入	政府通过预算、专项资金、融资等方式投入健康医疗大数据发展建设
	组织机构建设	成立相关组织机构,专门负责推动健康大数据应用发展
	基础设施建设	政府主导的有关健康医疗大数据的硬件和网络建设
	信息系统应用建设	政府主导的有关健康医疗大数据的系统和应用建设
环境型	目标规划	对健康医疗大数据应用发展进行总体规划
	法律法规	对健康医疗大数据的应用发展制定相关法律法规,提供法律保障或设置约束
	安全监管	对健康医疗大数据的信息安全、功能特性、服务质量等进行监督管理
	政策宣传	向各级机构和社会开展广泛宣传健康医疗大数据

1. 需求型政策工具　是政府以采购、管制等形式稳定或拓展市场,规避市场本身的不确定性,从而促进健康医疗大数据产业的发展。比如,政策文件中提到的"鼓励应用""促进研究""采购合作"和"试点项目"。

2. 供给型政策工具　是指政府为了支持健康医疗大数据的发展,给予人才、技术、资金、场地等多方面的扶持,从而改善健康医疗大数据要素的供给,包括人才支持、资金投入、组织机构建设、基础设施建设和具体的信息系统项目建设等。

3. 环境型政策工具　是指政府为保障健康医疗大数据的发展提供有利的政策环境,包括目标规划、法律约束、安全监管和政策宣传等。

政府是改善健康医疗大数据治理环境的第一责任人,重点工作应聚焦于对健康医疗大数据应用发展的支持和引导。构建支持政策体系要合理使用政策工具:需求型工具能够向市场释放信号,调动社会对健康医疗大数据的投入热情,但是不能一味"鼓励应用"而没有实际措施,政府还应该介入到健康医疗大数据的要素供给中,给予各类支持,合理使用供给类政策工具;而想要实现可持续发展,必须利用好环境型工具,有长期的战略计划,对大数据创新应用明确约束条件和监管底线,营造良好的社会舆论环境。

（二）伦理观念

大数据技术发展带来的不仅仅是技术变革,更是一种现象,大数据背后的"全面数据化"直接催生了新的观念和意识形态——"数据和算法至上"形成推崇数据流最大化和信息自由至上的数据主义。18 世纪以来,世界的主要价值取向是人本主义——主张人的自由,维护人的尊严,但数据主义正在挑战这种观念:主张数据和算法至上,人的价值应让位于数据的价值。所以有关大数据的收集、使用势必和社会现行的伦理价值发生矛盾和冲动,在涉及人类生老病死的健康医疗领域,伦理冲突问题显得更加严重。基于数据主义的思潮,个人对健康数据的权利应该让位于社会整体的利益,先保障健康数据流通再考虑(甚至不考虑)个人隐私,基于数据的算法可以不必解释其中的因果关系,只要它有效高效即可。

显然,上述价值判断必然不会被现实社会全盘接受,不仅如此,如果缺乏强力部门的制约,就会有未经患者同意的信息收集和使用,霸王式一揽子条款授权,诱导或强迫患者提供个人信息,健康医疗数据控制者的垄断和独裁,"黑箱"算法在诊疗活动中的任性使用等现象。因此,非常有必要对数据主义的极端观念进行整顿和疏导,守卫人本主义的伦理秩序,需要强力部门的监管、面向社会的信息安全教育、市场化合作与制约机制等多管齐下。

四、治理域

（一）数据质量

健康医疗大数据多源异构,来源于不同的业务和信息系统,数量大、维度多,且多以半结构化、非结构化形式为主,在保存和处理过程中,数据本身就容易产生质量问题。加上医疗数据多为人工录入,自动采集数据也没有统一的权威标准,从来源上健康医疗大数据就难以做到准确。健康医疗数据资源需要基于大数据的技术和应用模式,最终目的是挖掘数据价值,为治理主体提供决策和行动支持。与传统数据分析和决策支持不同的是,基于大数据的挖掘和分析技术对数据质量的要求较高,如果没有有效的质控,大数据分析轻则无数据可用,重则得出错误的分析结果,再多的业务和技术投入也是浪费资源。

解决数据质量的问题需要治理的思维。对于机构而言,提高数据质量意识要从组织、规范和技术三方面来入手。以医院为例,在组织上要成立由院领导牵头的数据质量控制委员会,协调数据的产生和使用者——业务部门,让业务部门意识到想用好数据,先有好质量;其次要有专门的数据管理部门,完成流程和规范制订、数据质量保证和质量控制、流程审批等工作,并对数据使用方和 IT 设施建设方进行管理。数据质控的规范管理包括流程管理与数据规范,规定何人在何种应用场景下,通过何人的审批可以操作何种类型的数据确定数据标准、更新维护、数据质量跟踪等内容由谁完成。最后,数据质量控制还需要有相应的平台与工具支持,数据清洗过程需要抽取、转换、加载工具、文本结构化工具,流程管理需要包含元数据管理、主数据管理、数据权限管理、审批流程管理、数据质量评估、数据质量监控等工具,数据的使用需要各种统计模型和人工智能算法。

宏观层面的政府数据质量管理,主要还是靠责任划分,协调好数据生产者、数据控制者和数据使用者的权利义务:对于社会公益和行政管理需要的数据,需要生产者和控制者负好质控责任;对于市场行为的数据使用,则宜采用以“谁使用、谁受益、谁负责”的原则划定数据质量的主要责任单位。此外,对普遍需要的权威性制度规范,政府有责任牵头制定,避免数据规范上的各自为政和资源浪费。

（二）数据标准

标准是为了在一定范围内获得最佳秩序,经协商一致制定并经一个公认机构的批准,共同使用和重复使用的一种规范化文件。数据标准则是实现数据全生命周期处理的公认规范。缺乏数据标准,健康医疗大数据在生命周期的各个环节都会遇到障碍,最终影响数据的互联互通互操作和价值挖掘。“十二五”以来,国内卫生信息标准化研制和实施工作取得积极进展,已发布国家和行业卫生信息标准 300 多项,主要有基础类标准、数据类标准、技术类标准、安全与隐私类标准和应用管理类标准(图 5-7),有效支撑了公共卫生、医疗服务、医疗保障、健康管理、药品管理和综合管理等医疗卫生业务。

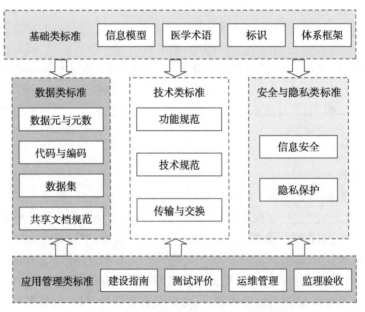

图 5-7　我国医疗健康信息标准体系概念模型

随着国内医疗卫生信息化的快速发展,进入到大数据时代,以往的单一标准应用已经无法满足跨平台、跨系统、跨体系和跨区域的互联互通和交互共享需要。这就需要在健康医疗大数据标准的研制、协调、落地、合作等方面多点发力。

目前,我国健康卫生数据标准化管理有三类组织:一是政府行政机构,包括国家卫生健康委员会、国家标准化管理委员会以及下属的相关机构和地方政府相关部门等;二是各级专业学术团体,如国家卫生健康标准委员会卫生健康信息标准专业委员会、中国卫生信息学会卫生信息标准专业委员会等以及地方学会等;三是国际标准组织的中国机构,包括HL7 China(前身为 HL7 中国委员会)、ISO 国际标准化组织等。三类组织的协调合作工作还有待加强,政府机构应该主动牵头,成立权威认证的卫生信息标准研发专门机构对接国内外标准,面向当前一线的健康医疗数据互操作需求研发权威易部署的数据标准。对于地方和医疗机构的标准化应用,要有激励和惩罚措施,制造数据标准落地的驱动力。另外,企业和机构代表作为数据标准的用户和实施者,尚未作为主体有效参与到标准制修订及应用工作中。

(三) 数据安全

数据安全包括三个层面:第一层是数据环境安全,即 IT基础设施中的空间、网络、设备、代码是安全可靠的,防范各类意外的"天灾人祸";第二层是数据资源安全,即数据从生产、存储、传输、使用到销毁的各个环节有技术支撑、管理规范和控制策略,最大限度防止数据的泄露、丢失、非法授权和恶意破坏,保障数据的可控性;第三层是数据使用安全,从监管层面对有可能增加额外风险、缺少用户必要的知情同意、无序滥用的大数据应用进行限制,确保数据使用的合规性(图 5-8)。

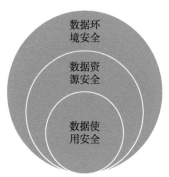

图 5-8 数据安全层级

健康医疗数据具有普遍的真实性和隐私性,从微观上来看,包含患者个体数据、生物遗传数据;在宏观上,包含疾病传播、流行病发展、区域人口健康状况等。健康医疗数据的使用,关系到个人权利、社会稳定和国家安全,因此必须把数据安全放在健康医疗大数据治理的底线来守。相较于其他的大数据资源,健康医疗大数据安全还有几个特点。一是高隐私性带来的数据本身的安全风险,健康医疗大数据涉及隐私的数据共享和存储要实现分级隔离、数据加密等安全技术手段,单个信息脱敏后可识别性不强,但仍需考虑多源碰撞后敏感信息易还原的安全风险。二是健康医疗大数据不能无条件向公众或者第三方开放而不考虑使用过程的安全风险,因此只能做点对点的共享,或者基于某种特殊约束的多边交易,在数据开放过程中,也需要对数据进行脱敏处理,对隐私进行保护。三是在健康医疗大数据使用过程中,即使隐去个人信息,在更加深度和广度的搜索下,仍能还原个人信息,从而造成隐私权被侵犯。因此,在数据被授权其他方处理后,最重要的问题是处理过程中是否产生滥用和恶意还原敏感数据,是否符合法律法规,是否符合双方或各方同意的隐私条款。

做好健康医疗大数据安全治理,需要从制度、标准和技术三方面入手。首先要完善信息安全管理制度,上到国家信息安全法律体系,下到具体机构的数据安全内控,都需要有明晰的制度安全,明确数据安全的组织架构、职责划分、管理制度和任务安排。其次是由国家权威机构,如中央网信办、国家公安部、国家密码管理局等信息安全管理部门制定数据安全标准,规范个人信息收集、存储、处理、使用和披露等各个环节中数据操作的相关行为,对影响国家安全和公众利益的大数据系统和服务进行安全审查。最后是积极引入数据安全防护技术,包括数据审计部署、防火墙、加密算法、脱敏算法、数据水印、密文计算等技术,用于强化数据控制手段,支撑数据的流动安全。

(四)数据权属

大数据资源的价值在与日俱增,无论是战略价值还是经济价值都被前所未有的重视。同时大数据也在改变社会关系,其中包括自然人、法人和公共机构对数据的权利主张,并由此开始重新构建数据权制度。关于数据的权属问题,法学界对此一直有争论,大数据更是涉及公共属性和私人属性的冲突、人格权和财产权的双重利益价值(图 5-9)。

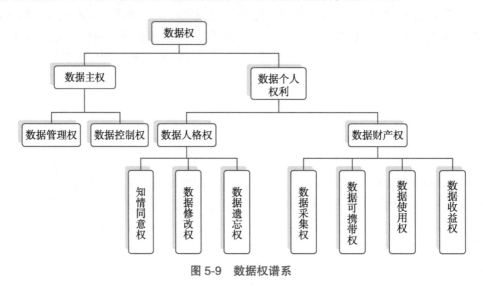

图 5-9 数据权谱系

在数据的公共属性方面,主要涉及数据主权,指国家享有对其政权管辖地域内的数据生成、传播、管理、控制、利用和保护的权力,是国家主权在网络空间的核心表现,对数据跨国流动的管理和控制是数据主权的重要内容。私人属性方面,大数据兼具人格权和财产权双重属性:数据人格权主要包括数据知情同意权、数据修改权、数据被遗忘权以及衍生出的"个人信息自决权",其所承担的主要功能是保障个人对信息的自我控制和隐私空间;数据财产权主要包括数据采集权、数据可携权、数据使用权和数据收益权,其功能是引导数据资源被合理高效地利用,让人们分享大数据价值增益的红利。

主权、人格权和财产权是大数据权属的起点,但在具体的数据应用中,权利的归属和适用是极其复杂的。就以健康医疗数据为例,患者的医疗数据所有权可以认为归患者个人,但医院才是真正的数据控制者,从人格权保护出发,医院不能未经患者的知情同意擅自对外泄露患者信息,但是如果患者罹患法定传染病,那不管患者同意与否,医院都应上报疾病防控部门,因为个人权利涉及公共利益时,应该以公权力为优先。医院作为医疗数据的控制者,在采集、保管、处理方面都付出了一定的代价和成本,在数据财产权的框架下理应享有使用权和收益权。但是如果医疗机构的财产权和患者的人格权相冲突,或者患者也对个人的医疗数据主张享有财产权,则此时会出现对同一数据的权利纠纷。传统的纸质病历很难出现这种复杂的法律困境,但在大数据时代,采集、复制和传播健康医疗大数据都变得更加容易,个人的人格权面临更严重的侵害威胁,同时普通人也对只有人格权没有财产权的现状产生不满;而医疗服务和研究机构,对医疗数据的需求是无止境的,这就造成了部分机构对所保管的医疗数据视为内部资产,进行独占和垄断,同时整个行业都在呼吁医疗数据的开放共享,让数据的所有权和使用权分离。

当前在大数据权属的议题中,有两个热点,一是基于人格权对个人信息的立法保护,国际上分为以《一般数据保护条例》(General Data Protection Regulation,GDPR)为代表的欧盟集中立法模式和以美国隐私法体系的分散立法模式(表5-2),前者以公法路径为主,强调个人权利,后者不抑制创新和信息自由,但重视隐私权的私法救济;二是从国家秘密、知识产权,还有最重要的个人数据保护出发,对数据控制者的权利进行限制,抵制数据霸权的形成。

表 5-2 美国和欧洲个人信息保护法律的差异

美国	欧盟
分散立法	统一立法(GDPR)
坚持以隐私权为中心	由隐私权升级为个人数据权
隐私权让位于公共利益和个人自由	个人信息自决
事后救济	事前事后相结合
偏重对信息使用的规制	直接限制企业的经营行为

目前,我国关于个人信息保护的专门性立法缺失,在选择立法模式时,应考虑信息技术全球化的时代背景和我国国情,欧盟的统一立法模式和美国的分散立法模式各有利弊,都不能完全照搬,重点应处理好大数据的人格权属性和财产权属性争议。而在医疗界,各界对患者的隐私保护具有普遍共识,但是出于公益性目的,众多科学研究还需要健康医疗大数据能够开放共享,这既需要在人格权保护框架下得到患者的同意,又需要在财产权的框架下,对医疗机构和科研机构在患者数据的使用收益方面做出限制和重新安排。值得一提的是,除立法外,建立协会组织有助于解决监管漏洞和管理缺陷等问题。医疗行业协会可以结合自身实际情况和未来规划,制定本行业的行为规范,互相监督、共同进步。

（五）数据流通

数据治理工作的核心就是要推动数据自由、安全、有序地流通,以便能挖掘和释放数据的最大价值。数据流通的方式有多种,包括数据开放、数据共享、数据汇交、数据交易等多种方式。这些数据流通方式在数据可获取的范围、获取的成本、途径和使用限制上各不相同。数据开放主要是政府行为,是政府信息公开的进一步发展形式,先由政府有关部门选定可公开的数据集,再进行标准化处理,达到去隐私、准确、机器可读等标准,即可面向全社会进行公开,数据流向是一对多。数据汇交一般发生在科层组织或中心化组织中,下级/外围机构需要向上级/中心以特定的渠道和形式汇交数据,由上级/中心决定数据的处理方式,数据流向是多对一。数据共享和数据交易都没有固定的数据流向,在一定范围内,数据的持有者和潜在使用者基于各自需求进行数据交换或利益交换,数据交换的中介和渠道不是必要的。以上几种数据流通方式的具体对比,详见表5-3。

表 5-3　几种数据流通方式对比

	数据汇交	数据开放	数据共享	数据交易
数据流向	多对一	一对多	不固定	不固定
获取范围	管理部门	所有人	特定范围	交易对象
获取成本	有成本	免费	有成本	有成本
获取途径	特定途径	开放网站	特定途径	交易平台
使用限制	无限制	无限制	事前约定	事前约定

在大数据时代,对公共部门的数据和具有高度公共属性的数据,开放和共享是释放数据价值最有效的方式。但同时,个人信息保护始终是数据流通必须遵守的原则。健康医疗大数据内容复杂,应该根据资源的具体情况来进行分级分类,之后再决定流通的形式。对面向宏观层面的卫生资源配置、卫生综合监管、疾病防控的数据资源,应该由政府建设政务平台进行数据汇交,目前我国正在建设的全民健康信息化保障工程即有此项功能。对面向医疗活动创新研究的临床数据、基因数据、环境数据、队列数据等,宜采取开放、共享的流通模式,可以由政府或权威机构面向社会公布数据集,也可以由不同的机构间共享交换数据。而数据交易依赖数据所有权的清晰确定,目前在健康医疗领域还不具备大规模开展的条件。

在激发社会创新活力方面,开放共享是当前最有效的数据流通方式,而在健康医疗领域,关键在于数据控制者。受数据资产独享思维、信息安全和隐私泄露担忧、流通技术不可靠等因素影响,健康医疗大数据的控制者对数据的开放共享普遍持有"不愿、不敢、不能"的态度。扭转这个局面,需要在法律保障、标准规范和技术支撑三个方面做出努力:首先要界定清楚个体、数据控制者、数据使用者在健康医疗数据开放共享中的权利义务,消除各方对开放共享的顾虑和妄念。再次要制定权威的开放共享程序规则,明确开放共享的数据范围、处理标准、流通途径和准入资质等。最后推进能够满足大数据时代共享需求的技术应用,尽量用技术达成各方共识和利益分配,保障数据安全。随着个人信息保护法律规范的进一步细化、数据权属的逐渐明晰以及区块链、同态加密、密文计算等技术的逐步成熟,健康医疗大数据开放共享的环境会越来越友好。

（六）数据价值实现

健康医疗大数据在安全、有序的环境下流通,并使用新兴技术进行挖掘与分析后,仍需要通过一定的机制才能最终转化为价值,最终的价值既包含商业价值,又包含社会公共价值。健康医疗大数据的价值实现是一个复杂的过程,涉及技术扩散、商业模型创新、数据服务价值定位、价值网络重构等理论,但基本要素仍离不开健康医疗活动的参与者及其需求,健康医疗服务及其组织形式以及两者交织构成的健康医疗服务体系和产业。而健康医疗大数据的创新应用,则加速推进"价值发现→价值创造→价值实现→迭代创新"的演化机制（图 5-10）。

大数据技术应用首先改变的是整个健康医疗活动参与者,无论是普通患者、医生、医疗机构、科研机构、企业还是管理机构,对自身需求的重新识别和定位,让参与者们看到大数据所带来的,在健康管理和医疗服务上即时性、高效率、精准性的突破,也因大数据对健康医疗产生出新的价值主张。需求端的增长要求服务端的洞察和行动,传统医疗健康服务、生命科学研发的场景、业务、流程、资源需要被重新审视,以大数据为基础的各项技术应用可以通过资源整合、流程再造赋能新的产品和服务,实现价值创造。在单一的业务领域中,新的健康医疗产品服务结合新的营销、盈利模式,能够创造出新的商业模式,比如远程问诊、区域医学影像诊断中心等;这些新的商业模式使医疗机构、企业等获取和利用其外部资源、共享资源、溢出资源等的成本和风险大大降低,又为新的价值创造和价值传递模式提供了新的路径,在一定范围里重构出新的价值网络,比如正在不断发展的线上线下结合的互联网、区域一体化医疗集团等。随着大数据带来的创新活动增加、价值不断外溢和对传统医疗健康服务的网络重构,新的健康医疗服务产业会不断壮大。

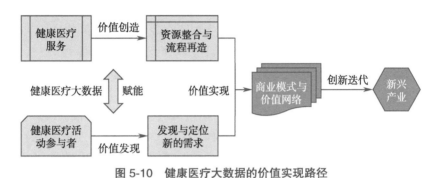

图 5-10 健康医疗大数据的价值实现路径

第三节 健康医疗大数据治理的国际经验

营造良好的治理环境对于提升健康医疗大数据治理能力不可或缺。健康医疗大数据治理的主体涵盖范围广、内容复杂,其中政府作为重要的治理主体之一,对其他各类治理主体行为的激励、约束和利益协调发挥着不可替代的作用。政府开展健康医疗大数据治理的主要手段即为出台各类政策法规,在形式上包括战略规划、法律法规以及一般性政策等;在内容上几乎涵盖了所有健康医疗大数据治理域的主题。所以,充分利用好政策工具,构建良性发展的政策体系,是政府开展大数据治理的重大课题。

制定战略规划是发达国家推动大数据发展首选的政策工具之一,各国根据本国国情制订前瞻性的政府计划或法案,各有特色,同时提供了可参考的经验。在其他种类的政策工具中,与个人健康数据相关的法律法规对健康医疗大数据的应用影响最大,其中有关个人健康数据权利和安全保护的内容,值得我国借鉴。

一、注重大数据发展规划的制定

面对大数据的迅速崛起,发达国家纷纷推出发展战略,期望通过建立大数据竞争优势,巩固其在该领域的领先地位。以美国为代表的发达国家已经形成了从战略规划到产业行动的布局,各国大数据战略开始转向争取国家间的竞争优势。

(一)美国——稳步实施战略计划,打造大数据创新生态

美国政府最先对大数据技术革命做出反应,实施了多轮政策行动。在产业促进上政府同样高度重视,国家部门、企业与科研机构积极跟进。在发展大数据战略上集中资源促进重

点领域,加速关键技术研发。最重要的还是美国直接明确了大数据战略投资的主体和预算,有较强的资金保障。

美国的第一轮政策是美国白宫科技政策办公室于 2012 年 3 月发布《大数据研究与发展计划》,计划投资 2 亿美元,并成立了一个由 18 个不同部门的代表组成的"大数据高级指导小组",负责协调和扩展政府在该领域的投资,其中包括卫生与人类服务部、食品药品监督管理局、国立卫生研究院。与此同时,美国联邦政府通过各种政策和倡议鼓励健康医疗数据的使用,对医疗费用和质量乃至整个健康医疗生态系统起到了直接的改善作用。2013 年,美国白宫科技政策办公室发布《数据—知识—行动》计划,进一步细化了利用大数据提升国家治理、促进前沿创新、提振经济增长的路径,重要部门也纷纷推出各自的大数据创新行动。在 2013 年 11 月,白宫与国家科学基金会联合公布了大数据研发项目共计 34 项,其中健康医疗就占 11 项,包括美国国立卫生研究院(NIH)、萨特医疗集团、斯坦福大学、美国国家癌症中心等医疗服务和科技机构,IBM、SAP 等科技公司,诺华、辉瑞、礼来等医药企业广泛参与其中。

第二轮是 2014 年 5 月,美国发布《大数据:抓住机遇,坚守价值》报告,对大数据发展所带来的机遇与挑战进行全面的介绍,从国家视角考察了大数据技术在美国各层次、各领域应用的全景。美国政府也同期启动了"公开数据行动",陆续公开了包括健康、经济、教育等在内的 50 个门类的政府数据。

第三轮在 2016 年,美国发布《联邦大数据研发战略计划》,进一步提出要强化数据驱动的体系和能力建设,《计划》涵盖了技术研发、数据可信度、基础设施、数据开放与共享、隐私安全与伦理、人才培养以及多主体协同等七方面的政策设计,力图打造面向未来提升国家整体竞争力的大数据创新生态。

特朗普就任美国总统后,对大数据应用及其产业发展持续关注,并督促相关部门实施大数据重大项目,构建并开放高质量数据库,强化 5G、物联网和高速宽带互联网等大数据基础设施,促进数字贸易和跨境数据流动等。2017 年 4 月,美国能源部与退伍军人事务部联合发起"百万退伍军人项目(MVP)",希望借助机器学习技术分析海量数据,以改善退伍军人健康状况。2017 年 9 月,医疗保健研究与质量局发布美国首个可公开使用的数据库,其中包括全美 600 多个卫生系统。

(二) 英国——以大数据产业机遇应对经济挑战

英国在大数据战略方面的谋划也同样超前,重点放在了对数据能力的规划和发展上,包括开放政府数据,利用数据开放来提振经济增长等。2011 年 11 月,英国政府发布了对公开数据战略,建立了"英国数据银行"网站。2012 年英国在国家层面成立数据战略委员会、公共数据工作组,共同推进数据开放并使其价值最大化,还将大数据作为八大前瞻性技术领域之首,一次性投入 1.89 亿英镑用于相关科研与创新,在八大领域投入总额中占比高达38.6%,远超其余七个领域。同年,世界上首个开放式数据研究所(The Open Data Institute,ODI)在英国政府的支持下成立,注资 10 万英镑,致力于研究和利用开放式数据。2013 年英国政府发布《英国数据能力发展战略规划》,提出人力资本、基础设施和软硬件开发能力以及丰富开放的数据资产是发展大数据的核心,事关能否在未来竞争中占据领先优势。

英国国民医疗服务系统(NHS)有着庞大而完备的医疗数据,包括患者的健康记录、疾病数据等,而且英国还有长达 210 年的全国普查健康记录,这些数据可以用来为公共卫生服务、医学研究等创造更多的价值。2013年5月，英国政府和李嘉诚基金会联合投资9 000万英镑，在牛津大学成立全球首个综合运用大数据技术的医药卫生科技中心。2013年6月，英国医疗保健当局宣布将建立世界最大的癌症患者数据库，收集来自英国各地医疗机构的病例和1 100万份历史档案记录，保存和整理英国每年35万新确诊的肿瘤病例的全部数据。2015年，英国政府在《科学与创新增长规划》中提出精准医疗计划，旨在创建一个国家规划中心，以支持新生的本地公司生产药物和化学试剂，并通过诊断测试和临床数据分析为每个患者选择最佳的诊疗方案。2017年，英国政府发布了新时期发展数字经济的国家政策《数字战略2017》，涉及数字基础设施建设、个人数字技能提高、数字企业创业友好、企业数字化转型、网络安全、平台型政府、数据价值释放与隐私保护等诸多议题目标，并对各个目标都提出了更高标准的要求。

（三）欧盟——开放数据驱动经济发展和社会治理

欧盟地区大数据产业战略布局较早，并已将数据作为驱动经济发展的必然手段，同时十分重视数据开放获取与社会治理价值。2010年3月，欧盟委员会公布了《欧洲2020战略》，认为数据是最好的创新资源，开放数据将成为新的就业和经济增长的重要工具。2012年9月，欧盟进一步公布了《释放欧洲云计算服务潜力》战略方案，并向欧盟委员会和欧洲议会提交了《云计算发展战略及三大关键行动》建议。

2014年，欧盟委员会发布《数据驱动经济战略》，将大数据作为经济单列行业，聚焦深入研究基于大数据价值链创新机制，提出大力推动"数据价值链战略计划"，通过一个以数据为核心的连贯性欧盟生态体系，让数据价值链的不同阶段产生价值，数据价值链的概念为数据生命周期，从数据生产、验证及进一步加工后，以新的创新产品和服务形式出现的利用与再利用。

2015年欧盟大数据价值联盟正式发布了《欧盟大数据价值战略研究和创新议程》，设定了欧盟国家和区域层面发展目标，以实现未来欧洲在世界创造大数据价值中的领先地位，该议程建议建立欧盟大数据契约的合同制公私伙伴，增强泛欧的研究与创新工作，形成清晰的研究、技术发展和投资战略。该议程还对大数据发展目标的预期影响进行了研究，设定了关键绩效指标，以评估预期影响。

2017年欧盟委员会发布《打造欧洲数据经济》报告，认为大多数经济活动主要依赖于数据，这也为包括健康产业、食物安全、公民保护等在内的很多行业提供了更多的机会，但也面临着数据自由流动性、数据合法性、数据的可移植、数据的安全传输方面的障碍，并提出发展更先进的匿名计算、促进和鼓励数据贡献，根据风险程度考虑数据传输与合法性问题等政策建议。

（四）澳大利亚——以政府主导的大数据项目提升公共服务水平

澳大利亚政府从2009年开始便积极响应开放数据的理念，2012年10月，澳大利亚政府颁布《澳大利亚公共服务信息与通信技术战略2012—2015》，强调增强政府机构的数据分析能力从而促进更好的服务传递和更科学的政策制定。2013年8月，澳大利亚政府信息管理办公室大数据工作组发布了《公共服务大数据战略》，提出了著名的"大数据六条原则"——数据是国家资产，开发过程中严格保护隐私，数据完整和过程透明，政府部门间以及政府与产业间应共享技术、资源和能力，加强产业和学界合作，加强政府数据开放。

2018年3月，澳大利亚数字健康署出台了《澳大利亚国家数字健康战略：行动框架》，该框架明确数字健康生态系统中参与者的角色,概述了 2018 年至 2022 年期间优先实现和交付的 44 项重点活动,重点是建设一个可以证明优先开展国家级数字健康活动能带来诸多效益的证据库。

（五）日本——开放公共大数据提升产业竞争力

日本历来对 ICT 产业发展高度重视,国民经济也十分依赖 ICT 产业发展。2012 年 6 月,日本 IT 战略部颁布《电子政务开放数据战略草案》,政府将利用信息公开方式标准化技术实现统计信息、测量信息、灾害信息等公共信息,实现在网络上的政府信息的公开和重复使用。2012 年 7 月,日本总务省发布《面向 2020 年的 ICT 综合战略》,并提出"活跃 ICT 日本"新综合战略,旨在提高通信领域的国际竞争力、培育新产业,其中最受关注的是大数据政策,包括大数据在新医疗技术领域的应用。2013 年 6 月,安倍内阁正式公布了新战略《创建最尖端 IT 国家宣言》。该宣言全面阐述了 2013—2020 年期间以发展开放公共数据和大数据为核心的日本新 IT 国家战略,提出要把日本建设成为一个具有"世界最高水准的广泛运用信息产业技术的社会"。战略中包括了向民间开放公共数据、促进大数据的广泛应用等政策。为此,日本政府大量投资用于大数据研发,包括开发高速网络基础设施和试验高效的数据中心运营系统、数据分析应用项目,以此增加日本工业竞争力、拓展新行业。

（六）韩国——以大数据等技术为核心应对第四次工业革命

韩国的智能终端普及率以及移动互联网接入速度一直位居世界前列,这使得其数据产出量也达到了世界先进水平。为充分利用这一天然优势,韩国很早就制定了大数据发展战略。2013 年,韩国科学资讯通信技术和未来规划部与国家信息社会机构,建立了韩国大数据中心,目的是促进政府的数据分析。2015 年年初,韩国认为全球进入大数据 2.0 时代,数据收益化和创新商业模式是未来大数据的主要发展趋势。基于此,在同年发布的《K-ICT》战略中,韩国将大数据产业定义为九大战略性产业之一,目标是到 2019 年使韩国跻身世界大数据三大强国。2016 年年底,韩国发布以大数据等技术为基础的《智能信息社会中长期综合对策》,以积极应对第四次工业革命的挑战,具体对策有一是充分挖掘数据资源价值,强化未来竞争力源头;二是筑牢大数据技术基础,加强数学方法论研究;三是面向数据服务需求,构筑超连接网络环境。

2015 年 4 月 8 日,韩国保健福祉部部长宣布了"健康医疗行业提升计划",健康行业已经上升到韩国政府的国家战略层面。该计划将强化已有健康行业的基础设施,并打造一个连接不同医学基础设施的平台,在健康医疗大数据方面不仅能连接国家健康保险服务系统、健康保险审核评估系统、国家疾控中心和国家癌症中心等各种信息系统,还包括一套法律法规框架来保护个人隐私信息。2019 年 5 月,韩国总统文在寅宣布建立最多包含 100 万份基因序列数字标本的国家生物大数据中心的宏大计划。根据该计划,韩国政府将向民众征集基因数据以及医疗记录和健康信息,将收集的数据保存在国立中央人体资源银行,用来研发定制型新药和新型医疗技术。

二、出台法律法规加强数据保护与利用

虽然数据开放和共享利用是各国大数据战略规划中的普遍共识,但在实际落地的过程中,加强个人信息保护、防止隐私泄露也同样是各国战略规划中需要遵守的重要原则性问题之一。健康医疗数据历来敏感,更是普通社会民众关心的重点。如何保护个人健康数据的

安全,是学界不断思考、各国政策法规中不断完善的问题。

（一）欧盟《一般数据保护条例》

欧盟具有尊重个人隐私的传统,从 1980 年的 OECD 隐私保护指导纲领《关于隐私保护与个人资料跨国流通的指针的建议》到 1995 年的《关于个人数据处理保护与自由流动指令》都为各国数据保护立法和实践产生了深远的影响。

为建立统一的欧盟数据市场,加强个人数据保护及促进数据流通,2016 年,欧洲议会投票通过《一般数据保护条例》(General Data Protection Regulation,GDPR),并于 2018 年 5 月 25 日在欧盟成员国内正式生效实施。GDPR 被认为是最严格的个人数据和隐私保护条例,促进了欧盟范围内个人数据保护立法的统一,推动数据流动的安全与有效,GDPR 在扩大数据主体的权利和法律适用范围的同时,进一步细化了个人数据处理的基本原则,主要体现在以下方面:适用范围大幅扩展,扩充原则性规定(比如合法公平透明原则、目的限制原则、数据最小必要原则等),增加数据主体权利,加重数据控制者和处理者的责任义务(比如数据处理活动记录义务),完善跨境数据传输机制,设立数据保护官,巨额行政罚款等。此外,GDPR 规定了一致性机制,对于涉及多成员国监管机构的情形,为减轻监管机构的监管成本,特别规定了主导监管机构的监管权力,监管机构应该通过一致性机制相互合作、相互协作,并与欧盟委员配合。

此法案赋予民众个人数据保护权利的同时,对于公共健康领域方面,在保证数据主体基本权利的前提下,提出了数据主体的"被删除权",即信息主体有权要求任何已知的第三方删除个人有关数据以及所有复制和链接。其中,被删除权只要是对公共利益、他人重大利益不受到负面影响时就可以行使,在以下情形下例外:在严格保密的情况下,处理个人数据是医学专家或是其他人员为了药物研究、医学诊断、医疗服务的供给和管理所用;处理个人数据在公共健康领域符合公众利益,例如未来预防或控制严重的传染病;处理个人数据符合其他公共利益,例如提升医疗保险服务质量或效率。

（二）美国个人健康数据保护法规

美国在个人数据保护方面采取了较为宽松的法律环境,采取实质性损害原则作为得到法律救济的基本标准。美国主要依靠行业自律和行业协会监督,并以第三方认证的方式具体实施。行业自律这种保护方式更加灵活,可以保证公司和用户之间的有效沟通,以参与方式鼓励公司对隐私给予更多的保护。

在法律保护方面,2008 年美国国会通过《遗传信息反歧视法》,旨在保护个人基因数据,避免被雇主或医疗保险公司滥用,美国 16 个州已出台针对人寿保险和残疾保险的基因隐私相关法律,10 个州已经出台针对长期护理险的相关法律。2016 年 10 月 27 日,美国联邦通信委员会(FCC)批准了一项消费者隐私保护规则,要求宽带服务提供商在使用消费者的网络搜索、软件使用、位置信息和其他与个人信息相关的数据之前必须征得用户同意。

美国《健康保险携带和责任法案》是最具代表的医疗保健法案,1996 年美国克林顿政府签署经过参议院和众议院同意的《健康保险携带和责任法案》(Health Insurance Portability and Accountability Act,HIPAA)。2009 年补充和修订 HIPAA 重点是加强患者的隐私保护。法案所保护的健康信息主要指以任何形式和截止保存或传递的受保护的个人健康信息(protected health information,PHI)。HIPPA 的主要目标是:保证劳动者在更换工作时,其健康保险及各类健康信息可以跟随本人进行相应的转移;期望保护患者的医疗病历记录等信息;促进国家层面的医疗健康信息安全方面电子传输采用统一的标准规范,避免"信息孤岛"的发生。

HIPPA的核心原则是"最低限度的必要",保证信息公开仅用于满足请求者的最低要求,对医学研究需要使用PHI材料做出法律规制,研究者需要经过有效授权才能获得研究所需的PHI材料,该授权为书面许可授权,授权书应包含的内容有:使用目的;使用过程、使用人员、使用期限(研究期限)。同时,法案也规定在涉及国家利益安全和公共利益考虑时,使用或透露个人健康信息可无需患者同意。

HIPPA对患者个人权利规定了如下内容:一是健康服务者或是健康服务祖师对这些健康信息采取任何措施必须书面通知患者,如果要公布这些信息还需要患者同意,防止任何可预见的威胁和未经授权的信息泄露。二是患者具有获得自己PHI材料的权利,个人可以要求查看和获取病历记录等其他健康信息的电子稿或复印件。三是个人有权要求更改个人PHI材料中错误的信息,医院必须进行更正,如果医院认为是正确的,个人有权利将自己的异议标注于文件之上。但个人无权查实个人健康信息的来源和如何被使用。

HIPPA在技术层面的标准分为四类,主要有管理流程,用以构建和落实相应的安全策略;物理防护用于保护计算机实体及相关的环境设备免受自然和人为破坏;技术安全服务,用于数据访问的保护和监控,例如采用审计追踪功能;技术安全机制,用于保护网络信息和限制数据访问机制,加密个人存储个人健康信息。

综上所述,美国的数据保护立法针对于政府部门,并且是联邦政府,不涉及州,尤其不适用于私立医疗机构,比如HIPPA安全规则并没有就除医疗行业外的组织和个人对个人健康信息进行非法交易进行规定,如雇主、商人等。且并没有赋予个人以诉权,某种程度上缺乏强制执行力。

(三) 挪威个人健康数据法律规定

2014年,挪威颁布了《挪威医疗记录和健康数据处理(健康登记)法》,以单行法的形式全面规范了个人健康数据的收集、记录、存储和传送以及不同用途的组合使用。其立法目的是为了患者和必要的适用于卫生专业人员的快速高效的资料信息,同时保障患者和客户安全、隐私以及获得、参与相应信息的权利;一方面保护患者和客户获取、参与信息的权利,另一方面为卫生专业人员获得信息提供法律保障。

《挪威医疗记录和健康数据处理(健康登记)法》对处理健康病历做了详细地规定。该章第六条规定处理私人健康档案必须有法律授权,且强调尽量不出现数据主体的名字和个人具体身份情况。该章第九条规定两个或多个实体可以对治疗为主的健康记录进行合作,这种合作必须提交书面协议,协议包括患者权利如何保证,健康信息处理的内容必须是确定的以及改变或停止合作的情况必须明确。

《挪威医疗记录和健康数据处理(健康登记)法》对健康信息处理的组织提出了相应的义务。主要有信息提供义务、保证信息安全义务、信息转移告知义务、信息保护及删除责任。

《挪威医疗记录和健康数据处理(健康登记)法》还要求设立"全国核心记录","全国核心记录"是一个关键的企业范围内的以治疗为目的的寄存器,该记录包括一套必须而足够提供医疗援助相关的健康信息。而且要求企业和卫生专业人员根据《药品法》《卫生保健法》等专业法律要求提供相应的信息服务。

(四) 中国香港个人健康数据法律规定

2015年香港立法会通过《电子健康记录互通系统条例》旨在设立电子健康记录互通系统、互通使用该系统所记载的信息、保护该系统的信息及数据。

香港《电子健康记录互通系统条例》与香港《个人资料(私隐)条例》的关系密切。患者在电子健康记录中的信息属于个人资料,同时受二者的双重保障。电子健康记录内的患者个人资料在处理互通系统数据时均受《个人资料(私隐)条例》的保护,需要遵守其收集个人资料的目的及方式原则、正确性及保留原则、用途明确原则、资料保安原则、公开政策原则、查阅更正资料原则等六项原则。另外电子健康记录互通系统的行政及运作由电子健康记录专员负责。但如果接获与个人隐私资料隐私有关的投诉,专员在取得投诉人的同意后,可以将投诉转交给个人资料隐私专员公署跟进。这样使香港个人资料隐私专员和电子健康记录专员职能得到有效互补,人员配备更为高效简洁。

《电子健康记录互通系统条例》规定了电子健康记录互通系统的基本原则,分别是自愿参与、患者正接受其护理有需要知道原则。自愿性原则是指患者参与电子健康记录互通系统属于自愿性质,患者可以在任何时候退出系统,也可以撤销给予任何医护人员的互通同意。有需要原则就是指医护人员必须采取合理步骤,以确保只有可能会对有关医护接受者进行医护服务的、该医护提供者的医护专业人员,方可获取健康数据。

《电子健康记录互通系统条例》规定了使用电子健康记录的一般范围。该系统适用的范围包括以下几项:可用于改善医护服务、可用于疾病控制和监察、可用于研究与统计。

此外,《电子健康记录互通系统条例》规定了医护提供者有告知和解释的义务、对个人资料的保密与安全义务,患者有查阅资料和改正资料的权利。

三、国际经验的启示

(一) 以战略规划引领推动大数据发展

纵观主要发达国家的大数据战略规划,各国在以下方面基本达成共识:一是战略目标基本相同,旨在通过国家性战略规划推动本国大数据技术研发、产业发展和相关行业的推广应用,确保领先地位;二是战略规划均具有明确的行动计划和重点扶持项目,各国会根据传统优势和本国国情设置优先目标;三是战略规划都指定了管理机构和执行机构,如美国白宫科学技术政策办公室、澳大利亚的数据健康署;四是注重基础设施建设,通过打造大型、开放的平台实现数据共享;鼓励各方积极参与,科研、企业和民间组织都踊跃加入;五是都将健康医疗大数据作为重点的数据开发对象和技术研发目标,期望能降低医疗成本,提升产出价值。

但各国在战略规划的实施路径上有所差异,比如美国先是公布重要部门的重大项目建设计划,吸引全社会力量参与研发和推广应用,有"以点带面"的效果。澳大利亚则是直接给出了战略规划的基本原则和路径,整个战略更像是一个大型项目指导。英国强调政府打基础,开放最有价值的公开数据,营造良好的合作环境,鼓励其他力量介入开发数据,提振经济。日本则更希望借助大数据革命的机会,继续发展本国ICT产业优势。

(二) 以法律法规明确数据权利属性

所有法律赋予的权利必有其权利基础,当在法律范畴内谈论个人健康数据的安全保护时,已经不可避免地涉及其权利基础的问题。但是从不同的权利基础出发,比如传统的"人格权""隐私权"以及"财产权"等基本的人权,都可以得出对个人健康数据安全保护的权利主张,进而分化出不同的权利属性。所以,法学界对个人健康数据的权利属性一直存在争论,世界范围内的法律规制也存在较大差异。

如果从财产权出发,以所有权为权利属性,那么个人健康数据的所有者可以把数据当作商品进行出售、转化来获取经济利益;问题是,这种制度安排显然最后会推导出效率至上主义,而且类似电子病历这些个人健康数据的所有者并不享有控制权,难以自行进行交易。

如果从隐私权出发,隐私主体可以对个人健康数据公开、流通造成的隐私侵犯进行法律救济,难点在于个人隐私与公共安全、群体利益,甚至是国家安全时常存在冲突,如何进行平衡? 再有,隐私权多主张事后救济,法律通常不支持对隐私保护的预先主张。

如果从人格权和基本人权出发,强调对个人自身数据的收集、利用均涉及人格尊严,个人有权进行干预,甚至可以要求数据服务商和保管者必须删除个人信息,这就是法学界内新兴起讨论的"个人信息自决权"。但是在现实复杂的情况中,个人信息控制者可以千方百计绕过约束,如果没有更详细复杂的条文和主动出击的监管机构,这样的法律规制无异于空中楼阁,而且不利于数据流通。

综上,如何对个人健康信息进行法律保护并不是一件简单可操作的事情,甚至对如何保护的权利基础和权利属性都未达成共识。因此,各国各地区的法律规制都存在一定的局限性,应辩证看待。

第四节 我国健康医疗大数据治理的政策

随着"大数据""健康中国 2030"和"数字中国"战略规划的不断推进,健康医疗大数据作为国家基础性战略资源的重要地位被不断凸显出来,为进一步推进和规范健康医疗大数据的应用发展,我国政府在推动健康医疗大数据应用发展方面反应迅速,到 2020 年中央政府出台相关文件已达 60 余份,同时部分地方政府也"先行先试"积极开展健康医疗大数据立法工作,为健康医疗大数据的应用发展提供了制度保障。总体来看,我国对健康医疗大数据支持政策体系在不断完善,但在政策支持力度、政策工具选择、部门协调等方面仍有可进步的空间。

一、国家出台系列政策措施支持大数据发展应用

为深化健康医疗大数据的发展和应用,2015 年国务院发布《促进大数据发展行动纲要》,指出"构建电子健康档案、电子病历数据库,建设覆盖公共卫生、医疗服务、医疗保障、药品供应、计划生育和综合管理业务的医疗健康管理和服务大数据应用体系";2016 年国务院办公厅发布的《关于促进和规范健康医疗大数据应用发展的指导意见》明确指出"到 2020年,健康医疗大数据相关政策法规、安全防护、应用标准体系不断完善,适应国情的健康医疗大数据应用发展模式基本建立";《"健康中国 2030"规划纲要》明确提出"推进健康医疗大数据应用"等,这些政策都为健康医疗大数据发展提供了路径和方法。

(一) 出台政策概况

本书编写组检索了十八大以来由党中央、全国人大、国务院及组成部门等中央国家机关网站公开发布的关于健康医疗大数据的法律、行政法规、规划、意见、办法、通知公告等政策文件;检索时间截至 2020 年 4 月。筛选标准为:标题或正文里明确提及"健康医疗大数据",

或涉及"大数据及相关技术"在卫生健康领域中应用发展的以及对健康医疗领域数据处理有重要影响的文件。最后纳入分析的文件有 63 份（详细信息见附件附表）。

对 63 份政策文件的基本情况进行统计（图 5-11）。从发文机构来看，正国级（党中央、全国人大、国务院）发文 27 份，部委级别发文 36 份；在部委发文中，卫生健康系统（含国家中医药管理局）单独发文 25 份，工信部门单独发文 3 份，联合发文 8 份。

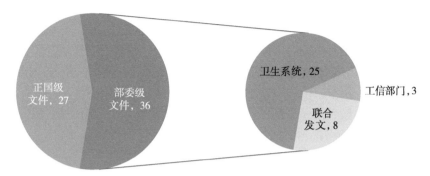

图 5-11　不同级别、不同机构中央政策发文统计情况（单位：份）

从政策发布时间来看（图 5-12），健康医疗大数据政策发布数量呈现两个高峰期，其中，第一个高峰期是 2016 年，这与国家政策的指引和经济社会发展有着密切的联系。2015 年，随着信息技术与经济社会的交汇融合引发了数据迅猛增长，数据成为了国家基础性战略资源，大数据正日益对全球生产、流通、分配、消费活动以及经济运行机制、社会生活方式和国家治理能力产生重要影响，大数据成为推动经济转型发展的新动力、重塑国家竞争优势的新机遇以及提升政府治理能力的新途径，在此背景下，2015 年 8 月，国务院出台《促进大数据发展行动纲要》（简称《纲要》），作为我国促进大数据发展的第一份权威性、系统性文件，《纲要》从国家信息化发展的战略全局把握大数据的概念与范畴，提出了我国大数据发展的宏观顶层设计。为响应国务院号召，各部委积极行动，在 2016 年出台了多项政策，其中 2016 年 6 月国务院办公厅出台《关于促进和规范健康医疗大数据应用发展的指导意见》以及 2016 年 12 月工业和信息化部出台的关于印发《大数据产业发展规划（2016—2020）年》的通知，为健康医疗大数据的应用和基础产业发展指出了发展方向。

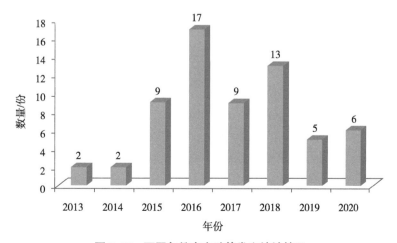

图 5-12　不同年份中央政策发文统计情况

第二个高峰期出现在 2018 年。基于健康医疗大数据服务新模式新业态蓬勃发展以及"互联网＋医疗健康"加快推广应用，为方便群众看病就医、提升医疗服务质量效率、增强经济发展新动能发挥了重要作用，国家相关部委特别是卫生系统密集出台了多项政策对健康医疗大数据的应用发展加以规范引导。其中，2018 年 4 月，国务院办公厅出台了《关于促进"互联网＋医疗健康"发展的意见》以及 2018 年国家卫健委出台的《国家健康医疗大数据标准、安全和服务管理办法（试行）》，对健康医疗大数据的应用发展起到了规范和推动作用。

2020 年初，新冠肺炎疫情暴发，重大突发公共卫生事件的复杂性与不确定性给国家治理体系和治理能力提出了严峻的考验，应对突发公共卫生事件，基于大数据防疫的精准决策、精细管理、精致服务、精确监督发挥着重要作用，实现了数据赋能，也在一定程度上推动了健康医疗大数据的深化应用。仅在 2020 年 2 月，国家卫生健康委、中央网信办、国家医保局密集出台相关政策，鼓励疫情期间医疗服务机构强化数据采集分析应用、积极开展远程医疗服务，规范互联网诊疗咨询，积极打通互联网医疗的医保支付通道，同时要严格保障个人信息安全，严厉打击违法收集、使用、公开个人信息的行为。

（二）政策内容的维度与框架

健康医疗大数据的应用和发展是一个由大量健康新产业、不同服务新模型、多种发展新业态相互融合而来的过程，这其中离不开基础性数据资源的汇集，创新性技术的发展以及适用于医疗领域应用的推广。影响健康医疗大数据发展的最直接因素就是资源、技术和应用这三个核心要素，而核心要素又在很大程度上受到外部政策环境等因素所影响。

当前，健康医疗大数据仍处在不断发展成熟的过程中，对于这类新生事物，用"投入、购买、引进、补贴"等简单行政手段来增加核心要素供给，确实是有效的政策措施。但这种"自上而下"的手段不可能会一直有效，当遇到隐私保护与数据采集之间的矛盾、数据权属与共享义务之间的纠缠时，行政命令的有效性会打折扣，支撑性法律法规的缺失所导致的环境阻碍会凸显出来，此时支撑保障比直接的核心要素供给显得更为重要。

"增加核心要素供给"与"提供支撑保障"这两种政策方向都是以健康医疗大数据自身成熟发展为目的。在现实中，从新兴概念提出到产业成熟，往往伴随着其他的社会经济发展目标，如就业、税收、GDP 等。健康医疗大数据除被国家视为战略资源外，还因为其发展潜力巨大的高新技术和应用的综合体系，被赋予提高人民健康水平、发展社会经济、提升国家科技竞争力等多重目标，其价值不断提升。因此从长远考虑，对健康医疗大数据的支持政策还应该有"价值提升"的维度，政府非常有必要提前谋划布局，综合考虑。

核心要素供给、支撑保障和价值提升这三个分析维度，体现的是健康医疗大数据内在的发展逻辑。所以健康医疗大数据的政策支持体系可以从这三个维度来确定：

1. 核心要素供给维度 即针对健康医疗大数据资源、技术和应用三个核心要素的直接供给，如在资源方面，增加数据资源的广度、深度、采集效率、交易范围、数据质量；在技术方面，统一底层技术标准、增强技术规范与共识、支持技术研发与跨界融合；在应用方面，加强基础设施建设、推广创新应用、拉动行业需求。该维度的支持政策直接、具体，可操作性强且易于执行，适合中短期发展目标。

2. 支撑保障维度 围绕健康医疗大数据资源、技术和应用三个核心要素的间接影响，有促进也有约束，包括资金筹集、人才引进和培养、隐私安全与保护、行业准入与质量监管、资源权属与利益分配、宣传引导等。该维度的支持政策涉及因素多、波及范围大、影响时间长,往往超出健康医疗单一领域,需要政府部门之间、甚至政府与社会长期磨合,培养共识,短期内难以完成从无到有的政策制定,适合中长期发展规划。

3. 价值提升维度　健康医疗大数据的核心价值在于提升人民群众的健康水平,当要素供给日渐充足、环境发展日益成熟时,政府、企业、供应商、用户等利益相关者会因为规模效应、成本优势等因素发生更复杂的耦合联系,形成各类产业,发挥健康医疗之外的更大的社会价值,如增加财政收入、促进经济发展、提升就业、保障民生等。好的政策会因势利导、破除障碍,培养健康医疗大数据良性发展。

根据以上分析,可以将健康医疗大数据支持政策进行分类,核心要素供给、支撑保障和价值提升三个维度分别对应三个大类,每个大类再细分出二级类目(表5-4)。

表 5-4　健康医疗大数据支持政策框架

一级类目(维度)	二级类目
核心要素供给	数据资源供给
	技术研发促进
	创新应用推广
支撑保障	资金筹集
	人才建设
	基础设施建设
	标准规范制定
	信息安全
	质量监督管理
价值提升	国家战略规划
	产业发展

（三）要素供给型政策

1. 数据资源供给政策　从数据生命周期角度来看,提升健康医疗大数据的资源供给的路径无外乎两条,增加采集和开放共享。前者主要依靠提高采集范围和采集能力,将以前数字化程度低的业务进行深度数字化;后者则是将已有的、散在的数据进行流通,形式上可以是数据共享、汇交甚至是交易。数据采集方面,国家政策目前还只是面向公立医疗机构和政府部门,通过电子病历、数据报表等方式进行采集,没有强制的约束性政策。数据开放共享方面,国务院关于政务信息公开有相应的规定,并颁布了《政务信息资源共享管理暂行办法》,而且还有相关配套文件《政务信息资源目录编制指南(试行)》,明确公共部门的政务信息资源有哪些需要对外公开,但政务资源只占健康医疗大数据的一小部分,大部分医疗数据开放还没有相关规定。国家卫生健康委《关于进一步推进以电子病历为核心的医疗机构信息化建设工作的通知》(国卫办医发〔2018〕20号)中虽然明确要求"大力推进电子病历信息化建设,努力为人民群众提供全方位全周期的健康服务",但电子病历的建设工作还是集中在诊疗服务环节、临床决策支持、院内系统整合联通上,对于医疗数据向院外、向非医疗业务的开放则没有提及。

当前,数据资源供给的核心问题还是国家政策并未对健康医疗大数据资源进行严格定义,缺乏一个公认的目录体系和管理办法。相应地,分级分类、权属规定、开放义务这类数据资源管理规定就缺少依据。

2. 技术研发促进政策　技术研发促进政策主要是要解决健康医疗大数据在采集存储、分析利用、开放共享一整套生命周期中创新发展的问题,保证健康医疗创新链条各个环节的有效衔接。在健康医疗大数据技术创新促进方面,国家出台了多项政策,如《"互联网+"人工智能三年行动实施方案》(发改高技〔2016〕1078号)将医疗健康作为智能终端应用能力提升工程、智能可穿戴设备发展工程等多项重点工程的重要应用场景。国务院关于印发《新一代人工智能发展规划》的通知(国发〔2017〕35号)中,将"智能医疗、智能健康和养老"作为利用人工智能发展"智能社会"的重要组成部分。

目前而言,国家政策支持的健康医疗大数据技术都有一定的先导性,相应的技术处于探索期,能够落地的技术还不够成熟,需要一定的转化时间和商业模式支持。健康医疗本身应用场景众多、业务复杂,还是应该构建适合自身业务发展的技术创新体系。

3. 创新应用推广政策　创新应用推广政策主要是为了解决健康医疗大数据发展初期产品应用和推广难的问题,通过扶持政策作用,用健康医疗大数据提升政府治理能力,解决临床、科研和公共等医疗大数据应用不充分的问题。

在健康医疗大数据应用方面,除卫生健康委推动建设自己的信息平台和业务系统外,最主要还是配合国家"互联网+"政策。国务院在2015年发文《关于积极推进"互联网+"行动的指导意见》(国发〔2015〕40号)后,全国各行各业都在试水"互联网+"行动,尤其是移动互联网的普及,使传统线下业务能够在线上开展,大幅提高效率。健康医疗领域是"互联网+"的主要应用领域。2018年国办《关于促进"互联网+医疗健康"发展的意见》(国办发〔2018〕26号)、国家卫生健康委《关于深入开展"互联网+医疗健康"便民惠民活动的通知》(国卫规划发〔2018〕22号)对卫生系统开展"互联网+"应用都做了详细的任务分工。

目前的健康医疗大数据应用还处于初级阶段,以"互联网+医疗健康"为代表的应用更多的不是在大数据基础上开展更高级的分析和利用,而是对原先的业务进行优化,本质上是在数据的积累阶段,还没有深挖数据的价值。

(四) 支撑保障型政策

支撑保障政策是完善健全健康医疗大数据应用发展的不可或缺的基础保障,是保证最大限度地发挥健康医疗大数据的作用的必要环节,其主要涉及资金筹集政策、标准体系政策、信息安全政策、人才建设政策、基础设施建设政策等。

1. 资金筹集政策　资金投入政策作为政府调控宏观经济最为重要的政策工具之一,在扶持健康医疗大数据等新兴产业发展中发挥着越来越重要的作用。从具体的投入手段来看,主要分为财政投入政策、财政补贴政策、多层次资本市场政策。《大数据产业发展规划(2016—2020年)》给出的政策方向是"充分发挥国家科技计划(专项、基金等)资金扶持政策的作用,鼓励有条件的地方设立大数据发展专项基金,支持大数据基础技术、重点产品、服务和应用的发展";《"十三五"全国人口健康信息化发展规划》则是"推广运用政府和社会资本合作(PPP)模式,鼓励和引导社会资本参与健康医疗大数据的基础工程、应用开发和运营服务";《"互联网+"人工智能三年行动实施方案》要求"统筹利用中央预算内资金、专项建设基金、工业转型升级资金、国家重大科研计划等多种渠道,更好发挥财政资金的引导作用。

完善天使投资、风险投资、创业投资基金及资本市场融资等多种融资渠道,引导社会多元投入。鼓励通过债券融资等方式支持企业发展,支持有条件的人工智能企业发行公司债券。"

整体来看,国家政策中没有关于健康医疗大数据的直接财政投入,大方向还是以间接支持、调动社会多方力量参与为主。

2. 人才建设政策 健康医疗大数据相关的健康医疗、生物科学、大数据计算等领域都是当今高精尖学科攻坚领域,一方面需要引进相关领域的高水平研究人才,另一方面要为跨学科的复合型研究团队提供便利,以政策的形式,明确国家健康医疗大数据人才发展计划和资金来源。推动政府、高等院校、科研院所、医疗机构、企业联合培养高层次、复合型的研发人才和科研团队,强化医学信息学学科建设和"数字化医生"培育。支持高校等事业单位与企业联合建立实习培训机制,加强健康医疗大数据人才职业实践技能培养。为此,国家层面出台了多项政策,如《"互联网+"人工智能三年行动实施方案》对人才培养的要求是"鼓励相关研究机构、高等院校和专家开展人工智能基础知识和应用培训。依托国家重大人才工程,加快培养引进一批高端、复合型人才。完善高校的人工智能相关专业、课程设置,注重人工智能与其他学科专业的交叉融合,鼓励高校、科研院所与企业间开展合作,建设一批人工智能实训基地。支持人工智能领域高端人才赴海外开展前沿技术、标准等学术交流,提升技术交流水平";《"十三五"全国人口健康信息化发展规划》则是"强化组织机构和人才队伍建设,完善多渠道的人才培养机制,建立以国家健康医疗开放大学为基础、中国医学教育慕课联盟为支撑的健康医疗教育培训云平台,与国内著名高校、科研院所联合建立国家健康医疗大数据研究院,加快培养复合型高端人才和符合实际需要的专业技术人才";《国务院办公厅关于促进和规范健康医疗大数据应用发展的指导意见》(国办发〔2016〕47号)对人才培养的主张是"实施国家健康医疗信息化人才发展计划,强化医学信息学学科建设和'数字化医生'培育,着力培育高层次、复合型的研发人才和科研团队,培养一批有国际影响力的专门人才、学科带头人和行业领军人物。创新专业人才继续教育形式,完善多层次、多类型人才培养培训体系,推动政府、高等院校、科研院所、医疗机构、企业共同培养人才,促进健康医疗大数据人才队伍建设。"

国家政策对健康医疗大数据人才建设主要方向是以科研项目带动高端人、设置学科专业教育和鼓励多学科交叉融合,但目前还没有明确的抓手。

3. 基础设施建设政策 国家政策中,关于基础设施建设分为两个角度来理解,一个是工信部门推动的底层网络和信息技术基础设施,如《信息通信行业发展规划(2016—2020年)》中重点强调的"构建新一代信息通信基础设施、夯实互联网和物联网应用基础设施";二是卫生部门推动的基础信息平台和应用,如从《关于加快推进人口健康信息化建设的指导意见》(国卫规划发〔2013〕32号)中就提到的"有效整合和共享全员人口信息、电子健康档案和电子病历三大数据库资源,实现公共卫生、计划生育、医疗服务、医疗保障、药品管理、综合管理等六大业务应用,建设国家、省、地市和县四级人口健康信息平台,以四级平台作为六大业务应用纵横连接的枢纽,以居民健康卡为群众享受各项卫生计生服务的联结介质,形成覆盖各级各类卫生计生机构高效统一的网络"。

2018年国家卫生健康委又接连发布关于推广电子健康卡普及应用和电子病历评级工作的政策文件,本质上还是在推进健康医疗大数据的基础设施建设。

4. 标准规范制定政策 标准规范在前期信息化建设阶段就被反复提及,在《"十三五"

全国人口健康信息化发展规划》中健全统一的人口健康信息化和健康医疗大数据标准体系是一项重点工作任务——"建立完善统一的疾病诊断编码、临床医学术语、检查检验规范、药品耗材应用编码、数据交互接口等相关标准,进一步健全涵盖数据、技术、管理、安全等方面的人口健康信息化和健康医疗大数据标准规范体系,修订完善基础资源信息、全员人口信息、电子健康档案、电子病历数据标准和技术规范,完善标准应用管理机制,推动信息标准应用发展"。而在《大数据产业发展规划(2016—2020 年)》中,标准规范制定工作还有更高的要求,除研制标准外,还要"加快大数据重点标准推广,积极参与大数据国际标准化工作"。

在 2018 年出台的《国家健康医疗大数据标准、安全和服务管理办法(试行)》中,标准管理工作被明确分工,国家卫健委负责制定全国标准,鼓励社会各界机构参与,省级卫生健康部门负责监督执行。

5. 信息安全政策　健康医疗大数据所带来的一个全新挑战就是对数据安全与个人隐私的威胁。因此,需要通过法规政策强化大数据应用过程中对数据安全与个人隐私的保障。法律方面,截至 2020 年底我国只出台了一部专门法——《网络安全法》,其余相关内容散落在《侵权责任法》《刑法》中,还没有形成完整的法律体系。"隐私保护法""个人信息保护法""数据安全法"等还未出台,因此无论工信部门、网信办还是卫生健康部门都很难单独提出社会共识度高,且能有效落实的措施和办法,还有赖于更高层的统筹规划和立法机构加快立法。政策要求方面,无一例外都要求提升信息安全保障能力、强化信息安全防护体系,甚至要求"一把手"责任制。

6. 质量监督管理政策　目前,《国家健康医疗大数据标准、安全和服务管理办法(试行)》中明确服务管理要遵循"统一分级授权、分类应用管理、权责一致的管理制度",规定了责任单位对数据质量、安全评估、隐私防护的义务,同时要求"卫生健康行政部门应当加强监督管理,对本行政区域内各责任单位健康医疗大数据安全管理工作开展日常检查,指导监督本行政区域内各责任单位数据综合利用工作,提高数据服务质量和确保安全。各级各类医疗卫生机构应当接入相应区域全民健康信息平台,传输和备份医疗健康服务产生的数据,并向卫生健康行政部门开放监管端口"。这明确了卫生健康部门为健康医疗大数据监督管理的第一责任部门,要对数据质量、服务水平、信息安全负有责任。因此,在 2018 年国家卫生健康委出台了《互联网诊疗管理办法(试行)》《互联网医院管理办法(试行)》和《远程医疗服务管理规范(试行)》,对当前大热的移动问诊和互联网医院服务进行管理规范。

(五)价值提升型政策

健康医疗大数据的价值不仅在于提高人民健康水平,甚至在国家竞争、经济发展中都有明显的正向外部效应。所以从全局和长远的角度来看,应该为健康医疗大数据的价值提升制定更加长远的目标规划政策,包括国家的相关战略以及产业发展规划。

1. 国家战略规划　健康医疗大数据是国家战略资源,国家对其发展规划应有足够高的重视程度,在管理体制和运行机制上有更长远的安排,需要有不少于 10 年期的发展目标和纲领,不应由一两个部门单打独斗。2016 年,国务院办公厅《关于促进和规范健康医疗大数据应用发展的指导意见》开篇即提出"健康医疗大数据是国家重要的基础性战略资源",政府对健康医疗大数据战略意义的认识正在不断加强,重点就体现在越来越多的规划文件中提到健康医疗大数据,并将其视为重要的战略支撑。如在《国家创新驱动发展战略纲要》(中发〔2016〕4 号)中,有两项战略任务:"发展新一代信息网络技术"和"先进有效、安全便捷的健康技术",其中包括移动互联网、云计算、物联网、大数据、高性能计算、移动智能终端等技术研发和综合应用,组学和健康医疗大数据研究,数字化医疗和远程医疗技术,这些任务的目标则上升到了"为我国经济转型升级和维护国家网络安全提供保障,显著提高人口健康保障能力,有力支撑健康中国建设"的战略高度。

《"健康中国 2030"规划纲要》中,将统筹布局国家生物医疗大数据视为构建国家医学科技创新体系的重要组成部分。《医药工业发展规划指南》(工信部联规〔2016〕350 号)中将健康医疗大数据视为拓展医药工业新业态和《中国制造 2025》的重要支撑。

2. 产业发展规划　中央政府对健康医疗大数据产业发展有前瞻认识,如在《"十三五"全国人口健康信息化发展规划》中,"培育健康医疗大数据发展新业态"被视为一个重要的政策推动点,具体方向包括:"加快构建健康医疗大数据产业链,大力推进健康与养老、旅游、互联网、健身休闲、食品、环保、中药等产业融合发展。发展居家健康信息服务,规范网上药店和医药物流第三方配送等服务,推动中医药养生、健康管理、健康文化等产业发展……充分发挥人工智能、虚拟现实、增强现实、生物三维打印、医用机器人、可穿戴设备等先进技术和装备产品应用发展,推动新产品、新技术在疾病预防、卫生应急、健康保健、日常护理中的应用,促进由医疗救治向健康服务转变,实现以治疗为中心向以健康为中心的转变。"工信部门则着眼于信息技术的生态体系繁荣,在《大数据产业发展规划(2016—2020 年)》中,提出"形成比较完善的大数据产业链,大数据产业体系初步形成。建设 10~15 个大数据综合试验区,创建一批大数据产业集聚区,形成若干大数据新型工业化产业示范基地。"的发展目标。

二、典型地区的健康医疗大数据相关政策

在各地推动健康医疗大数据应用发展的进程中,出现了不少地方政府直接干预和推动立项的情况,但从长远来看,"给政策"比"拉项目"更能有序地促进健康医疗大数据应用落地和相关产业发展。其中贵阳、银川、福州等地,通过地方人大立法的形式,为健康医疗大数据开放开发提供了相对宽松的政策环境,达到了"先行先试"的效果,其中有一部分的政策做法后续被中央政策采纳吸收。

(一)贵阳健康医疗大数据政策

2015 年,国务院发布《促进大数据发展行动纲要》指出要大力促进中国大数据技术的发展,党的十八届五中全会提出"实施国家大数据战略"等,标志着大数据已经被纳入政府创新战略高度。而贵州发展大数据产业已处于先行探索阶段,2014 年年初贵州省出台《贵州省大数据产业发展应用规划纲要(2014—2020 年)》和《关于加快大数据产业发展应用若干政策的意见》,提出将大数据作为重点扶持的新支柱产业,2016 年省政府工作报告中明确要强力推进大数据战略行动,并通过与国内其他园区、企业开展战略合作,积极引进大数据企业、互联网龙头、软件服务商。

2018 年 10 月 15 日,贵阳市人大常委会召开的新闻发布会,正式发布《贵阳市健康医疗大数据应用发展条例》(下称《贵阳条例》)。《贵阳条例》作为健康医疗大数据应用发展的全国首部地方性法规,共 6 章 31 条,规定了贵阳市健康医疗数据采集汇集、应用发展、保障措施等内容。明确健康医疗大数据应用发展应当遵循政府主导、便民惠民、改革创新、规范有序、开放融合、共建共享、保障安全的原则。《贵阳条例》规定,贵阳市人民政府应当统筹推进

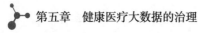

智慧医保建设,组织人力资源社会保障、医疗卫生等有关主管部门整合新型农村合作医疗、城镇居民基本医疗等保险系统,对居民健康卡、社会保障卡等应用进行集成,实现一卡通用、诊间结算。对于推进实名就诊和建立诚信机制,《贵阳条例》明确,医疗卫生行政主管部门应当建立健康医疗大数据应用发展诚信档案,记录医疗卫生机构、健康医疗服务企业及其相关从业人员的违法失信行为,纳入统一的信用信息共享平台管理。医疗健康服务机构应采集服务对象本人或其监护人居民身份证号或其他有效身份证明载明的信息,作为电子病历、电子处方等健康医疗数据的标识。同时,对于市民关注的"检查检验结果互认"问题,《贵阳条例》明确规定市医疗卫生行政主管部门应当通过市级平台建立医疗检查检验结果互认机制。对于重要领域和重点工作的应用服务,根据扶贫战略实施的要求,《贵阳条例》规定了利用健康医疗大数据实施精准扶贫。应用市级平台数据和居民电子健康档案,组织开展农村低收入困难群体因病致贫、因病返贫的调查与分析,核实患病家庭、人员、病种、诊治和健康情况,推进医疗服务、公共卫生、医疗救助协同联动,以便更好地服务于实施精准健康扶贫工作。《贵阳条例》将有力促进贵阳市医疗健康大数据的采集汇聚,有力推动贵阳市医疗健康信息的互通共享,有力提升医疗卫生机构信息化水平,有力保障贵阳医疗健康大数据的应用发展。

(二)银川市互联网医院政策

互联网医院的运行存在不少隐忧,其中,诊疗的合规性、医生多点执业的合规性是互联网医院的关注重点。作为全国首批试水智慧互联网医疗的城市之一,银川市政府出台了一系列政策,帮助互联网医院的落地和发展。2016年,银川市在全国率先出台了针对互联网医院管理的配套政策,包括《银川市互联网医院管理办法》(银政发〔2016〕249号)、《银川互联网医院管理工作制度(试行)》和《银川互联网医疗机构监督管理制度(试行)》等文件,要求互联网医院在网上公示医疗机构执业许可证和注册的执业医师、药师及收费标准,对线上诊疗活动进行全程视频录像,对卫生技术人员进行电子签名和认证等。银川成为第一个将常规的互联网医院设置、执业两道许可,改为了一道备案制的省会城市。随后银川市又出台《互联网医院执业医师准入及评级制度》银政办发〔2017〕37号、《互联网医院管理办法实施细则(试行)》(银政办发〔2017〕38号)和《互联网医院医疗保险个人账户及门诊统筹管理办法(试行)》等近10条行政法规,明确了互联网机构准入标准,规范了互联网诊疗行为,为互联网医疗规范管理和监督提供了地方政策依据。

(三)福州健康医疗大数据政策

福州市在2016年10月成为首批国家健康医疗大数据中心与产业园建设试点城市之一,并于2017年4月率先启动国家健康医疗大数据平台和国家健康医疗大数据安全服务平台建设。为此,福州市出台了配套政策来支持促进健康医疗大数据产业发展。2017年福州市下发了国内首部地方条例《福州市健康医疗大数据资源管理暂行办法》(以下简称"福州办法"),将"本行政区内所有从事健康医疗大数据的采集、存储、处理、应用、共享、开放及其相关管理服务活动"全部纳入管理,并规定健康医疗大数据包含"政府机构、卫生医疗机构等组织产生的数据以及从互联网、物联网、第三方等途径获得的数据",成立福州市数字办专门负责健康医疗大数据管理工作。"福州办法"规范了健康医疗大数据信息采集、加强数据管理、优化共享开放、提升开发应用价值、保障数据安全,推动健康医疗大数据中心与产业园国家试点工程建设。随后,福州市政府制定了《福州市健康医疗大数据开放开发实施细则》,明确了"数据开放是指经政府授权的健康医疗大数据运营单位面向法人和其他组织提供健康医疗大数据的行为;数据开发是指经政府授权的数据运营单位面向数据开发者提供健康医疗大数据利用的行为",对于健康医疗大数据如何开放、如何开发,《福州细则》都做出了明确规定。为打破数据孤岛,福州市通过行政命令,要求市内医疗机构将医疗数据向福州市健康医疗大数据平台进行汇交。此外,2019 年 8 月,福建省出台了《关于完善"互联网 + 诊疗服务"收费有关问题》》(闽医保〔2019〕53 号)的通知,明确"互联网 + 诊疗服务"收费项目(远程会诊、远程诊断和互联网医院复诊诊查费三大类),并明确将远程会诊费按收费标准的30% 纳入医保支付范围(最高不超过 90%)。

三、我国健康医疗大数据政策的特点

受政体结构等因素影响,我国健康医疗大数据政策体系呈现比较明显的"条块分割"现象,比较典型的特点是,中央政府出台政策多是以原则性内容为主,全面但是不够细节;真正创新的举措往往首先出现在地方政策中。"块"问题表现在央地关系上,"条"问题则是表现为国务院组成部门之间的政策缺乏协调联系,尤其是"从健康医疗出发"与"从大数据产业出发"的政策不能有效交汇整合。再有,缺乏强约束的法律法规,也是我国健康医疗大数据发展过程中遇到的一个典型问题。

(一)中央政策内容侧重原则性

我国中央政策多以"规划""计划""指导意见"为主,如《关于促进和规范健康医疗大数据应用发展的指导意见》《"十三五"全国人口健康信息化发展规划》等,对健康医疗大数据发展的方方面面都能涉及,基本覆盖了"要素供给、支撑保障、价值提升"的所有维度。但"全面"的优点同时也是中央政策的一个短板,即可操作性不足,很多具体的政策点只能一概而论,不能详细讨论。这与我国政体结构、央地关系等一系列政治因素有关,本书暂不讨论,但这客观上造成中央政策中多以"鼓励应用"这类缺乏具体抓手的"软需求"作为政策要求或刺激手段,政策中这样的表述更多的是表达政府积极支持的态度。在实际支持上,最有力的政策措施可能是"试点项目",但各部门、各文件给出的试点方向并不一致,从精准医学项目到互联网医疗,再到医疗大数据平台不一而足,而这些项目需要的底层技术、数据资源和配套措施差别很大,同样缺乏更周密的安排。

(二)地方政策是创新主力,更加注重操作性

面对健康医疗大数据这种新事物,中央政策的态度是鼓励发展,而真正率先做到政策突破的往往是地方政府。比如《贵阳市健康医疗大数据应用发展条例》,从立法的层面规定了本地的医保整合、诊间结算,把应用场景更加细化;《福州市健康医疗大数据资源管理暂行办法》宣布成立专门机构"福州市数字办"负责健康医疗大数据管理工作,增强了政策执行力度;银川市从 2016 年便开始探索互联网诊疗的管理,颁布"一个办法、两个制度"突破了监管空白。这些地方政策都超前于中央政策,甚至直接促进中央政策的改变。比如国家卫生健康委在 2018 年颁布的《互联网诊疗管理办法(试行)》在很大程度上承认并借鉴了银川的做法;目前国家卫生健康委内部也成立了"大数据办"来统筹机构的信息化建设安排和数据资源共享。

但并不是所有的地方政府都有"先行先试"的魄力,如果只是一味照搬中央政府的政策,则并不会给健康医疗大数据的发展带来有力的支持。

（三）部门之间联动不够，政策协调性不高

通过查阅既往国家层面有关健康医疗大数据政策文件，不难发现，绝大多数政策文件都是以单部门发文为主，集中在工业和信息化部以及国家卫生健康委员会两个部门，多部门联合发文较少。自国办下发《关于促进和规范健康医疗大数据应用发展的指导意见》后，卫生健康部门没有单独发布关于健康医疗大数据的规划发展文件，而是将大数据的内容融入"十三五人口健康信息化发展规划""健康中国 2030 战略"中，目标是解决当前医疗卫生领域存在的问题。同时期，工信部门则将大数据与信息产业、通信行业的发展规划并列对待，希望能形成新的产业，提升信息经济水平。两个部门出于对各自管理职责的侧重，并没有对健康医疗大数据的发展目标和路径达成共识。健康医疗大数据所需的基础设施、关键技术都来自信息产业和通信行业，加强健康医疗大数据建设和试点工程，对提高卫生服务能力和拉动信息产业投资都是利好，两个部门应该有高度契合的政策需求点，但现实中两个部门几乎没有对健康医疗大数据的建设和应用有过共同政策和联合发文。

（四）强约束性的政策不足

无论是政府开展的项目建设还是社会资本投入，没有明确的安全、监管、隐私保护等规则，再缺少目标引导和宣传，非常容易产生隐私泄露、信息安全事件，引发不良后果。在改善健康医疗大数据政策环境方面，最底层的支持是关于个人健康数据的法律规范。但迄今为止，除 2016 年已出台的《网络安全法》外，我国还未形成一套完整的对数据权属和侵权责任说明的法律体系。尽管卫生部门在 2019 年印发了《国家健康医疗大数据标准、安全和服务管理办法（试行）》，2020 年抗击新冠肺炎疫情期间，中央网信办还专门下发《关于做好个人信息保护，利用大数据支撑联防联控工作的通知》，但是这些政策还是缺乏强制力，在监督落实方面还没有有效手段。实际上无论是工信部门、网信办还是卫生部门都很难单独提出社会共识度高且能有效落实的措施和办法，还有赖于更高层的统筹规划和立法机构加快立法。

（代 涛 刘 硕）

第六章
创新实践案例

近年来,大数据发展应用呈现日新月异、发展迅猛的新局面,健康医疗大数据内涵不断丰富,应用实践日益广泛。参与者众多,包括政府部门、健康医疗机构、科研机构、社会组织以及最为活跃的创新企业等;业务方向多样,基本涵盖了从数据的采集传输到处理共享整个数据生命周期的各环节。本章从健康医疗大数据的核心要素出发,按照数据资源整合与开放、技术产品与服务应用创新、区域平台应用创新等维度,对健康医疗大数据实践应用的部分典型案例进行了梳理。

关于数据资源整合与开放创新。首先要扩大数据资源的有效供给,健康医疗作为具有公共属性的产品,政府部门掌握大量数据资源,政府数据的开放具有很好的引领和带动作用。英美等国政府在健康医疗数据开放方面已有所部署,我国也在采取多种形式推动数据开放共享,解决健康医疗大数据共享是研究热点之一。

关于技术产品与服务应用创新。大数据支撑下的技术产品创新几乎涉及健康医疗领域的所有业务,而每一业务领域又有多家市场主体同时竞争。通过对市场上较为成熟的6大典型场景和20多家企业的分析,以展现当前健康医疗大数据技术产品和服务应用的创新实践,特别加入了中国2020年抗击新冠肺炎疫情应用的专题案例。

关于区域信息平台应用创新。利用大数据相关技术,在一定区域内对健康医疗服务流程进行整体再造,推动健康医疗服务模式转变与创新,提高人民群众健康获得感。通过对厦门、杭州、银川三个区域的案例分析,展示了区域性健康医疗大数据平台应用创新的实践。

最后,对健康医疗大数据的未来发展进行了简要展望,进一步明确健康医疗大数据发展的目的和遵循原则,展望了技术、应用、监管、治理等方面的发展。

第一节　数据资源整合与开放

健康医疗大数据是国家重要的基础性战略资源,具有巨大经济社会价值,各国政府部门采取多种举措实施数据整合和开放共享,促进数据资源发挥价值。我国以顶层设计为主,政府通过数据中心和平台建设促进资源收集整合,统一数据标准,保证数据收集、存储和流通等环节的数据安全,同时也存在着数据开放共享动力不足、操作难度大等问题。部分国家非常注重数据开放共享的实践探索,开放政府数据可以带来大量创新,提高政府和公共机构的透明度和工作效率,一些发达国家率先出台政策文件促进政府数据开放。

随着大数据时代到来,科研数据呈现井喷式增长,质量也在大幅度提高。科研数据的价值在于使用,高校和科研机构在长期从事科研活动中创造并拥有数量大、价值高的科研数据。为管理和应用数据,一些高校启动了科研数据管理平台建设,制定相应数据标准,不断完善平台功能,依照数据生命周期,致力于实现"提交—保存—共享—发现—交换—传播"的完整链条。

一、政府数据开放

政府直接或间接控制了 70%~80% 的社会数据资源,政府部门理应成为数据开放主体。2009 年美国奥巴马政府签署《透明与开放政府备忘录》,开启了政府数据开放模式。2011 年在美国政府倡议下成立了开放政府联盟,到 2019 年该联盟已有 78 个国家和 20 个地区加入。开放政府联盟倡导"使开放数据成为规则,注重数据质量和数量,让所有人都可以使用,为改善治理和激励创新发布数据"。当前,政府数据开放正在成为一种趋势。

(一) 美国:以项目为纽带,促进政府数据开放

2009 年奥巴马总统上任后即颁布了《透明与开放政府备忘录》(*Memorandum on Transparency and Open Government*) 与《信息自由法案备忘录》,宣布实施"开放政府指令"(Opening Government Initiatives),旨在利用整体、开放的网络平台公开政府信息、工作程序和决策过程,鼓励公众交流和评估,增进政府信息的可及性,强化政府责任,提高政府效率,增进与企业和各级政府间的合作,使政府管理向开放、协同、合作迈进。

作为开放政府计划的一部分,联邦首席信息委员会启动了一站式下载网站"Data.gov"项目,除涉及个人隐私和国家安全的数据,均应在网站上发布。网站数据主要由联邦政府授权机构进行采集、整理和发布,网站可以接受用户推荐的其他数据集。网站功能主要包括数据集的描述简介、访问途径和相关评级信息,并提供其他州政府的公开数据集索引链接;协助公众查询和下载政府数据,网站上的每个健康医疗数据集由数据调查人员根据其数据情况对照该分类评判标准进行人工分类标注。截至 2019 年 10 月,Data.gov 网站提供了来自 191 个联邦部门、机构和组织提供的 166 010 个原始和地理空间数据集,健康医疗领域数据集来自美国医疗保险和医疗补助服务中心(Centers for Medicare and Medicaid Services,CMS)、美国疾病控制与预防中心(U.S. Centers for Disease Control and Prevention,CDC)、美国食品药品监督管理局(U.S. Food and Drug Administration,FDA)等机构。

大数据共享项目 openFDA。2014 年美国 FDA 启动大数据共享项目"openFDA",向公众开放健康数据资源,以利于医药研发人员、科研人员和公众便捷查阅和获取 FDA 创造与积累的健康医疗数据,促进相关数据的开放透明和应用,同时促进 FDA 监督效能提升。openFDA 使用对象还涵盖技术人员、数据可视化专家、移动应用及网络开发商等,允许其查阅、调用、下载数据库中的公共数据,还向公众实时推送数据库的健康信息。据统计,截至 2015 年 11 月,openFDA 注册用户超过 6 000 个,与全球 21 000 个系统相连,有超过 2 000 万次的数据调用。截至 2015 年 7 月,以应用 FDA 开放数据为依托,已有 30 个手机软件在使用 FDA 开放数据提供服务。例如,健康树林(Health grove)是一个向公众普及健康知识的网络平台,通过 openFDA 的数据接口与 FDA 药品不良反应数据库连接,提供药品不良反应报告监测数据,包括报告数量、使用人群和召回等药品安全信息,指导公众科学合理地选择和使用药品。

(二) 英国:建立数据共享标准,注重开放数据隐私保护

2009 年,英国政府提出要把开放政府数据和加强政府透明度作为首要战略,计划建立一站式网络平台。2010 年 1 月,英国政府数据网站"Data.gov.uk"正式投入使用,包含了超过 2 500 家来自全国各地的政府数据,覆盖环境、教育、健康、经济等领域。2012 年,英国政府在国家层面成立数据战略委员会(Data Strategy Board,DSB)、公共数据工作组(Public Data Group,PDG)等组织具体负责数据的采集、审核、发布、管理及商业化等工作,确保网站顺利运行,共同推进数据开放并使其价值最大化。英国专门成立第一个开放数据研究机构——开放数据研究所(The Open Data Institute,ODI),旨在促进政府和社会、商界、学界等在开放数据方面的合作,关注业务创新、商业化及为政府提供专家意见,通过与公关部门、私营部门及学界的合作来协同开放公共部门信息,从而实现开放数据的社会和经济价值。

健康医疗领域数据集主要来自健康和社会保健信息中心(Health and Social Care Information Centre,HSCIC)、苏格兰信息服务部(Information Service Division of Scotland,ISD Scotland)等机构。2013 年,英国国家卫生服务体系(National Health Service,NHS)委员会正式发布"Care.data"项目及具体实施计划。NHS 指导 HSCIC 收集和获取健康医疗数据,并存储在国家级数据库中。NHS 和符合条件的私营企业可以对部分数据进行研究,但须声明研究目的包括评估 NHS 所属医院的安全、监控疾病的发展及根据需求计划新的医疗服务。

2012 年,英国内阁办公室与财政部共同提交了《开放数据白皮书:释放潜能》,并在英国立法网(legislation.gov.uk)上发布最新修订的《自由保护法案》,要求政府部门必须以机器可读的形式发布数据,同时对开放数据的版权许可、收费等进行规定。在个人隐私保护方面,《开放数据白皮书》提出,为确保数据开放中及时掌握和普及最新的隐私保护措施,在公共数据开放机构中设立隐私保护专家,各个部门也要配备隐私专家。强制实施个人隐私影响评估工作制度,即所有政府部门在处理涉及个人数据时都要执行此制度并制定《个人隐私影响评估手册》。此外,文件还要求将开放数据分为大数据和个人数据,规定大数据是政府日常业务过程中收集到的数据,可以对公众开放,个人数据只可以对某条数据所涉及的个人开放。

2014 年,英国对《健康和社会保健法案》(*Health and Social Care Act*)进行修订,对所收集数据的用途进行明确规定,只能用于健康医疗研究与服务,不可用于纯商业用途(如商业健康保险费)。2015 年 3 月,HSCIC 发布 Information and technology for better care:Our strategy for 2015—2020,该战略旨在确保每个公民的数据受到保护,建立共享架构和标准,使每个人都受益,支持卫生保健组织充分利用技术、数据和信息。

2018 年,英国议会通过新版《数据保护法》,对个人和组织数据保护的权利和责任做出规定。一方面加强公民个人隐私保护,授予公民对自身数据的携带权、删除权和反对权等权利;另一方面积极帮助组织正确地保护和管理数据,健全数据保护的规则和机制。信息专员办公室(Information Commissioner's Office,ICO)负责制定《通用数据保护条例》实施指南,确保《数据保护法》《隐私与电子通信条例》《通用数据保护条例》的并行使用及有效实施。数字文化传媒体育部(Department for Digital、Culture、Media&Sport,DCMS)和信息专员办公室共同起草信息专员执法内容,在原有个人数据保护权力的基础上授予信息专员调查、处罚和制裁的权力。

（三）中国：以健康医疗大数据中心和平台建设带动整合共享

在原国家卫计委指导下，由国有集团公司牵头组织建设国家健康医疗大数据中心，承担国家健康医疗大数据中心、区域中心、应用发展中心和产业园建设等试点任务。包括建设一个国家数据中心，七个区域中心，并结合各地实际建设若干应用发展中心，实施"1+7+X"健康医疗大数据应用发展总体规划，开始区域中心的建设试点。

江苏省常州市利用建设国家健康医疗大数据（常州）中心的契机，截至 2017 年 12 月建成了"市县一体化"的区域全民健康信息平台，实现所有公立医疗机构信息互联互通和数据共享交换，形成较完善的全员人口、电子病历和电子健康档案数据库。市级平台已汇集 460 多万条人口信息、365 万份电子居民健康档案和 6 856 万条诊疗记录。

2016 年 10 月，福建省福州市成为首批国家健康医疗大数据中心与产业园建设试点城市之一，并于 2017 年 4 月率先启动国家健康医疗大数据平台和安全服务平台建设。2020 年，国家健康医疗大数据中心（福州）完成福州市医保用户在 14 家省属医院的数据、全市 37 家二级以上公立医疗机构、174 家基层医疗卫生机构的数据汇聚工作，已入库结构化存量数据 400 多亿条，总计超过 180TB。国家健康医疗大数据中心（南京）试点项目面向东部地区，未来数据收集将覆盖华东地区。共设置三个机房，存储容量达 52PB，并配置了 2 340TFLOPS 的超级计算机设备。江苏省 8 000 万人的居民健康档案和电子病历及全省 174 家三级医院影像资料等将统一存储在该中心。

山东将通过省健康医疗大数据中心采集和汇聚全省数据，健全完善基础资源、全员人口、居民电子健康档案、电子病历四大基础数据库。同时推动健康医疗大数据共享开放，建立跨部门密切配合、统一归口的健康医疗数据共享机制，搭建共享平台。2018 年，山东平台已汇集 65 亿多条数据，覆盖全省 1.066 亿人口，居民健康档案 7 650 多万份，全省委属（管）26 家数据已经全部打通，17 个地市超过 70% 的医疗机构实现对接。

二、科研数据共享

科研数据是健康医疗大数据中数据质量高、潜在价值大、公益性强的一类数据资源。许多国家、国际组织和科研联盟，通过开放数据库、共享平台、技术联盟等方式，围绕科研数据的采集、整合和共享进行尝试，力求数据能够安全、有效地进行流通。

（一）美国癌症基因组图谱计划

2006 年，在美国国立卫生研究院（National Institutes of Health，NIH）的组织领导下，美国国立癌症研究所（National Cancer Institute，NCI）和国立人类基因组研究所（National Human Genome Research Institute，NHGRI）联合启动了癌症基因组图谱计划（The Cancer Genome Atlas，TCGA），旨在通过大规模采集特定癌症患者的临床数据、影像数据、肿瘤组织及部分对应的正常组织样本，对其进行全面的基因组数据分析，获得一个全面的癌症基因组"图谱"，找到癌症相关的基因组变异并编制特定目录，实现数据共享，致力于促进癌症的早期诊断和精准医疗，预防癌症的发生。据报道，该计划已覆盖恶性胶质瘤、乳腺癌、卵巢癌、肺癌、结直肠癌、肾透明细胞癌、白血病、子宫内膜癌、膀胱移行细胞癌、胃腺癌等 30 多种癌症。

（二）美国 SEER 数据库

美国 NCI 于 1973 年建立"监测、流行病学和结果数据库 SEER"（Surveillance，Epidemiology and End Results，SEER），是北美最具代表性的大型癌症登记注册数据库之一，记载了大量循证医学的相关数据,涵盖美国部分州县 40 多年癌症患者的发病、死亡和患病等信息。其中,临床数据包括患者编号、个人基本信息、原发病灶部位、癌症尺寸、癌症编码、治疗方案、死亡原因等第一手信息,为临床循证实践及医学研究提供了系统的数据支持。SEER 数据库利用名为 SEER*Stat 软件来统一和规范,可用于统计分析。各登记站的数据以 1 年两次的频率提交至 NCI 进行分类统计和汇总,并向公众发布覆盖人群的癌症信息。研究者签署有关协议后,可以获取数据库的开放权限,通过互联网下载或向管理员申请获得相关研究数据。

（三）美国"癌症登月计划"开放数据库

为对抗癌症并加速相关抗癌研究,2016 年美国奥巴马政府宣布实施"癌症登月计划",拟两年投入约 10 亿美元寻找癌症疗法。该计划通过数据计算能力,促进各机构各部门数据共享和研究合作,推动癌症预防、治疗、护理和病愈后的研究。2016 年 6 月,建立并启用大型开放数据库,旨在为科研人员打造癌症数据库开放平台,便捷获取相关研究信息,实现数据共享,促进癌症的预防与治疗。例如一个名为"基因组数据共用"的数据库由芝加哥大学代美国国家癌症研究所管理,专门打造一个集储存、分析和共享功能的癌症基因组数据公共平台,有利于促进精准医学的研究与发展。该数据库的特点提供的数据为未经处理的原始数据,是一个交互式系统,易于搜索和获取,有助于研究人员使用新的计算工具与分析算法重新分析这些数据。该数据库整合了多个癌症研究项目的资料,致力于对 NCI 的项目数据进行集中化、标准化整合,包括肿瘤基因图谱（Cancer Genome Atlas,CGA）和儿童癌症等数据库以及来自 NCI 一系列新项目的数据和临床试验患者的 DNA 测序数据。

（四）英国高校科研数据共享政策

英国在科研数据管理与共享方面拥有丰富的经验,是第一个开展 e-Science 研究的国家。2009 年,伯明翰大学发布的《研究实践准则》中提及科研数据内容,是英国发布最早的科研数据政策。2011 年英国研究理事会发布《关于数据政策通用原则》,随后爱丁堡大学在全校范围内实施科研数据管理政策。随着国际上开放数据的热潮,加之英国政府政策支持和资助机构的号召,英国高校科研数据管理与共享政策的数呈现快速增长趋势;据英国统计,截至 2018 年 11 月 15 日,英国已有 57 所高校制定了科研数据管理与共享政策。英国高校在尊重资助机构指导的原则下,在科研数据共享与管理方面结合各自发展特点和需求,有不同的特点和内容,具有相对的独立性。

（五）健康数据国际共享与跨境流动项目

由于各地区的隐私保护和数据管理政策具有较大差异性,实际情况中,传统的先汇交集中再进行共享的模式,在数据跨境流动方面需要克服太多障碍。

世界经济论坛下属项目组致力于在满足数据政策,尤其是隐私政策的情况下,使用先进信息加密技术来平衡隐私保护和科学研究使用需求。号召使用新型的数据共享模式,让数据贡献者把数据留在本地,同时使用一套应用程序接口（application programming interfaces,APIs）,满足研究者在加密情况下进行调用,进而实现分布式的数据计算,得到科学研究结果。世界经济论坛将这种模式称之为联合数据系统（federated data systems）。使用该系统的好处是,能满足数据本地的管理要求,兼顾隐私和安全考虑,降低数据流通成本,构建大规模的联合数据集,更有利于发现新的研究点。

同样,来自美国加州大学圣迭戈分校、印第安纳大学等学者组成的研究团队,也致力于通过建立一套基于联盟计算方式的患者信息共享网络,并能在信息传输中保护患者隐私。

与传统的数据集中再共享的合作模式不同,该研究团队利用 SGX(Software Guard Extensions)技术完成可信任计算,原理是将敏感数据和操作转移至 SGX 的可信内存中进行处理,而数据和操作在其他地方以密文的方式存在。这样可以避免数据在传输中泄露患者隐私,还能避免不同数据安全管理政策带来的政策困扰。

研究团队选取儿童罕见病川崎病家族等位基因关联研究作为研究对象,组建了一个专门的跨国项目 PRINCESS(Privacy-protecting Rare disease International Network Collaboration via Encryption through Software guard extensionS),在英国、美国、新加坡三地的儿童医疗中心搭建一套跨国网络框架,共享经过本地加密的川崎病患儿数据,然后在美国的安全计算服务器上进行计算,得出相应的基因位点后将计算结果返给数据提交方。实验结果表明,PRINCESS 项目提供了安全的数据传输,而且分析速度远远快于同态加密等其他解决方案,为医疗数据安全共享提供了新的解决方案。

(六)中国国家人口健康科学数据中心

国家人口健康科学数据中心(简称 NPHDC)是中国国家科技部和财政部认定的 20 个国家科学数据中心之一,属于国家科技基础条件平台下的科技资源共享服务平台,承担国家科技重大专项、科技计划、重大公益专项等人口健康领域科学数据汇交、加工、存储、挖掘和共享服务任务。

按照建设目标,该数据中心分两个阶段实施。用 3~5 年时间完成统一标准规范、统一资源规划和统一技术构架,实现"逻辑上高度统一,开放共享;物理上合理分布,分工合作"。完成各类医学数据的收集、加工、汇总和交汇工作,制定元数据标准、数据标准、数据分类标准和数据标示标准,完成数据传输和交换标准,完成互操作的构架标准,完成安全认证标准等工作,达到国内领先、国际一流的高质量人口健康数据中心。再用 2~3 年时间进行数据整理、数据挖掘,形成覆盖全行业的国家人口与健康大数据中心,服务于科技创新、政府管理决策、医疗卫生事业的发展,为创新型人才培养和健康产业发展提供科学数据共享服务。

(七)北京大学开放研究数据平台

国内比较典型的有北京大学开放研究数据平台,是由北京大学图书馆、国家自然科学基金 - 北京大学管理科学数据中心、北京大学科研部、北京大学社科部联合主办,旨在推动北京大学研究数据的开放、交流与共享;全力打造功能完备、服务优质、具有国际影响力的开放数据平台,吸引国内外研究人员发布与使用数据,为基于数据的研究、决策提供国际一流的支撑平台。

该平台为研究者提供研究数据的管理、发布和存储服务,鼓励研究者开放和共享数据;为数据用户提供研究数据的浏览、检索和下载等服务,促进研究数据的传播、重用和规范引用。平台还加入针对性的数据支持功能,包括数据在线浏览和统计分析、在线格式转换和子集拆分、可视化展示、变量搜索、关联出版物链接等功能。用户实名注册后,可以下载开放数据,或站内申请使用受限数据。

平台已经收录了北京大学中国调查数据资料库[包括中国家庭追踪调查(CFPS)、中国健康与养老追踪调查(CHARLS)、北京社会经济发展年度调查等]以及北京大学健康老龄与发展研究中心、可视化与可视分析研究组、生命科学学院生物信息学中心等跨学科的开放数据。汇聚了一批国内具有极高影响力的精品调查数据,如:中国家庭追踪调查(CFPS)、中国健康与养老追踪调查(CHARLS)、中国老年健康影响因素跟踪调查(CLHLS)、北京社会经济发展年度调查(BAS)。

该平台不仅面向北大师生,也面向国内外收录国内和国外、学界和非学界相关组织的优质科研数据。在鼓励研究者自行提交之外,平台有针对性地向国内外学者或科研机构征集研究数据(以调查类数据为主),对数据进行管理或加工后,免费共享给数据使用者。所征集数据的机构或个人本着自愿的原则,认同平台的有关规定和平台签署"数据资源共享合作协议"。

第二节 技术产品与服务应用创新

以健康医疗大数据资源为基础,人工智能、"互联网+"等先进技术不断被创新型企业应用到为患者、医生、管理人员带来新的技术产品和服务。健康医疗大数据创新型企业近年发展非常迅猛,据麦肯锡报告,2011—2016年间,医疗行业数字化创新年均符合增长接近10%,仅次于金融保险行业,超过了批发零售贸易行业。全球医疗健康产业投融资额从2011年的不足400亿元,已经上升到2019年的3 200亿元,其中大数据、人工智能、医疗信息化一直是热门领域。

越来越多的迹象表明,医药行业发展很多是来自于数字化的驱动,从新药研发到临床研究,再到临床决策、患者健康管理、医院运营,处处可看到数字化驱动带来的改变。本节选取了健康医疗行业中较为AI辅助诊疗、智能药物研发、智慧医院建设、智能健康管理、互联网医院诊疗平台和医疗数据智能处理等6大类典型应用场景和2020年抗击新冠肺炎疫情的专题场景,介绍部分代表性的企业及产品应用。案例的选取无利益相关,主要考虑应用领域的代表性,未必能涵盖所有技术产品和服务应用,只做简要归纳整理。

一、AI辅助诊疗决策与服务

(一) AI辅助医学影像诊断

人工智能产品已经部署在CT、磁共振以及DSA等医学影像设备上,能够缩短扫描时间、降低放射剂量、获得更好的成像质量以及工作流的优化。比如大幅缩短了磁共振扫描时间长,患者移动身体影响CT质量的问题,同时赋能影像科医师和科研人员,提高阅片效率和诊断质量。

2019年5月,东软医疗发布MDaaS(Medical Devices & Data as a Service),包含影像云投建运营、医学影像智能服务平台、专科疾病解决方案和临床诊疗解决方案等4个层次的内容和产品。影像云投建和运营是数据内容层,包括数据的获得、传输及管理平台,并通过应用数据接口(API)支持相关应用的研发。医学影像智能服务平台是数据处理层,主要针对影像数据的分析处理,为医生诊断和治疗提供参考和分析,该平台可通过第三方应用软件接入。专科疾病解决方案主要由针对专科化疾病的专业软件构成,提供脑疾病以及肺科专科化疾病智能诊断服务。研发的针对急性缺血性脑卒中影像的全自动智能分析软件NeuBrainCARE,通过与首都医科大学宣武医院合作共建了eStroke国家溶栓取栓影像平台,为50多家成员医院提供智能诊断服务。

深睿也是一家致力于将AI进行辅助影像诊断的企业,已开发了Dr. Wise® 系列产品,一是人工智能医学辅助诊断系统,主要解决方案涵盖肺全科、乳腺癌、生长发育和脑卒中,通过基于机器视觉与深度学习技术,提供诊断建议,生成辅助结构化报告,有利于提高医生的影像阅片、诊断效率与质量;二是智能影像云系统。主要致力于实现标准的信息共享和交换,实现医疗护理流程的闭环管理,优化和整合医院内部的资源以及医院外部全社会的信息资源。包括查询患者不同时期、不同医疗机构的影像数据、对患者的影像数据进行处理、分析、书写诊断、覆盖全区域的数字影像诊断服务、实现跨区域的实时影像会议等功能。三是多模态科研平台系统,可以通过结构化处理技术,从电子病历记录中自动化提取科研信息,提供半自动标注工具,辅助实现医生对图像进行调整,自定义轮廓标记等,无需第三方软件,基于标注结果直接分析建模,自动化提取包括强度、形态、纹理等 7 大类 1 218 种影像特征,实现对 14 种机器学习算法的工具封装,帮助医生实现数据标注、模型训练、效果评估在内的全流程深度学习研究,用于临床预测。

2018 年,依图医疗发布了 AI——care. ai® 胸部 CT 智能 4D 影像系统。该系统突破单一结节检测,其病灶检出能力涵盖结节、斑片、条索、囊状影、淋巴结等绝大部分影像所见,并提供良恶性鉴别、自动历史影像对比等功能,为临床医师提供全面助力。系统全面升级后,可进一步自动分析结节、淋巴结及其他转移病灶的深度信息,为医生提供更为精确和可靠的结果;同时具备了胸部骨疾病的智能定位和诊断功能,助力智能决策。2019 年,在北美放射学年会上依图医疗推出更多参展 AI 产品,包括胸部 CT 智能 4D 影像系统、躯干骨疾病 CT 智能诊断系统、乳腺 X 线智能解决方案、儿童生长发育智能诊断系统、卒中中心 CT 智能诊断系统等。

(二) AI 辅助肿瘤诊治

Watson 是 IBM 公司的认知计算技术平台,于 2016 年提出"认知计算"战略,并将认知计算技术同医疗实践结合,开发了以健康医疗大数据为基础、以认知计算为手段的跨学科、跨领域的产品。主要应用流程可分为健康医疗大数据收集—数据分析—基于数据分析推断—决策四部分。海量的健康医疗大数据是认知医疗的基础,通过 IBM Watson 对数据的分析理解,为患者的医疗结果进行推断,根据推断结果提供个性化的医疗决策支持。IBM Watson 认知技术与健康医疗大数据相结合,具有以下特点:①应用范围广,目前可广泛应用于肿瘤治疗、慢性病管理、精准医疗、医疗影像等领域。②数据整合性强,是对医学领域、各种类型的非结构化数据的整合,既是数据整合平台又是数据分析平台。③循证性,应用基础和核心是健康医疗大数据资源,以数据为基础的技术应用决定了认知医疗的循证性质。

1. 肿瘤治疗方案。Watson for Oncology 是将肿瘤学家在癌症治疗方面的深厚专业知识与 IBM Watson 认知技术有效结合起来,通过评估患者病历中的信息,评定医学证据,按照置信度列出可能的治疗方案,提供支持证据,帮助医生找到最适合的肿瘤治疗方案。2014 年,IBM 与纪念斯隆 - 凯特琳癌症中心合作,肿瘤专家利用患者大量数据训练肿瘤解决方案,上传近 500 份医学期刊和教科书,1 500 万页的医学文献。2016 年 8 月,IBM 与杭州认知网络科技有限公司合作,将纪念斯隆 - 凯特琳癌症中心训练的 IBM Watson 肿瘤解决方案在 21 家医院推广应用,为中国医生提供个性化的肿瘤解决方案;同年 12 月,"浙江省中医院沃森联合会诊中心"进一步推动其在中国的推广应用。目前,该解决方案支持乳腺癌、肺癌、结肠癌、直肠癌、胃癌、宫颈癌、卵巢癌等肿瘤疾病的诊疗,临床应用于全球 25 个国家的 300 多家医院(其中中国 100 余家),辅助治疗超过 140 000 位肿瘤患者。但是,由于 IBM Watson 认知系统里收录的都是国外疾病案例,并未结合中国病例,给中国医生的诊疗带来一定局限性。

2. 个性化癌症治疗。主要是通过 Watson for Genomics 支持分子病理学实验室扩展其精准肿瘤学项目,满足现有及未来不断增长的个性化癌症治疗需求。其通过利用人工智能从同行评审文献中提取非结构化数据,不断扩大其知识库,并根据最新批准的治疗选择,包括靶向和免疫治疗选择、专业指南、基于生物标记的临床试验选项、基因组数据库和相关出版物等,提供最新的变异信息和临床内容。其可以读取基因组测序数据,通过进行大批量数据库的比对,为患者提供更加精准的潜在可行性方案,为医生诊断治疗方案的制订提供参考借鉴。

二、智能药物研发

(一) 新药研发

1. 数字化解决方案加速新药研发上市　太美医疗科技提供基于人工智能等技术的临床研究数据管理、医药研发、药物经济学评价等服务。其中的医药研发协作平台 TrialOS 药试圈,聚集太美医疗科技旗下 20 余款软件,覆盖医院、药企、患者等多方参与者;实现临床研究中的数据交互、流程协作、标准统一,消除信息不对称,以数据驱动运作,建立项目库、中心库和研究者库,整合行业资源,提高效率,节约成本,有效加快新药上市步伐。

软件核心产品主要包括针对临床研究项目管理、文档管理、数据采集、医学影像等系统,临床研究机构的管理和运营系统,可供患者使用的 App 以及药物安全性管理系统,产品还实现与监管部门的对接。

平台包括临床研究项目管理系统、机构管理系统、数据管理系统、医学影像阅片系统等。临床研究项目管理系统主要通过数据的信息化和智能化手段对临床试验进行质量和进程把控,降低临床试验的风险和成本。该方案主要包括 eCooperate(CTMS)临床试验项目管理系统(智能审批与报告管理,移动端 App 配置)、eArchives(eTMF)临床研究电子文档管理系统、eCollege 培训管理系统和 eQuality 临床研究稽查系统。

临床研究机构管理系统主要通过数字化技术,为临床研究机构建立并实施标准化操作流程与线上运营模式,帮助其增强项目管理和运营能力,通过数据和信息实时共享,建立与申办方的顺畅沟通渠道,加速试验进程,保障试验质量。临床研究数据管理系统主要通过标准化的技术模块实现临床试验数据的自动化采集、清洗、处理等,减少人工参与,降低成本的同时提高数据的处理效率和质量。该系统主要由 eCollect(EDC)临床研究电子数据采集系统、eBalance 临床研究随机和药物管理系统、数据管理服务和生物统计服务构成。

2. AI 助力新药筛选　广州智睿医药致力于将深度学习应用于新药挖掘与设计。公司AI 新药筛选平台基于 QSAR 模型,搭载深度学习框架,并以上市药物进行训练优化。合理运用超算平台,在自有的千万级化合物数据库中,应用大数据和算法赋能药物研发,并提高药物筛选准确率,对特定靶点实现虚拟化合物分子对接,初步筛选出候选物数据集。

通过人工筛选和高通量筛选等随机方法筛选天然产物和化合物库是一个效率低下且耗时耗力的过程。智睿医药通过收集国内外已上市药物、在研新药、合成化合物等药物的基础数据,组建多个不同类型的数据库,通过对数据库中近一个亿的化合物结构分析,建立不同梯度的化合物数据库,能够对一些先导化合物的特性做出判断,减少药物在研发初期的工作量,进一步缩短研发周期,提高效率和成功率。在 AI 赋能医药的几类场景中,智睿医药专注于小分子化合物挖掘,自主开发的深度学习算法系统可基于化合物分子数据和靶标蛋白质数据建立药物筛选模型。

（二）药物警戒

太美医疗科技结合人工智能和大数据技术开发了药物警戒产品，包括不良反应报告自动识别和自动录入、多语言环境下的报告自动翻译、药物安全数据挖掘和风险监测在内的诸多智能化的功能特性，有效降低了药物警戒管理的复杂度并大幅提升运营效率。该产品体系包括 eSafety 药物警戒系统、eSAE 填报提交管理系统和药物安全链小程序。

药物安全链以微信小程序为载体，打造一条包括患者及家属、医师在内的所有药物接触人群，均可通过手机随时上传用药后不适信息，MAH（Marketing Authorization Holder 药品上市许可持有人）及时收集、上报并反馈的双向沟通闭环通道，实现对患者和 MAH 的双向赋能，进一步保障患者的用药安全。到 2019 年，太美医疗科技已与超过 500 家国内外领先制药企业和 CRO（Contract Research Organization 医药研发合同外包服务机构）开展业务，与1 600 余家医院保持稳定合作，平台支撑我国 1/3 的注册临床研究和不良反应申报工作。

三、赋能智慧医院

（一）智能电子病历及问诊

1. 基于电子病历的人工智能解决方案　2019 年，云知声发布了医疗语音交互解决方案、智能病历质控、智能候诊及智能随访等人工智能解决方案，从电子病历相关问题出发，将医生从繁重枯燥的工作中解放出来。

（1）医疗语音交互解决方案：该系统以高性能识别引擎为基础，主要通过医生在诊断过程中的语音来高效准确处理烦琐的文本录入工作，通过语音和手持设备与院内 HIS（医院信息系统）、PACS 等系统交互起来。为适应医院不同科室实际需求，该系统提供两个版本。标准版提供一种方便快捷的辅助录入方式，医生通过口述患者病情，系统自动将语音转为文字，以结构化方式录入电子病历数据，实时将文本输入至光标所在位置，从而提高录入效率；升级版则将专科识别模型、语音操控接口、语音过滤等专科化功能作为单独模块开发，实现系统的低耦合。可根据业务和场景需要与标准版系统自由组装，打包成不同的专科方案。键盘录入和语音录入可同时使用，自由切换，从而使病历在输入过程中更加规范和安全。

（2）智能病历质控：依靠基于百万数据构建知识图谱，打造智能病历质控系统，该系统可准确理解病历内涵并进行缺陷筛查，重塑业务流程，大幅提高病历质控工作效率及其深度和广度。

（3）智能候诊及智能随访：智能候诊系统应用场景主要是医院候诊室。在该系统支持下，机器人可主动发起和引导与患者的对话，完成病史采集工作，并将患者的病情摘要（病史）发送给医生，使得医生在见到患者之前，便已获得患者病情的部分信息，从而提高医生问诊效率，减少误诊。

智能随访解决方案则可根据规定问题模板模拟"医生"打电话给患者，提高随访效率，并可确保随访信息采集的全覆盖及准确性。该系统还可为患者提供各种个性化的院后服务，如复诊智能提醒、用药智能提醒、随访互动、康复指导、健康记录、医疗查询，帮助患者实现自我康复与健康管理，从另一角度说替医院完成出院后的服务延伸，可以改善用户体验和提高患者就医满意度。

2. 智能电子病历及"智医助理"　2017 年，科大讯飞的口腔科语音电子病历系统正式在北京协和医院落地使用。整个系统包括可以夹在医生领口的医学麦克风、装在医生口袋的发射器、插在医生工作电脑上的接收器。接诊过程中，以科大讯飞的智能语音技术和人工智能技术为核心，采用语音识别＋自然语言理解的方式，智能展现医患交流内容，自动生成结构化的电子病历。可以用口述的方式说出患者的病历，就可以自动生成患者结构化的电子病历，医生仅需在生成的电子病历上进行修改，即可提供给患者并同时完成存档。科大讯飞研发的"智医助理"能诊出近千种常见病，提升医生的诊断精度，帮助患者在病情复杂、紧急的情况下，在最短的时间内得以确诊，获取最佳治疗时间，缩短诊疗周期。

（二）智慧医院运营

1. 数据驱动管理，推动智慧医院建设　东软集团进入医疗信息化领域较早，业务覆盖电子病历、健康档案、医院信息平台、区域卫生信息平台、远程医疗、医学影像等领域。2016年，东软集团推出面向大型三甲医院的新一代医院核心业务平台——RealOne Suite，是由RealOne HIS、EMR 和 ESB 组成的医院信息一体化的软件平台。旨在数据驱动管理，发展智慧医院，实现对 200 多个核心业务流程闭环式管控，全面实现互联网环境下"多屏信息互动"，从根本上解决了集成平台若干独立系统中信息不能互相操作的问题。

在数据集成的基础上，东软与百度合作携手打造智慧医院解决方案，包含临床辅助决策系统（CDSS）、合理用药系统、病案质控系统、慢性病管理平台等系列产品，目前该解决方案已经在中国医科大学附属盛京医院等机构进行试点落地，从智慧医疗、智慧管理、智慧服务等方面，全流程、全方位赋能医院。智慧医疗方面，系统覆盖了全部的 15 大类常见用药质控维度。2015 年，东软望海与医院业务场景紧密结合，深入探索互联网＋医疗的服务新模式，推出匹配现代医院管理制度模式的 OES（Operation Effective System）、医院智慧财务、医疗智慧物联、智能 DRG 费率与结算等创新解决方案，构建了望海云。华中科技大学附属协和医院以 DRG 成本核算改革为核心，联合东软望海进行成本核算信息管理系统建设，实现供应链数据库、审批数据库等多系统的无缝连接，全业务流程的电子化管理。

2. 利用中台技术打造智慧医院 3.0　卫宁健康是国内专注于医疗健康和卫生领域整体数字化解决方案与服务的高新技术企业，业务覆盖智慧医院、智慧区域卫生、互联网＋医疗健康等。智慧医疗方面，卫宁健康凭借多年积累，助力医疗机构用户进行 JCI（国际医疗卫生机构认证联合委员会）、HIMSS（医疗卫生信息和管理系统协会）、国家医疗健康信息互联互通标准化成熟度测评以及电子病历系统功能应用水平分级评价等高级别的医疗信息化评测。

智慧医院 3.0，是由卫宁产品体系不断演变而来。智慧医院 1.0 以业务应用优化为核心，2.0 是以智慧平台为核心，3.0 测试以中台重构数字化业务为重点。三者处于不同的时期，也面对不同的业务场景，通过逐步迭代更替助力医院走向智慧化。卫宁健康智慧平台是基于大数据技术构建的一体化集成平台、数据服务平台，具备较为完备的数据治理，通过平台丰富的服务功能为医院信息系统提供各种智慧化服务，满足业务流程优化、业务闭环、评审评级的要求。

同时，卫宁健康基于 HIT（医疗信息技术：聚焦功能与流程以解决效率问题）、HDT（医疗数据技术：数据治理及挖掘驱动反哺业务）、HBT（医疗业务技术：内容及服务重构实现生态赋能）三个维度的价值叠加，通过中台服务战略构建满足未来需求的智慧医院，以患者为中心，推进数字化转型升级和医院数据的高效利用，助力全面实现智慧医疗。智慧医院 3.0 中，卫宁健康将基于技术中台、业务中台、数据中台为支撑，着力打造智慧中枢。

3. 基于 AI 的医院数据平台　随着医疗大数据和人工智能应用的兴起，医院信息系统普遍存在整体业务流程缺乏优化、"信息孤岛"现象严重、医院信息系统的稳定性差、可靠性低、业务领域之间难以有效进行数据沟通等问题。提高医院数据可用性，并应用于管理、诊疗、科研等业务场景，让数据价值最大化，变为"看得清、说得明、用得上"的信息，成为亟待解决的问题。2016 年成立之初，森亿智能以医院科研数据需求为切入点，通过中文医学自然语言处理、中文医学知识图谱、机器学习和认知计算等技术，将 AI+HIT 深度融合打造了第一款智能化科研平台产品。该平台以挖掘临床医疗数据为核心价值，充分提升科研质量与效率，该平台是以数据治理为理念，全自动化解决研究型医院海量临床数据与科研数据结构化以及标准化问题，释放、挖掘数据核心价值，推动数据驱动的医疗科研、管理、患者服务的整体解决方案。

四、智能健康管理

（一）健康管理平台

1. 健康管理信息交互平台　传统的健康管理模式下，各个独立数据难以及时有效沟通互联，无法形成一个完整的闭环服务体系。妙健康开发"物联网健康数据交互平台"，通过制订健康数据交互标准规范行业端口，实现了部分智能健康设备数据采集的协同性，例如手环、体脂称、监护仪等智能设备。妙健康还通过线上健康问卷、主动导入等方式，接入体检、基因、保险等各类健康相关数据，实现"健康管理信息交互"。取得健康数据后，妙健康通过人工智能技术挖掘更深层次的价值。先是构建拥有 100 万的实体节点和 1 000 万的关系连接的 NLP（自然语言处理）健康知识图谱，在此基础上结合健康医疗大数据分析指南等生活医学循证经验，打造"AI 健康管理师"，为用户提供定制化科学有效的健康干预方案，促进用户运动、营养、心理、睡眠、健康素养等健康习惯。自研健康行为指数——M 值，可以根据不同维度跟踪监测数据，把用户动态的健康行为量化成一个数值。根据反映用户的生活方式是否健康，然后制订游戏化的健康干预任务，促进用户主动参与健康管理，逐步改善并提升健康状况。互动式保单平台也是其打造的另一款智能化产品，通过健康医疗大数据分析，智能输出核保结论和未来风险分析，最终打造千人千面的健康及专属保险方案。针对慢性病风险可提供各类慢性病险产品风控方案，借助 AI 智能推荐健康计划和健康任务，让带患者群也可以享受保险服务。

2. 数字化健康管理平台　2017 年，碳云智能首度公开其打造的数字化健康管理平台——"觅我"，主要针对全景、全时、全民级别的多维数据综合处理，即基于系统生物学大数据和人工智能的计算能力。

通过"觅我"，构筑的是一个数字健康管理的产业链条——上游对生命数字量化（digitalizing your life），中游对数字生命分析理解（knowing your digital life），下游对应健康管理和应用生态（managing your digital life）。通过对个体生命的数字量化，个体相关健康信息会以数字化形式保存，形成个性化健康信息数据库，使个性化健康管理有可能实现。2016 年，与欧洲岛国马耳他正式成立碳云（马耳他）有限公司，成为碳云智能布局全球智能健康管理平台的第一个国际基地，致力于在基因、蛋白、代谢等多层次生命数据基础上进行智能健康管理，包含疾病治疗、预防护理和精准营养等。

（二）智能设备

1. 可穿戴设置智能监测 2019 年 12 月,华米科技宣布与北京大学第一医院心血管内科签署战略合作备忘录,共同推动心脏健康管理计划;随后宣布将和一家来自美国的数字医疗创业企业"AliveCor"达成合作,一起拓展欧美国家的医疗级心电图服务市场。2020 年,华米发布了包括真无线专业运动耳机 Amazfit PowerBuds、智能助眠耳塞 Amazfit ZenBuds、户外智能手表 Amazfit T-Rex、家用全折叠智能跑步机 Amazfit AirRun、专属家庭健身房 Amazfit HomeStudio 等一系列运动健康产品,将平台延伸至覆盖用户运动健康生活的全场景。

2020 年 4 月,华米科技与广州呼吸健康研究院/国家呼吸系统疾病临床医学研究中心、广东省南山医药创新研究院正式签署了合作框架协议,三方共建腕部智能可穿戴联合实验室,这也是科技企业和顶级医疗机构在疫情防控与康复管理等领域的一次标志性跨界合作。三方将基于华米科技的技术及算法优势,利用国家呼吸系统疾病临床医学研究中心呼吸健康大数据平台优势,通过"技术算法 + 平台资源",联合开展"新冠肺炎出院后随访及康复管理"项目,对自愿参与该项目的患者进行运动、睡眠、心率及康复预后等方面的综合管理,两大平台优势的强强对接,既针对目前的疫情防控,又着眼长期预警系统建立。

2. 智能血糖控制 App U 糖是一家依托互联网的医疗大健康 App 服务平台,专注糖尿病院前监测、院外管理、院内强化治疗三位一体的一站式精细定制服务。全新升级的 U 糖 3.0 植入智能测糖、智能控糖以及并发症预测,打造糖尿病患者全天候量身定制的血糖健康管理系统。病患确诊后通过 U 糖患者端的数据提示从而进行健康自我管理,医生通过 U 糖医生端实时管理患者,为其提供专业咨询建议。U 糖 App 的血糖预测功能是通过多重模型对用户小量数据进行整合运算而来,通过患者血糖变化趋势,提前预知即将产生的低血糖或高血糖等危险症状,在此基础上,通过相应饮食控制、运动辅助和用药量改变等一系列措施,控制和规避血糖风险,帮助实现用户个体化的精准计算。U 糖医生端患者个性化服务方案,包括"个性评估""个性治疗方案"和"个性院外跟踪随访"等功能。

五、互联网医院和诊疗平台

1. 基础医疗服务云医院平台 东软熙康成立于 2011 年,强调"致力于构造强大的基础医疗服务云医院平台"。在面向医院方面,熙康联合医院可以提供超越传统线下医院的服务,如出院患者服务、未住院患者服务、患者家庭护理等。通过熙康平台的综合管理,达到降低医疗费用、提升绩效的目的。其构建的医联体和医院专科联盟平台,使医疗资源可以更好利用,进一步提升了各级医疗机构的运行效率和能力。

东软熙康通过云医院平台与医保进行合作,在医联体和专科联盟平台上与上级医院展开协同服务,可以减少重复检查,助力实现医保控费的目标。2014 年 9 月,与宁波卫健委共建宁波云医院平台,由政府主导、市场化运营。经过 5 年建设运营,已成功打造了宁波云医院模式,现有注册患者近 30 万人,日均线上门诊量已经相当于 2019 年上半年全国三级医院门诊量的平均值。宁波云医院主要是以医共体和医联体为基础,聚焦共享医生和共享药房服务;突破物理空间的限制,以自助微诊室和智慧云药房解决偏远地区居民就医取药、医疗机构资源受限的难题;完善云医院护理服务平台的服务能力,为医疗机构和医护人员的院外延伸服务提供新途径;形成了面向新医疗服务的学科建设以及基于病种诊疗路径的科学化、标准化建设。

2. 互联网医院实现商保直赔　2017年4月,平安好医生与天津中西医结合医院·南开医院签署全面战略合作协议,推动互联网医疗与综合性医院的合作,同时推出商保直赔服务,对接医院和保险两方。合作涉及医院门诊、体检以及住院等服务,医保报销方面升级为商保直赔,省去患者垫付,再找保险公司理赔的程序。通过平台自有的1 000名全职医生团队,与外部名医形成的多圈层分级诊疗体系,提供有针对性的健康指导、健康管理和医疗服务。

3. 互联网智慧医疗解决方案　杭州卓健信息科技有限公司成立于2011年,为大中型医院及医疗生态链各环节提供互联网化解决方案,打造智慧医疗生态闭环。目前拥有互联网医院、医联体、医生教学平台(医链)、处方流转平台(橄榄云)、药店诊所化平台(橄榄诊所)等产品。

线上院区板块提供预约挂号、在线问诊、检查预约、处方流转、药品配送、管理服务等功能,与医院HIS实现无缝衔接,整合电子病历、电子处方等数据资源,打造线上线下一体化医疗服务。远程医疗实现Web、App、企业微信等多终端并进,消除地域时间限制。数据管理服务主要是为医院提供病历、问诊、检查检验、处方、药品等数据的结构化、可视化管理。通过统一接口实现对各类数据的采集和结构化存储,建立大数据库,为后期数据分析和AI深度学习做好准备。智慧医教致力于让互联网医院管理者精细化组织在线学习、培训、考核。在做好互联网医院核心功能解决方案的基础上,还提供家庭好医、慢性病管理、智能客服、人员管理等方面的解决方案。

4. 互联网医疗平台统筹区域医疗资源　好大夫在线提供"线上咨询、预约转诊、线上复诊、远程专家门诊、家庭医生签约后服务"等多种服务形式。2016年4月,好大夫与银川市人民政府签约,将以银川智慧互联网医院为载体,鼓励并协助好大夫平台上来自全国4 800家医院的10万名医疗专家落地银川,与银川市各级医院、社区卫生服务中心(乡镇卫生院)、社区卫生服务站(村卫生室)、药店等服务机构及天天体检屋合作,并将银川当地医院升级为互联网医院。2017年3月,银川市宣布医保信息系统与好大夫互联网医院实现对接,银川患者在好大夫互联网医院进行图文问诊、电话问诊、疾病咨询、远程会诊、购买药品等,可以享受医保报销,可直接用医保个人账户支付,且纳入门诊统筹按比例进行报销。

通过好大夫在线平台,使银川的医疗资源得到更好利用,医生既可以通过远程会诊为患者提供服务,又可以与其他医疗机构共同开展服务。同时,在线上分诊导诊、会诊转诊、预约挂号、视频问诊、远程医疗、电子处方、划价缴费、诊疗报告查询、用药指导、健康咨询、院后随访、慢性病管理和线下疾病诊疗、视频问诊场地、患者教育、药品配送等多方面实现智慧医疗全天候、多场景的覆盖。

5. 互联网医院面向管理式医疗转变　2015年12月,浙江省桐乡市政府和微医集团创建了全国首家互联网医院——乌镇互联网医院,先后在19个省市落地,通过核心功能的创新发展不断探索互联网医院的新模式。

微医的团队医疗模式,组建包括两院院士和国医大师在内的超过1.2万人的专家团队,精准匹配医患,助力基层能力提升,通过应用电子病历共享、远程医疗等技术帮助医患完成在线复诊和远程会诊。

微医云是微医健康医疗行业云平台,在连接医院、服务政府和行业的过程中,积累了健康医疗大数据资源和服务能力。微医互联网医院依托云平台,打造从"挂号—轻问诊—掌上医院—健康守门人"的互联网医疗模式,通过弱化医院的角色,实现从治病到预防疾病的转变,并打造由医疗供应网络、健康管理服务和医疗保障体系共同组成的 HMO(Health Maintenance Organization,健康维护组织)平台,面向亿万家庭,提供"线上 + 线下、全科 + 专科"的管理式医疗健康服务。同时,打造健康管理商业模式,医生通过微医平台提高问诊效率、拓宽就诊渠道,患者通过付费提供数据、从而得到高效服务,医院通过平台精准匹配资源、解决信息孤岛等问题,平台则可以从中获取医疗服务提成和数据价值变现等,以推动其稳定良性发展。

六、医疗数据智能处理

1. 建设非结构化数据转换的标准规范体系　针对健康医疗大数据整合问题,医渡云搭建了非结构化数据转换为结构化数据的标准与规范体系——医学数据智能平台(DPAP)。结合国内外健康医疗大数据整合标准,通过对患者健康医疗大数据的整合,构建患者时间轴模块,以诊疗事件时间为主线,完成疾病数据建模。以胃癌为例,通过与医院信息化系统(EMR、LIS、PACS 和 HIS 系统)对接,建立胃癌疾病数据库,通过对数据库的筛选、分析和管理,构建胃癌模型标准数据集。

医渡云可以对集中的患者数据进行多维度分析(描述性统计、单因素分析、多因素分析、相关分析、生存分析描述性统计),验证科研思路。与传统疾病数据库相比,其具有以下优势:NLP 后结构化处理能力(利用自然语言处理技术对文本进行结构化提取)、归一标准化能力(从诊断名称、病理结论、手术过程描述、检查结论为标准附型)、复杂逻辑推理计算能力(通过详尽的医学逻辑,深度计算来源于不同系统的诊疗数据,以得出原始数据中未提及的数据)。

2. 建设健康医疗大数据共享交换智能平台　2017 年福州健康医疗大数据产业园启动建设,中电数据服务有限公司(简称"中电数据")与福建省福州市政府合作成立运营服务公司,专门负责福州健康医疗大数据平台的采集、运营和开放开发工作。福州政府牵头,市内医疗机构将医疗数据向福州市健康医疗大数据平台进行汇交,中电数据通过自建技术体系,创新数据治理系统(CUDP),研发大数据采集、治理、检索、管理和服务等平台,实现对健康医疗大数据的归类、聚合、标注、脱敏、检索、服务,形成可开放数据集;并通过自主研发的 PK 安全认证、物理隔离等方式,严格限制数据的滥用和流出,防止隐私泄露。2018 年已实现 37 家市、县级医疗机构健康医疗数据的互联互通和标准化入库,接入区域内人口 571 万人,制订元数据规范 10 000 条、近 300 个临床数据集,汇聚结构化存量数据总大小 8.5TB,数据总量 165 亿条。

中电数据承建的大数据共享交换智能平台初步整合了福州市的人口资源、电子病历、健康档案等健康医疗数据,未来将陆续采集基因数据、穿戴设备等。平台实现全生命周期的数据治理、数据脱敏和数据清洗,梳理出的数据资源目录,为临床、科研、卫生的行业治理、管理决策、惠民服务、产业发展提供数据共享、开放、开发服务。

3. 基因数据的共享利用　华大基因主要是通过基因检测等手段,为医疗卫生机构、科研机构以及企事业单位等提供基因组类的诊断和研究服务。2016 年 9 月,华大基因正式运营深圳国家基因库(由国家发改委、财政部和科技部等多部门共同投资建设)。依托国家基因库资源,为数据存储和共享提供可靠基础,把资源整理集结,通过共享为更多人所用。

华大基因组建健康医疗大数据中心,布局基因数据全产业链。2017年12月,贵阳市人民政府与华大基因签署战略合作协议,双方开展"民生＋科研＋产业"大数据合作,建设贵州健康医疗大数据中心。2018年5月,南京市人民政府及江北新区分别与深圳华大基因科技有限公司签署战略合作框架协议,共同打造健康医疗大数据中心、组学公共服务平台及基因科技研发与应用示范基地等,推动基因检测等先进医学检测技术的普及惠民。华大基因签约福建长乐医疗大数据产业园,推动健康医疗大数据采集、存储、应用过程中的互联互通和共建共享,以利于开发应用创新和产业集群发展。

除华大基因外,基因数据也吸引了其他企业的进入。2015年贝瑞基因牵手阿里云共建中国人的基因数据库。于2016年宣布一周内完成40万人的"神州基因组数据云"计算,在产前、孕前、遗传病及肿瘤检测等领域累积数据,构建具有中国人群特色的基因组大数据库。目前,已初步完成数据的部分分析,如建立乳腺癌疾病谱,通过对接近10 000个乳腺癌患者进行基因检测,发现9.8%的乳腺癌是由遗传因素所致;经进一步研究,确定了包括 *BRAC1*、*BRAC2* 在内的多个中国人乳腺癌易感基因,一旦突变会导致患病概率增至原来的数倍。在此基础上,将自建的中国人基因组数据库与万例妇科肿瘤患者的基因数据进行整合,建成全球最大的妇科肿瘤基因组数据库,将大幅提升肿瘤基因检测效率。

七、新冠肺炎疫情防控专题案例

2020年暴发的新冠肺炎疫情是一次全球性重大突发公共卫生事件,以大数据、人工智能、"互联网＋医疗"、5G、智能机器人等为代表的新技术创新应用在疫情防控中发挥了重要作用。

(一) CT+AI 智能诊断提升效率

CT影像是新型冠状病毒性肺炎的重要诊疗决策依据之一,为提高诊断效率,包括阿里达摩院、腾讯觅影、依图科技等数10家医疗 AI 企业陆续推出了 CT+AI 的新冠肺炎辅助诊断系统,或在原有的肺炎 AI 产品上强化了新冠肺炎的检出功能,帮助医生区分病灶,进行三维影像重建,甚至能够在20s内完成从疑似病例中区分出新冠肺炎、普通病毒性肺炎及健康的 CT 影像,对前线医疗工作提供了强有力支持。

(二) 大数据算法加快病毒基因研究和药物研制

为加快新冠肺炎疫苗研发,清华大学与全球健康药物研发中心(GHDDI)提供了关于人工智能药物研发平台和大数据分享平台,对疫苗研发需要的药物资源免费发放给相关科研人员。此平台有新冠肺炎病毒不同阶段的实验信息,结合"老药新用"的思路,可以加快筛选药物分子化合物,大幅缩短疫苗研发时间。新型冠状病毒的基因组长达3万个碱基,用最快的经典算法测序也需要很长时间,多家人工智能企业开放算法提升测序效率。百度研究院的线性时间算法 LinearFold 可将新型冠状病毒的全基因组二级结构预测从55min缩短至27s,提速120倍。浙江省疾控中心上线自动化全基因组检测分析平台,基于阿里达摩院研发的 AI 算法,原来需要耗费数小时的疑似病例基因分析缩短至半小时,并能精准检测出病毒的变异情况。

(三) 互联网医疗问诊分散缓解就医压力

疫情之下,医疗机构面临空前的感染控制压力,互联网医疗凭借突破地域限制、无接触、避免交叉感染等特点,受到欢迎。卫生部门主动成立互联网医疗平台,采用5G、人工智能、视频通信、远程医疗等技术,将医疗资源向线上转移,引导市民有序就医,减少交叉感染风险、减轻压力,同时进行疫情防控知识宣教。如北京市新型冠状病毒感染肺炎在线医生咨询平台,在疫情防控期间安排千余名医生 7×24h 面向广大市民提供咨询服务;海南省互联网医院新冠肺炎诊疗服务平台整合海南省 16 家互联网医院进行在线诊疗;宁夏卫健委联合微医互联网总医院开展在线义诊,为宁夏和全国群众提供 24h 无休、3min 内响应接诊的免费服务。好大夫、平安好医生、丁香医生、1 药网、春雨医生等多家互联网诊疗平台也组织专家义诊,为新冠肺炎和发热患者免费义诊。

对于定期就诊服药的慢性病患者,选择互联网医疗平台进行复诊购药更是疫情下的最优选择。国家医保局明确慢性病"互联网+"复诊可以纳入医保,受此政策助力,多家互联网诊疗平台的用户注册量、访问量、问诊量都出现数倍增长。

(四)远程技术弥补优质医疗资源不足

远程医疗在疫情初期便开始发挥作用,为疫情重灾区和偏远地区患者救治提供远程会诊指导和技术支持。在中国联通协助下,钟南山院士团队完成了对广东 5 例重症和危重症患者的远程会诊。广东省"省 - 市 - 县 - 镇 - 村"五级医疗机构均链接了远程医疗平台,在疫情防控、患者诊治方面发挥了重大作用。华为联手中国电信,完成了武汉火神山医院首个远程会诊平台的网络铺设和设备调试,通过 5G 远程视频连线优质医疗资源,使解放军总医院和火神山医院可以实现 5G 网络远程会诊。武汉协和医院作为疫情中心的重症病患救治机构,一方面通过远程医疗联通几个院区,另一方面与其他医疗机构(北京协和医院、北京朝阳医院、武汉协和医院肿瘤分院)联通对患者进行远程医疗异地协同会诊。浙江省人民医院的医疗专家,利用 5G 技术远程控制武汉市黄陂体育馆方舱医院的超声机器人为患者进行超声检查。

(五)机器人技术支持无接触医疗

医疗服务机器人在此次疫情防控中发挥了重要作用。医疗服务机器人通过人脸识别、自动避障、远程协作等功能对隔离区患者进行简单的医疗服务,如测体温、配药、送餐以及问询等,在一定程度上接替医生远程查房,降低医护人员受感染风险。如上海交通大学医学院研发的 AirFace 人工智能医护服务机器人在武汉抗疫一线使用,专家医护人员可在任何时间、地点,通过该机器人对病房内患者进行指导。达闼科技提供多款 5G 智能机器人,通过 5G 云端连接,医护助理机器人能够快速安排疾病治疗,减低医护人员劳动强度,节省宝贵的医护人力资源投入;智能运输消毒机器人可远程控制的人型机器人代替医护人员进入隔离病房,递送物品药品食品,避免交叉感染;智能消毒清扫机器人能够自动地面消毒清洁,避免传染病房清洁工的频繁、长时间工作,减少疫情传播;移动测温和消毒机器人,可以在开放流动区域,对行人进行实时体温检测,助力疫情全方位监测。

机器人视觉 + 远程监控技术的使用,进一步提高了医护人员的安全。如浙江大学医学院附属第二医院将高清摄像头分布在重症病区各处,医护人员能随时根据病患进行观察、远程指导与会诊,减少医护人员可能因接触病患而出现的感染情况。北京朝阳医院对隔离病房开展远程监控,隔离区外医生通过视频分别监控其隔离区情况,并能实时视频通话;指挥中心能多画面实时监控到所有隔离区情况,并能与任一隔离区视频通话。

(六)地理信息数据支撑政府决策

疫情发生后,为准确掌握确诊、疑似患者以及密切接触人员的流动情况,工信部会同有关部门开展电信大数据分析。在全国疫情高发地区,如武汉、北京新发地等实施流动人员筛查,第一时间了解人员流动情况,为防疫工作提供数据支撑。疾控中心、应急办等疫情防控部门将电信大数据与新冠肺炎的传染病模型理论结合,更加科学客观的分析新冠肺炎疫情发展规律和趋势,为科学防控管控提供决策支撑。如"百度迁徙3.0"2020年1月22日上线,可以查询每日、每座城市的人口流入流出数据,支付宝和微信上线"健康码",通过分析手机用户的地址位置记录和时间信息,给出用户的隔离风险程度。深圳大学发布《新冠肺炎疫情防控时空分析研究报告》,依据大数据对全市复工与错峰管控,进行疫情传播状况的模拟,为政府安排复工复产提供决策支持。

(七)智能机器助力人员管控

在预防和筛查重点人群方面,主要以社区或企业为单位,统计个人的健康信息并不断更新。这是一项高重复性的工作,依靠人力给基层带来很大压力。智能外呼机器人,被视作"骚扰电话"的技术在疫情期间找到了重大价值。如京东、百度、思必驰等公司都向社会开放了智能外呼机器人的服务,社区只需提供问题列表,导入居民电话号码,就可以进行自动呼叫;呼叫完成后,即可查看外呼记录和数据结果报表。使用智能机器人,仅用2h可以完成对10 000人规模社区的外呼及信息收集。

第三节　区域健康医疗信息平台应用创新

健康医疗是一个系统、连续的服务过程,打造"全人群、全生命周期"的健康医疗服务新模式是健康中国战略的重要目标之一。整合碎片化的健康医疗服务体系以增强人民群众的获得感,需要利用"互联网+"、大数据、人工智能等技术手段赋能卫生健康事业的发展,整合资源、补强短板,提高服务质量、效率和便捷性。在创新实践中,厦门、杭州、银川等地发挥能动性,积极推进健康医疗大数据便民惠民应用,取得良好效果,提供可借鉴的经验。

一、厦门市搭建信息系统平台,助推大数据应用

厦门市卫生信息化建设起步早、基础好,已率先完成国内大部分地区尚未实现的卫生信息系统互联互通和数据共享,正在迈向数据价值挖掘的深度应用阶段。2016年国务院办公厅出台《关于促进和规范健康医疗大数据应用发展的指导意见》后,厦门就与福州、南京、常州共同入围第一批健康医疗大数据中心与产业园建设国家试点工程,并制订厦门市健康医疗大数据中心及产业园建设国家试点工程实施方案,提出要打造一批"互联网+健康医疗"示范工程,提升患者就医便利程度。

(一)构建统一共享的市民健康信息系统和平台

1. 打造市民健康信息系统　厦门市由政府主导区域卫生信息化项目——市民健康信息系统的建设,早在2005年就开始了一期工程,2007年投入运行。一期工程联通了主要三级医院,到建立全市统一的社区健康档案系统,不断扩大到全市医疗机构。2010年整合妇幼、公共卫生等系统,形成了较为完整的区域卫生信息平台,并在福建全省进行推广。

截至2018年6月,厦门市民健康信息系统实现了全市358家医疗卫生机构的互联互通(包括部队、社会资本办医、社区卫生服务中心/卫生院、部队卫生队、村卫生室);已建立个人电子健康档案约447万份,占常住人口的95%;实现了市民门诊、住院、检查检验、体检信息、

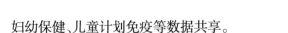

妇幼保健、儿童计划免疫等数据共享。

在实现区域联通目标后,继续探索新的应用和服务方向,如建立统一预约平台、区域临床路径系统、数据质量与监管系统,完善慢性病管理系统、基层云平台、妇幼云平台,开发疾控数据共享与分析平台,建立卫生信息综合服务平台等。在数据共享的基础上,厦门已实现任何医生工作站可查阅已建档患者的健康档案,做到了电子健康档案和电子病历的融合。该系统还与公安、保险、人社、体育、教育等部门实现数据共享,在出生医学证明办理、保险理赔、社会保险申领以及重大体育赛事人员健康监测、学生传染病监测等方面发挥作用。

2. 构建区域健康医疗云平台 区域卫生信息化建设催生了厦门市进行集约化管理卫生信息资源的需求,对业务较为简单、信息化人员和设备较为短缺的医疗卫生机构,厦门市要求统一接入云平台。2014年,借助中国电信云计算机房,搭建市健康医疗云,满足医疗卫生信息资源集约化管理,实现软硬件外包服务。所有公共平台实现了云平台迁移,如厦门市民健康信息系统、妇幼保健信息管理系统、基层医疗机构云平台、计划免疫系统等。部分医院实现了云平台接入,医院的检查检验、医学影像也传到云平台,实现资源共享利用。

厦门健康医疗云平台的建立,打破医疗卫生机构之间的信息壁垒,形成了就诊的无障碍对接,节约了硬件、网络等基础建设和运维费用,初步实现了资源的集约化运营。

3. 建设电子健康卡 厦门市通过建设电子健康卡,实现跨医疗机构、跨区域服务"一卡通",推动线上线下的融合。该卡以虚拟二维码为展现形式,实现"线下实体"向"线上线下一体化"的创新应用,使群众就医和健康管理更加便捷。

通过建设虚拟化应用管理系统、跨域主索引系统,搭建统一支付、互联网接入和医疗机构接入等平台,并与医保中心、金融支付机构、省级居民健康卡平台、国家卡管中心对接,实现了医保卡、社保卡、市民健康卡、院内就诊卡、妇幼保健手册、儿童计划免疫接种本的多卡(本)融合,并与身份证、户口簿、军官证、归国华侨证、台胞证、护照等证件统一标识。市民可以通过手机App、线下收费窗口验证身份,自助申领。市民可通过手机端的虚拟二维码实现身份唯一标识,用于线上线下医疗服务。

(二)政策支持与多方参与

1. 领导重视,将信息化建设纳入考核体系 厦门市政府及有关部门高度重视卫生信息化以及健康医疗大数据建设工作。在建设市级健康医疗云平台时,市委书记亲自进行协调;卫生行政部门领导亲自指导重大卫生信息系统建设,将信息化建设工作纳入到卫生机构(主要为大医院)的年度考核之中。厦门市对公立医院的年度考核中,信息化相关工作指标权重占6%,分为现场评分和客观评分两类,前者主要针对信息安全、系统稳定性等;后者数据全部从市级健康医疗云平台抽取,实时测算,主要内容为转诊使用率等使用效果类指标。通过考核,对医院的关键信息节点进行了有效的约束和促进。

2. 注重与企业合作,培育大数据产业 厦门市在卫生信息系统开发和软件外包过程中,注重与企业合作,从市民健康信息系统建设开始,一直与软件企业进行合作。厦门市民健康信息系统及其周边配套设备、系统的软件开发商、设备集成商等,因为项目成功,业务拓展到福建全省,并逐步向全国其他地区推广,培育了智业、易联众等一批本地软件服务企业,为当地经济社会发展做出积极贡献。由于成功实践,厦门市政府大力鼓励发展健康医疗大数据产业,并成为全国第一批试点城市。

3. 成立健康医疗大数据研究机构,助力大数据应用发展 厦门科研教育机构积极投入健康医疗大数据研究。厦门大学与易联众信息技术股份有限公司、厦门大学附属中山医院合作,建设健康医疗大数据协同创新中心,定期组织开展学术研讨活动,开展"基于影像与基因数据的精准癌症早期识别""基于大数据的居民健康自画像的研究和应用"和"基于'互联网+'的慢性病管理系统"等研究项目。2018 年成立厦门大学健康医疗大数据国家研究院,成为厦门健康医疗大数据试点工程建设的重要配套,为健康医疗大数据应用人才培养、支持政策研究、产学研合作提供重要支持。

(三)应用效果

1. 通过电子健康卡实现多项惠民便民服务　基于电子健康卡的统一线上线下统一标识功能,厦门市开发出多项惠民就医举措。

(1)打通支付环节:通过电子健康卡的唯一标识系统,建立了统一支付平台,逐步完成了全市三级医院预交金通用共享,让患者可以跨机构共享预交金,避免反复缴存,简化就诊流程。通过与医保支付平台、第三方金融机构对接,支持患者在诊间实现移动医保缴费。

(2)精简就医流程:通过对医院传统线下就诊进行详细分析,发现从导诊、挂号、问诊到取药、随访需要 11 个环节。使用电子健康卡支持患者进行二维码扫描和识别后,线下环节减少到问诊、检查、诊断和取药 4 个环节,使医院就诊时间明显缩短、等候时间缩短三分之二。患者就医体验显著提升,满意度达到 95%,医生工作效率明显提升。

(3)延长健康服务链条:电子健康卡不仅用于医院就诊,市民也可使用其作为"移动钥匙"管理个人健康信息,包括调阅电子健康档案,进行家庭医生签约、体检预约、慢性病管理以及多项自助服务等。

2. 推动个人健康云平台数据的智能应用　厦门市民健康信息系统存储了大量居民电子健康档案信息,包括基本公共卫生服务和就诊等信息。但现有信息存在异构性、数据繁杂、可直接利用性差等问题,且缺少与卫生系统之外的数据关联。为此,厦门以市民健康信息系统为基础,探索建设个人健康云平台,目的是利用大数据和人工智能技术,推动健康数据融合汇聚,整合行业内外健康数据资源,为跨行业的健康数据共享、个人健康数据的全方位整合奠定基础,为患者提供更方便服务,为自我健康管理提供支持。

厦门首先以居民电子健康档案为试点,利用大数据技术,根据不同用户生成不同的健康档案视图。挖掘居民电子健康档案数据,通过标签聚合分类,完成居民个体健康画像绘制,辅助医生了解患者病史;结合历史预约记录,依据居民的居住位置和就医习惯,辅助居民就医,提醒复诊和检查预约;通过对医技预约记录、用药数据分析,结合检验检查知识库、药品知识库,为居民提供检查注意事项提醒、安全用药警示;通过接入人口网格化数据,搭建家族关系图谱。

同时,厦门正在探索基于健康医疗大数据的儿童一体化服务平台,基于年龄、体质、家庭、学校、病史、流行病趋势等因素为每个儿童提供个性化的全流程计划免疫、就诊、康复服务。打造个体健康医疗云统一的物联网接口,接入多样的可穿戴设备,与居民电子健康档案信息进行融合,拓展健康管理服务。

3. 助力区域卫生资源协同利用　通过市民健康信息系统和市级健康医疗云平台,打通全市主要的卫生资源数据共享通道,助力区域卫生资源协同利用服务。

(1)全域智能导诊:整合诊前、诊中和诊后数据资源,为市民提供多渠道的预约方式。门诊挂号,整合各医疗机构号源,除微信预约外,实现现场、电话、网络号源实时同步,同时预约到分钟,患者平均等候时间不超过 15min。为辅助分级诊疗实施,规定基层医疗卫生机构拥有优先上转患者权利,比普通号源提前 3d 放号。市民还可通过微信及 App 实现支付、妇幼保健、计划免疫、健康档案、就诊、床位信息等查询。网站、微信平台提供检查集中预约以及检查项目注意事项提醒查询。厦门市还整合全市的体检资源,实现线上线下体检预约,支持个人、团体体检自助套餐的线上预约及医保移动结算付费、体检报告查询等服务。

(2) 智能妇儿平台:厦门外来就诊患者比例较高,妇儿医疗资源相对紧缺。为此,厦门开发了智能妇儿平台,通过大医院和社区联动,通过社区为本地孕产妇建档,由社区协助预约床位向上转诊,解决本地孕产妇"一床难求"问题。自 2017 年上线以来运行良好,孕产妇的社区建卡数量占到总建卡数量的 67.4%,通过社区累计为 3 万多名本地孕妇开展产前检查和预约产科床位。在微信平台,厦门整合了全市的儿科门诊、急诊和床位资源,让家长实时、动态了解各医院的就诊人数、等候时间、空床位数,引导患者就诊分流。

(3) 智能家庭签约平台:厦门早期通过糖尿病社区管理试点,探索出了"三师共管"模式,即专科医师、全科医师和健康管理师各司其职,信息共享,全程照顾患者。在家庭医生和分级诊疗制度建设的背景下,厦门已经从专病慢性病管理拓展到面向重点人群的全程管理,开发了"智能家庭签约平台——厦门 i 健康"。市民在 i 健康平台进行家庭医生签约,"三师"在 i 健康平台进行服务,实现医患沟通、随访管理、转诊管理和健康管理等电子化服务。i 健康平台打造了多项人性化功能,如允许患者利用该平台直接向医师申请慢性病长处方续方,不必再跑去医院做检查;开放物联网接口,允许可穿戴设备、健康小屋等接入,并将数据同步到个人健康医疗云,家庭医生能够根据动态数据对签约患者进行跟踪管理。

4. 推动医院精细化管理与辅助决策　为全面推进公立医院综合改革、调整医院收支结构、规范医疗服务行为、控制医药费用不合理增长、减轻群众医药费用负担,厦门市利用市级健康医疗云平台初步建立医疗机构医改监测平台,对全市 13 家公立医院及 38 家基层医疗机构医疗费用信息进行及时监测,为控制公立医疗机构医疗费用不合理增长提供数据支撑。基于 PC、手机等多终端医改监测数据展现方式,为不同角色的管理者提供质量、运营管理,促进医院的精细化管理。利用移动端辅助决策系统,可逐层下钻分析,随时随地详细了解医院各类指标情况。

二、杭州市大力发展智慧医疗

杭州市政府及卫生健康部门坚持"将健康融入所有政策"和信息惠民理念,积极推进卫生健康信息化和"互联网 + 健康医疗"建设,探索健康医疗大数据应用,创新发展杭州特色的智慧医疗模式。

(一) 大力推进健康医疗信息基础建设

杭州积极发挥政府主导作用,努力推进电子健康卡、卫生专网、居民健康档案库、电子病历库、市县两级区域卫生信息平台等基础设施的建设,为创新发展智慧医疗、助推医改提供支撑。

1. 实现区域卫生信息平台的数据联通　杭州市坚持"顶层设计、城乡统筹、试点先行、整体推进"原则,建设市县两级区域卫生信息平台,体系架构和技术标准遵循国家标准和省标准,于 2015 年通过了国家区域健康信息互联互通标准化成熟度四级甲等测评。县级平台建立了区域 HIS、检验、PACS、体检等集约化中心,采集包括医院门诊、住院、体检等在内的 24 类业务数据;市级平台与市属医院和 16 家省属医院实现互联。通过市县两级平台互联,实现了诊疗数据的动态采集、健康档案共享调研,完成对数十亿条诊疗数据的归集。

2. 推行电子健康卡"一码服务一生"　2014 年,杭州将市属医院和全市社区卫生服务中心的就诊卡统一为"浙江·杭州健康卡";2017 年联合人社部门推进了电子社保卡应用,在省内首发居民电子健康卡,提供实名制就医、报到、挂号、诊间结算、自助支付、支付宝移动支付、电子发票打印等多种应用,覆盖就医全流程;进而又实现家庭医生签约、双向转诊等业务;以实现"一码服务一生"的目标。目前,全市 129 家公立医疗机构上线电子健康卡应用,并与省级平台成功对接,为下一步持电子健康卡的杭州居民实现全省范围内通用奠定坚实基础。

3. 建设健康信息服务门户　通过建设全市"健康服务门户"杭州智慧医疗健康网和杭州健康通 App,实现电子健康档案和电子健康卡开放、预约挂号、接种预约、母子健康、报告查询、全科医生签约、亲情养老、健康导航等功能,支持基层医疗卫生机构和市级医疗卫生机构在同一平台上开展服务。

(二)实现智慧医疗等多种形式的应用

1. 利用大数据技术实现智慧监管　基于区域卫生信息平台,利用大数据技术开展智慧监管。医生工作站嵌入电子健康档案调阅和影像共享等模块功能,医生开检查单时,如遇此前已有同类检查就会发出提醒,在确保医疗安全的前提下避免重复检查,节约患者医疗费用和时间成本,提高诊疗效率。应用区域卫生信息平台汇聚的电子病历,开发区域处方集中点评系统,建立全市统一的处方点评规则库。2014 年以来,每季度对市属医院处方开展集中点评,年均点评处方近千万张。与医保部门建立数据信息共享机制,在医院 HIS 系统中设置医保审核管理功能模块,实现智能审核,及时发现医保欺诈、过度诊疗等违法违规行为,提高了监管效率,促进建立长效监管机制,规范了医务人员的诊疗行为。

2. 促进区域卫生资源平衡发展　杭州一方面利用信息平台完善分级诊疗服务体系,另一方面通过信息共享机制促进优质医疗资源下沉,促进区域卫生资源平衡发展。

利用区域卫生信息平台建设签约转诊一体化信息系统,社区与上级医院的 HIS 系统打通,具备预约转诊、预约检查、住院转诊、电子病历调阅、转诊满意度评价等功能,并与医保系统对接。出院患者信息当天可以推送到基层医疗机构,实现了上级医院能够实时看到患者的既往病史和健康档案,基层医疗机构可以了解患者在上级医院的治疗情况和医嘱。

杭州在主城区依托 5 家市属三级综合医院与 51 家社区卫生服务中心,建立影像、心电、消毒供应、慢性病联合诊疗等"四大中心";在 7 个远郊区县由县级医院与基层医疗卫生机构建立临床检验、影像、病理、心电、消毒供应等"五大中心",区域医学信息共享中心覆盖率达到 100%。依托杭州市第一人民医院集团,建立辐射县级医院的杭州市域医学影像、病理、产前筛查诊断中心和危重孕产妇抢救远程会诊中心,实现了市、县和乡三级服务体系的连接。促进了优质医疗资源纵向流动,使患者在就近的基层机构享受到市、县级医院服务。

3. 院内流程再造,让患者"最多跑一次"　杭州从患者反映最强烈的"看病难和繁"入手,利用信息化手段,以"全城通"应用、"全人群"受益、"全自助"服务、"全覆盖"结算为方向,推进智慧医疗应用的广泛覆盖。在全市公立医院整体联动,推行床边结算、诊间结算、诊间预约检查、先诊疗后付费等智慧医疗服务,有利于实现从诊前诊后,从门诊到住院的全流程创新,让信息多跑路,患者少跑腿。

医院通过手机 App 等实现一站式服务,号源提前网上开放。针对不同群体不同年龄段人群,设置多种途径多种方式进行预约挂号,可在诊室门口刷卡挂号,可使用医院大厅自助挂号,也可使用电话挂号,实现网上号源开放比例 98.83%,智慧检查预约率达到 99.42%。所有市县两级医院设立自助服务区,配备自助服务机,具有办卡、充值、分时段预约挂号、查询、缴费、报告打印等功能,引导 90% 以上的患者在自助机上得到服务。

智慧医疗实现了诊间结算,不需到窗口排队;通过手机 App 查询信息、预约、检查报告;通过移动支付解决付费烦琐问题。在浙江省内率先开展单联式医疗电子票据试点,所有市属医院全面实行电子发票。在主城区推行智慧药房,对接第三方药品配送服务商,为家庭医生签约患者中 16 种慢性病患者提供药品配送上门服务。

截至 2018 年年底,全市智慧医疗活跃用户 1 289 万以上,医院高峰时段现场排队时间 2.86min,智慧结算率 91.35%,诊间结算服务已为 1.03 亿人次的就诊患者至少缩短 2h 的院内排队时间。

4. 积极推动智慧医疗的多种应用 杭州鼓励各地和医疗机构根据自身情况,探索智慧医疗新应用。江干区计划在家庭医生中引入"AI 全科辅助诊断"系统,规范全科诊疗路径,计划在全区开设 24h 健康屋,让签约居民就医达到"5min 健康圈"水平。余杭区打造"智慧城市大脑",全区所有卫生健康汇入"健康小脑",实现居民生活更多便利。富阳区推行基于城市信用"钱江分"体系的先诊疗后付费服务,2019 年先看病后付费的信用就医模式实现公立医院全覆盖。

有 5 家市属医院和萧山区医院运用智能语音识别技术,开展智能语音电子病历应用。建德人民医院基于国际指南和国内专家共识的临床辅助决策系统已推广至全国近 30 家三甲医院。

三、银川市运用"互联网 +"创新服务与监管

2014 年以来,银川市认真落实国家发展"互联网 +"的行动部署,开展"智慧银川"建设,成立大数据管理局专门负责"智慧银川"建设以及大数据战略、规划和政策制定,协调部门之间信息资源的互联互通、资源共享,从管理上消除信息孤岛。智慧医疗作为"智慧银川"第一批项目市政府重点工程,在政策、资金、技术上给予健康医疗领域大力支持,为"互联网 + 健康医疗"的发展奠定了基础,提供技术和安全保障。

(一)积极建设远程诊疗中心

银川依托市属医疗资源,建设"银川市远程会诊中心",对二级以上医院的专科医生实行统一排班,24h 在线服务。基层全科医生遇到疑难疾病时,可通过与上级医疗机构的专科医生进行远程会诊,并实现在线转诊。依托银川市第一人民医院建设宁夏电生理诊断中心和银川远程影像诊断中心,通过政府财政购买或以补贴方式为每家社区卫生服务中心和乡镇卫生院配置远程心电监测装置,并鼓励其他医疗机构接入,目前已实现 7 × 24h 的全天候服务。目前,银川正在推进远程睡眠监测、远程癫痫监测、远程病理诊断、区域医学检验和区域消毒供应等多个中心的建设,致力于进一步提高区域医疗服务同质化水平。多种

形式的远程中心积累大量诊疗数据,为基于大数据的人工智能应用提供重要的数据资源支持。

(二)建设互联网医院,创新服务模式

1. 建设互联网医院,方便患者就医　按照"让数据多跑路,让患者得实惠"的原则,银川市与拥有丰富线上医疗资源的"好大夫在线"进行合作,以银川市第一人民医院为线下基地医院,运用好大夫在线收录的实名专家库和医院库等资源,通过互联网医院向患者提供科普、咨询、会诊、转诊、疾病管理等服务。2016 年"银川智慧互联网医院"获批当地"医疗机构执业许可证",拉开了银川市互联网医院运行的序幕。之后,29 家从事互联网医疗的相关公司集聚银川,与市政府签订战略合作协议,致力于研究互联网与医疗健康的深度融合。截至 2018 年 7 月,在银川以备案形式获批"医疗机构执业许可证"的互联网医疗企业已达 18 家,互联网医院在银川备案注册的医生达 20 583 名,北上广的专家对常见病、慢性病的线上复诊和健康管理累计服务 700 多万人次,其中服务银川 22 万多人次。银川市通过"互联网 +"链接外地专家和本地患者,依托好大夫在线等平台,建设"全国专家银川会诊中心",解决本地疑难杂症的会诊和外请手术等问题,提升本地医务人员技术能力。针对肿瘤疾病的诊断治疗,成立了沃森肿瘤国际智能会诊中心、全域精准云肿瘤放疗会诊中心及多学科会诊(MDT)中心,利用互联网、大数据等手段实现肿瘤疾病的远程病理会诊和精准治疗。

2. 推动优质资源下沉　为满足群众对健康管理的需求,释放卫生技术人员在上门随访、一般咨询和指导上的压力,让健康管理师辅助家庭医生团队开展慢性病管理。银川市通过与第三方互联网医院合作,开展高血压和糖尿病的线上线下结合服务新模式。除基本公共卫生服务外,向签约居民提供精细化增值服务包,可以根据患者需求提供智能终端监测、家医监控指导、在线咨询随访、全科专科联动、上门随访送药、远程诊疗技术、预约挂号转诊、健康知识讲座、全程跟踪管理等个性化服务。同时银川市二级及以上医疗机构与基层医疗卫生机构通过远程服务平台建立协同共管慢性病机制,构建新型慢性病管理体系,有效促进慢性病管理工作重心下移和资源下沉。

(三)运用大数据分析技术,创新互联网医疗监管

针对安全问题,银川市专门开发了互联网医疗监管平台,运用大数据分析技术对互联网医疗行为从事前提醒、事中控制、事后追溯三方面进行在线实时监管。一是将互联网诊疗平台服务的全过程(医保、医疗、医药)数据,全部存储在大数据中心,并向监管部门开放端口,对接监管平台;通过采集、挖掘、分析监管部门对互联网诊疗行为进行全过程、不间断监管,形成了系统性、连续性、全程性的监管,有效解决线上诊疗难以监督的问题。二是对互联网诊疗平台的运营合规性备案信息进行实时核对监管,针对诊疗行为中的在线问诊、处方、转诊等核心业务进行实时监控,并将审核结果及时反馈给互联网诊疗平台,提高在线监管效能。三是通过分析互联网医疗机构每个环节的数据、痕迹,事后对互联网诊疗平台的服务行为实现全程追溯,确保服务安全。

(四)建立健全互利共赢的运行机制

银川市注重运行机制建设,通过建立健全专业化分工和合理激励等机制,保障智慧医疗可持续运行。如在慢性病管理中,允许第三方为签约居民提供精细化增值服务,价格和服务内容由供方提供,居民可自由选择。这种做法充分调动了第三方的积极性,为居民提供优质

健康管理服务。在远程诊断中心建设运营中,本着"服务患者、互利共赢"的原则,在不增加基层机构和患者成本的原则下充分调动远程医疗各方积极性,远程医疗服务收费标准严格按照邀请方物价收费标准执行,照顾患者和基层医疗机构,同时允许远程医疗提供方获取一部分合理收入。

(刘　硕　程　才　王玙珩)

第七章

未来展望

在政府高度重视、行业和社会需求快速增加、市场积极参与、技术加速迭代的多种力量驱动下,健康医疗大数据发展迅速、应用广泛深入,对其未来进行展望面临巨大挑战。健康医疗大数据的发展应用必须坚持正确的指导思想,牢记发展应用的目的与初心;必须遵循发展应用的基本原则;必须准确把握技术发展趋势、应用创新趋势、监管治理趋势,构建科学高效的数据治理体系,才能使其得到可持续发展。发展应用健康医疗大数据,根本目的是赋能健康医疗事业发展、提高人民健康水平,同时又必须满足科学发展和社会伦理规范的原则要求。

当前,健康医疗大数据在资源整合开放、技术产品创新上持续有新突破,多种服务模式创新也在加快落地实施,政府、行业和社会对健康医疗大数据的发展应用有着更多更高的期待。健康医疗大数据和人工智能技术的应用发展也可能带来安全隐私保护、技术伦理冲突等挑战。

第一节 问题与挑战

近几年健康医疗大数据在技术进步和应用发展中,取得显著成果,但也暴露一些问题,尤其是在如何有效、安全地利用数据资源,如何对技术和应用进行合理引导与监管等方面,存在不足与挑战。这些问题并不能简单依靠技术升级换代来解决,需要采用治理的思路来逐步调和平衡各方利益,引导健康医疗大数据发展实现价值最大化。这意味着未来健康医疗大数据的发展已经进入到如何解决"治理难题"的阶段。

健康医疗大数据的应用发展仍然面临诸多治理的难题和挑战,主要表现在,一是数据资源本身的问题,包括数据质量、数据流通和数据隐私安全,其中也涉及数据权利的问题;二是技术创新和高水平应用不足,如数据价值的抽取表达等大数据技术能力的不足,应用低水平重复、产业协同不够,创新人才缺乏等;三是支持与管理体制不完善,法律法规和标准规范不健全,监管与引导政策滞后等。

一、数据资源整合利用存在多种障碍

(一) 数据质量不高

数据质量是健康医疗大数据发挥其价值特性的基本条件,没有质量优良的数据,挖掘其

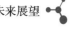

价值属性无从谈起。现阶段各医疗机构信息化建设、各地区域卫生信息平台建设水平参差不齐，数据积累存在偏差和残缺，部分数据源于人工记录，数据的表达、记录本身也具有不确定性。随着移动互联网、物联网、可穿戴设备等技术的不断发展，个人医疗健康数据的采集、发布渠道不断增多，数据的真假难以判断，数据真实性难以保证。健康医疗大数据需要整合多方数据，不同数据间的标准不统一，且数据以非结构化为主、整合处理难度大。数据的完整性不足、一致性不够、精准度和准确性欠缺，这些数据的质量可用性问题已经成为制约健康医疗大数据智能分析应用发展的瓶颈。

（二）数据开放共享不足

健康医疗数据分散在不同机构的信息系统及数据库中，而各机构彼此之间由于管理体制和利益关系等原因缺乏合作共享机制、各自独立。如医院、诊所、基层医疗机构、公共卫生机构医疗保险公司、药物研发机构、政府管理部门等数据资源分散在不同的数据池中，包括医院的电子病历、结算与费用数据，医疗厂商的医药、医械数据，医学研究的学术数据，区域卫生信息平台采集的居民健康档案，政府调查的人口与公共卫生数据等，彼此之间并没有太多联系。目前国家层面缺少统一权的数据采集、存储、共享与分析平台，数据整合能力较弱，各部门之间很难实现数据共享、数据互补更新，数据的流动性和可获取性较差，数据碎片化为严重。数据开放程度较低，在一定程度上制约了健康医疗大数据在应用过程中的社会服务效率和应急响应能力。而在大数据浪潮下，许多地方和部门建立各式各样的数据中心、信息中心，标准不一、重复建设，势必造成资源浪费。

（三）数据权属不清

在什么情境下如何合法合理合规地使用数据，是近年数据政策的焦点，也是实践上争论最多的一类问题。数据权属问题关系到实现数据资源价值的最大化，数据权属关系不清严重制约健康医疗大数据产业健康发展和数据资源的优化配置。数据权属问题产生的原因，一是数据的流动性，二是数据产权的模糊性。数据是否作为一种产权，在现实中往往是"具体情况具体分析"，因为数据的所有权、控制权、发布权以及重用权等，既与众多新型的 IT 技术有关，又与知识产权法、合同与条例有关，同时涉及医疗机构、研究者、公众、政府部门等。目前，尚不能很好地解释和界定健康医疗数据的权属问题，特别是医疗数据的所有权，导致实践中存在健康医疗数据的所有权到底属于患者个人还是医院的争议，如政务数据、临床数据、个人健康行为数据的权利归属如何？权利人如何主张权利，有哪些义务？都没有公认的标准。所以一纸行政命令至多解决单一业务线条的数据收集工作，对管辖范围外的数据资源如何流动则近乎无计可施。理想的数据资源利用环境应该是权责分明，数据资源有归属，有法律保障，数据或汇交、或开放、或共享、交易都有公认的规则。

（四）安全与隐私保护措施欠缺

安全隐私保护薄弱影响数据的共享范围，健康医疗大数据涉及患者的隐私、医疗机构/企业的安全或者其他特殊要求，存在较为严重的安全隐患。基因组学的发展和研究活动规则的改变，使得隐私的泄露几乎不可避免。传统数据库通过基于数据粒度的安全性控制实现安全隐私保护，但是大数据的操作还比较欠缺有效的安全保护措施。在健康医疗数据逐渐共享与开放的过程中，传统的安全防护手段无法跟上数据量，非线性增长的步伐，数据安全防护会暴露众多漏洞，容易造成网络攻击、数据泄露、病毒攻击等一系列问题，信息安全将面临更大的挑战。

医疗领域的信息敏感性高,数据保管主体的安全责任重大,除加强硬件、网络防护水平外,对机构内部的数据权限管理、数据使用都应有更详细的规范,加强内部管理才能堵上高风险的信息安全漏洞,目前医疗领域还缺乏这样的可操作的约束性规定。同样的,处理患者隐私问题,应该首先明确哪些信息是个人隐私,哪些是公共数据,个人隐私在何种情况下可以用于科学研究和公共事务管理,处理标准和流程是什么。没有这些规定,隐私保护只能是靠伤害发生后的法律救济与惩戒,无法从源头上减少医疗健康隐私泄露的发生。

二、技术创新和高水平应用不足

(一) 大数据技术能力不足

据 IDC 机构预测,到 2020 年医疗数据将是 2009 年数据量的 44 倍,其中影像数据增长最快,其次是电子病历数据。这样的海量数据就要求要有相应的数据存储和计算能力,除数据规模大外,医疗管理信息系统还拥有庞大的文件数量,因此如何管理文件系统层累积的元数据也是一个难题。再有,医疗机构中的影像数据量大,现有的网络传输技术往往支持不了医生及时调阅需求。目前来看,医疗机构中的数据存储方案必须要动态调整规划,传统的静态方案满足不了大数据时代的需求。健康医疗大数据中有大量的非结构化数据和多样化数据,包括病历、档案、影像、基因、社交等。目前对这些数据的处理需要进行大量的清洗和准备工作,尽量转化成传统的结构化数据再行分析处理。这样满足不了用户的及时性需求,而且挖掘的价值低,达不到长久利用。

此外,健康医疗数据的开放共享、隐私保护不仅要求有更严格和精细的法律规范保障,更要有先进的信息技术来保障数据安全和有序流动。在技术能力无法突破的情况下,高度敏感的健康医疗数据只能是以"离线""物理隔离"等方式沉睡在信息系统中。

(二) 应用低水平重复,产业协同不够

虽然我国发展大数据具有强劲的应用市场优势,但是医疗领域自身的复杂性决定了健康医疗大数据应用的门槛较高。我国目前的健康医疗大数据发展存在应用领域不广泛、应用程度不深等问题。目前的应用最多是面向政府决策、医院经营管理上的应用,而临床辅助诊疗、个性化健康管理、精准医疗等领域应用深度不够。以机器学习为基础的新一代人工智能虽然在医学影像、自然语言处理方面取得了瞩目的进步,但是离临床应用还有一段距离,而相关产业普遍存在低质重复的现象,难以让百姓感受到健康医疗大数据带来的改变与惊喜。另外健康医疗与养生、养老、家政等行业的协同发展较弱,还未形成健康医疗大数据完整的产业链与生态系统。

(三) 创新人才缺乏

健康医疗大数据需要跨学科、跨领域的高、精、尖的健康医疗信息化复合型人才。目前我国缺乏相关统一的国家人才培养战略,未建立与产业发展需求相适应的多层次、多类型的人才培养体系。我国很少有高校设置生物医学与大数据技术相关的交叉专业,人才培养没有与产、学、研相结合。同时对于人才的保留措施不完善,造成人才的频繁流动,难以形成知识积累。因此造成目前我国健康医疗大数据信息化复合型人才供给与存量不足,数据应用缺乏人才推动的困境。

三、支持与管理体制不完善

(一) 法律法规不健全

目前,我国没有出台针对健康医疗大数据应用发展的专项法律法规及监督机制,造成健康医疗数据的归属权与使用权不明确、数据共享开放的管理制度缺乏、技术应用准入与退出机制尚未建立等问题。另外,我国现行法律对隐私权的保护较为滞后,仅在一些相关的法律中有些零散的规定,我国尚未出台统一的保护隐私信息的法律法规,对于侵犯隐私的处罚机制没有具体规定,对隐私权的保护以及侵害隐私权的诉讼也没有形成专门的法律制度。这些都制约了我国健康医疗大数据的健康发展。

(二) 标准规范不完善

目前,我国已经建立一系列卫生信息标准,但是随着互联网医疗、医疗可穿戴设备、智能健康电子产品、健康医疗移动应用等领域的发展,现有的标准已经不能满足要求,需要进一步完善细化。另外,由于长期以来我国对标准的推广应用主要采取宣传培训等软性方式,缺乏政策层面的刚性要求和必要的激励、约束措施,同时健康医疗大数据标准应用管理组织体系不够健全,地方与国家级标准管理工作缺乏衔接,导致国家标准落实情况不好,部分标准还未真正落地应用。

(三) 监管与引导政策滞后

当前,大数据、人工智能和"互联网 +"等新兴技术蓬勃发展,数据治理理念不断深入,通过健康医疗大数据的广泛深入应用,实现全方位全生命周期的健康管理正在成为可能。但由于统筹规划不足,对市场化结果的监督评估和跟踪检查追查机制缺失,我国健康医疗行业信息化长期存在"多小散乱差"的情况。现实中还缺少实现社会资源与国家健康医疗资源融合发展的渠道和平台,企业与健康医疗机构合作对接困难,阻碍了创新。市场上缺少权威部门对产品和服务质量的监管和引导,导致良莠不齐、鱼龙混杂情况的出现,加剧社会对新技术应用的不信任,不利于健康医疗大数据价值的实现。在健康医疗数据控制者内部,如何与外部机构合作,合规合法开展创新服务,存在责权不一致、利益风险模糊不清等问题。

第二节 发展目的与原则

一、发展目的与意义

健康医疗大数据的蓬勃发展,带来健康医疗领域的深刻变化和服务模式的转变,有利于激发深化医药卫生体制改革的动力和活力,提升健康医疗服务效率和质量,扩大资源供给,有利于培育新的业态和经济增长点,不断满足人民群众多层次、多样化的健康需求。健康医疗大数据的发展应用最终是促进健康医疗事业改革发展,服务人民健康医疗需求,提高人民健康水平。

(一) 赋能健康医疗事业发展

当前我国正面临快速的人口老龄化、疾病谱变化、生态环境及生活方式变化、新发传染病大流行等一系列挑战,健康医疗事业发展不充分不平衡、服务供给总体不足与需求不断增长的矛盾依然突出,健康医疗事业发展与经济社会发展的协调性有待增强。同时,健康医疗服务正在从以治病为中心向以健康为中心的发展模式转变,为群众提供全方位、全周期的健康医疗服务。

应用健康医疗大数据能够优化原有的健康医疗服务模式,赋能医疗卫生机构的发展,提高质量水平和效率,降低成本;可以助力为广大人民群众提供更加多元化、智能化和便捷的健康医疗服务,助力疾病监测、预防与控制、健康管理与促进等,做到更加精准化、个性化的健康管理和诊疗服务;可以为健康医疗行业、医疗保障等机构的决策与管理应用提供重要支撑;可以推动数据驱动的科研范式的发展。

(二) 满足人民群众的健康新需求

当前健康医疗服务正在从以治病为中心向以健康为中心的发展模式转变,提供全方位、全周期的健康医疗服务既是广大群众的需要,又是健康中国战略目标。传统的健康医疗服务,受制于以医院为核心的医疗服务体系,在空间、时间两个维度上都不能提供连续性服务,也导致了割裂的医疗服务体验。健康医疗大数据的发展应用,利用现代信息技术手段提供互联网医疗服务,电子病历和电子健康档案为整合型医疗卫生服务提供数据基础,可穿戴设备提供全天候的健康监测,医疗人工智能支持健康自测和健康指导。跨越时空限制的全方位、全周期健康服务正在到来,满足人民群众多样化、多层次的健康需求。

(三) 提高健康医疗服务质量、水平和效率

优质医疗资源不足且分布不均,带来一系列挑战。提高健康医疗服务的质量水平,对解决我国卫生健康事业发展不充分不平衡的问题尤为重要。同时,由于医药卫生体制改革仍需深化,健康医疗资源配置的整体效率仍需提高。信息技术的广泛应用,大数据、"互联网+"、人工智能、5G 等技术的应用发展提供了难得的历史机遇。已经落地实施的互联网医疗在优化诊疗流程、整合社会医疗资源、强化医药全链条供应能力方面作用凸显;医疗人工智能赋能基层等医疗能力薄弱地区优质诊疗能力、辅助医疗人员进行更高效诊断;5G 技术支持更快速和更安全的远程医疗能力投送,将优质医疗资源前置到偏远地区和院前急救。健康医疗大数据正以多种应用形式不断增进健康医疗服务供给和效率提升,增强人民群众的获得感。

(四) 提高健康医疗干预措施的精准性

数据维度的增多、粒度的细化提高了数据揭示规律的能力,为更好的决策支持提供了基础。大数据应用可以为健康医疗服务提供者、支付方、管理者和居民提供更加精准的决策支持,也助推着精准医学的发展与应用,助力疾病诊治、健康管理、医疗付费、资源配置和医疗服务监管的精准化,得到更好的干预效果,提升整体卫生绩效水平。

(五) 推动健康科技创新能力水平的提升

现代医学的进步本质上依赖于科学技术的进步,健康医疗大数据应用可以推动医学研究范式的发展和医学科技创新能力水平的提升。传统的研发模式下,一款新药研发平均需要 10 年时间和 10 亿美元投入,新药创新成本居高不下。大数据在先导化合物模拟、靶点筛选、受试人群选择上都能提高效率,有望加速新药研发。基因组学、蛋白组学、转录组学、代谢组学以及暴露组学的研究中等健康医疗大数据应用都需要满足海量数据存储、快速加工处理以及和临床数据融合的方向,加速科技成果的转化应用。同时,由于健康医疗大数据的采集更加便捷、处理能力增强,基于真实世界数据的研究蓬勃发展,加速了创新药物和医疗器械的审批上市。大数据驱动的健康科技正以前所未有的速度,将实验室的科技创新带入

临床应用中,造福广大患者和受益人群。

(六) 培育健康医疗领域新业态

健康医疗大数据的获取、转化及应用成为各国生命经济发展的新引擎,是国家重要的基础性战略资源,是以创新推进供给侧结构性改革的重大民生工程。我国大健康产业规模 2019 年达到 8.78 万亿元,预计 2020 年突破 10 万亿元,未来 5 年将以 12% 的复合增长率增长,将成为未来国民经济的重要支柱。"互联网 + 医疗""AI+ 医疗"及"医疗大数据"等新兴产业是大健康投资的重要方向和发展路径,同时医药科技创新、健康产业生态圈聚集也需要数据共享与协同发展。发展健康医疗大数据既能直接拉动数字医疗产业投资,又能为健康产业上下游协同与聚集发挥支撑作用,打造新的经济增长极。

二、发展原则

作为由新技术应用和新思维引领的创新型活动,大数据的发展不可避免会与传统发生摩擦,但其价值本质仍要保持为人类社会发展提供新思维和新手段。发展健康医疗大数据,要牢记提高人民群众健康水平的宗旨,尊重社会公序良俗。为更好地规范和发展健康医疗大数据,应坚持以下原则。

(一) 以保障人民健康为根本

健康医疗服务的根本目的是维持和促进人的健康,健康医疗大数据的发展应用必须以保障人民健康为根本,坚持以人为本,健康优先,为人的健康服务,为经济社会发展创造价值。健康医疗大数据能够支撑健康医疗服务体系转型,提升服务质量、水平和效率,但最终还是要让人民群众更有获得感。

人的健康价值优先于经济价值和技术价值,要防范以提升数据价值而影响或漠视人的健康权利和利益的情况发生,把人视为产生数据和试验效果的工具,这在直接关乎生命安全的健康医疗领域是不可接受的。

(二) 公平公正、科学发展为理念

推动健康领域基本公共服务均等化,维护基本医疗卫生服务的公益性,是健康中国战略的原则和目标之一,健康医疗大数据的应用发展,应该考虑到全体国民的健康服务可及性和数据可及性,避免数据歧视,普及应用各类数字化医疗技术,逐步缩小城乡、地区、人群间基本健康服务和健康水平的差异,实现全民健康覆盖,通过数据普惠促进社会公平。同时,也要把握健康医疗的科学规律,充分认识预防为主、防治结合的重要性,充分发挥健康医疗大数据的支撑作用,助力健康医疗服务模式转变,赋能整合型医疗卫生服务体系构建,推动健康服务从规模扩张的粗放型发展转变到质量效益提升的绿色集约式发展,提升健康服务水平。

(三) 开放融合、共建共享为路径

数据孤岛、信息烟囱阻碍健康医疗大数据发展应用,健康医疗数据资源的流通是趋势,也是必然。数据开放共享需要实现多方利益的平衡,目前尚未建立起完整的数据开放共享政策和机制,难以将患者、医疗机构、科研机构、企业和监管等不同相关方的利益诉求统一起来。在促进健康医疗数据流通过程中,需科学确定数据权属,推动数据开放共享,保障数据权益多方利益的平衡。但如果单纯依靠行政命令或者不规范的数据交易,缺少参与者的利益共享机制,则数据流通将会困难重重,更不可持续。

未来的健康医疗大数据,必须建立在开放融合、共建共享的发展路径上,将患者、医疗机构、科研机构、企业和监管方等不同相关方的利益诉求统一起来,实现共同参与健康医疗数据流通、共享数据价值的目的。

(四) 规范有序、安全可控为准绳

健康医疗大数据应用过程中,面临用户隐私泄露的风险,同时也存在个人数据过度收集和信息滥用等失序行为。客观上收集更多个人数据可以提高大数据应用效果,收集更多健康医疗数据与隐私保护的平衡面临挑战。健康医疗数据的使用需要与数据的拥有者或提供者达成协议,切实做到知情同意,把个人数据的使用权交给用户。考虑到普通人对复杂的大数据应用存在认知障碍,数据提供者有可能存在强迫或诱导用户同意个人信息使用,这就需要专业机构主动介入、明确数据应用的规则和底线,保障应用规范有序地使用。

发展人工智能算法的可解释性,保障健康医疗安全。人工智能在健康医疗领域中日益得到重视和发展,主要得益于数据的积累、算力的提升和算法水平的提高。基于数据驱动的创新技术应用在健康医疗领域中日益得到重视和发展,但这种新的技术同时也存在质量安全和不可控的风险。以机器学习为代表的人工智能算法,有"黑箱运行"的成分,人类并不能完全解释其运算过程,只能通过和传统人工进行结果对比来评价其有效性。比如,在图像识别的应用中,已经出现人工智能算法得出错误的识别结果,但却不自知。这种不可解释、不自知的算法局限性,在健康医疗应用中可能会造成严重后果。

第三节 发展趋势

无论是健康医疗大数据的采集、整合、处理与数据挖掘等技术,还是技术产品与服务模式的创新,处于快速迭代的发展过程中,对其发展趋势进行展望是困难的。随着大数据技术产品和应用创新,也产生一些新的监管困境和治理难题,需要协同推进健康医疗大数据治理体系的发展,把握技术发展和应用创新的趋势,创新监管方式,不断提升数据治理能力。

一、数据治理体系的发展

(一) 数据治理的原则框架将进一步融合

数据治理的重要性正在得到行业组织及国家的重视,但由于不同的业务领域和文化差异,数据治理的目的、原则和框架存在较大差异。如许多国家专注于隐私和数据保护,但严格的数据流通限制可能会成为创新和交易的壁垒,甚至造成歧视。在健康医疗领域,目前的隐私保护框架通常基于对数据访问的控制而建立,而不是构建基于风险的保护(体系)来避免数据滥用,一方面会限制重要领域的创新,另一方面对已经被"泄露"或"共享"的数据几乎无法提供防止滥用的保护。许多现存框架规制内容,很大程度上局限于个人信息。随着 5G 技术的发展,M2M 通信和 IoT(物联网)的不断发展,非个人信息、"匿名"或"非识别"信息将成为社会和经济领域中越来越重要的内容,这类信息的流通、确权与资产定价等问题还需提上日程。跨国信息流通还面临挑战,不同国家基于技术能力、法律规范、道德风俗、国家安全等考虑,尚未形成对跨境数据进行透明、公开、统一的分类管理原则。

技术普及应用和全球化是发展趋势,差异化的数据治理框架原则会在不断碰撞中融合,建立共同的全球规则,促进合作,加强对数据治理原则的共同理解至关重要。赋予人民和社会做出理性选择的权利、保护人权,在不违背前两者的前提下支持和保护创新,是未来数据治理原则的共识基础。

（二）数据治理机构将发挥重要作用

完善数据治理体系的主体是数据治理机构。与传统的信息 IT 部门、数据管理机构不同,数据治理机构需要纳入更多的利益相关方。首要工作是明确数据治理原则、协调利益冲突,对数据安全、隐私、使用、共享等做出决策和规范。随着数据价值的剧增,数据治理机构协调利益的责任也会越来越重,发挥的作用也越来越大。明确专门的数据管理机构,进行政务数据管理和大数据应用,已成为我国各地政府的普遍做法。截至 2019 年年底,我国已有 22 个省（自治区、直辖市）设立了专门的数据管理机构,并赋予包括数据开放共享、数据产业发展、数据安全保障、数据基础建设、数据资金管理等职责。

在行业和组织机构内部,数据治理也需要有一个"角色"发挥作用。以医院为例,常见做法是由院级领导牵头负责,将信息、临床科室、科研管理、运营管理等部门组成一个委员会,明确数据安全准则和底线,对医疗数据的采集、保存、质控、提取、加工、共享等工作中各部门的职责权限进行划分,有关决定要听取各利益相关部门的意见,避免出现所有部门都找信息部门"要数据",却对数据质量、数据安全不负责任的情况。

（三）数据治理相关政策法规会进一步完善

以数据为关键生产要素的"数字经济"已成为推动世界经济增长的重要动力,相应地数据治理也成为全球网络治理的关键。数据治理需要实现数据安全、数据价值和用户权益的平衡,在保障数据安全和用户个人权益的基础上,鼓励、引导数据有序自由流通,推动数据产业健康有序发展。据统计,截至 2019 年 3 月,全球共有 107 个国家或地区实施了数据、个人信息或隐私保护专门立法。欧盟《一般数据保护条例》(GDPR)对全球数据保护和数字经济发展产生深刻影响,许多国家采用或借鉴 GDPR 的框架模式,用于本国数据保护立法或完善工作。我国以《网络安全法》为代表的网络安全立法顶层设计基本完成,相关配套法律法规正在不断完善,《数据安全法》《个人信息保护法(草案)》等重点立法积极推进,而且对侵犯公民个人信息等网络违法行为的执法力度进一步加大。

（四）技术发展与伦理冲突将持续存在

以 AI 为代表的新生大数据技术,出现了机器人编写假新闻、智能助手劝人"自杀"、性取向检测、健康歧视、AI 换脸等对传统伦理与法律发出挑战的行为。一味禁止 AI 技术以解决风险问题,势必影响社会发展和提高效率,也不可行。新技术应用与社会伦理的冲突,可能并不无对错,而是长期存在的挑战。2019 年 6 月,国家新一代人工智能治理专业委员会发布了《新一代人工智能治理原则——发展负责任的人工智能》,提出"和谐友好、公平公正、包容共享、尊重隐私、安全可控、共担责任、开放协作、敏捷治理"人工智能治理八原则。这意味着,我们既要承认 AI 和大数据带来的巨大潜力,又不能忽视其带来的巨大挑战。对于 AI 和大数据从业者和用户来说,一定要有红线意识。

（五）重大数据治理难题随技术发展不断变化

当前的数据治理问题,可能会因技术迭代、政策法规出台得到缓解,但新的治理问题仍会不断出现。数据孤岛的问题突出,互连互通的系统多起来后就可以得到解决;发现数据质量的问题,数据可用性提高之后,接着会出现数据滥用的问题。学者俞可平认为,治理不是一套规则条例,也不是一种活动,而是一个过程,以调和为主,涉及公私部门,并非正式制度,有赖持续的相互作用。数据治理会一直持续在如何更好地对数据进行治理,进而如何更有效地依数据治理的反馈循环中不断发展。健康医疗大数据治理过程中,只要始终围绕以人民健康为中心,为健康中国战略目标的实现提供治理工具和技术支撑,就能在正确的治理方向上健康发展。

二、技术发展趋势

(一)实现多源、异构、实时数据的收集整合

有效的大数据分析需要收集多个来源的异构数据。例如,全方位获得一个患者的健康信息需要综合分析相关的就诊、体检、健康监测、基因检测、生活环境等数据。这些数据源自不同机构、不同数据库或不同的设备,数据结构和语义具有异质性。以更少的收集、整合和存储硬件和软件要求,从分布式数据源进行高效的数据集成,是大数据收集与整合面临的重要挑战。多源、异构、实时数据收集与整合将朝着实时迁移、流式传输、单元化、平台化、自动化方向发展,通过数据采集平台的动态资源扩充支持终端数据的动态变化,结合5G移动通信技术将极大地提升数据收集效率及数据的时效性、高保真性,同时通过有效的"在线"滤波器实时自动过滤原始数据中的冗余信息。

(二)新型大数据分布式存储处理技术得到发展

电子病历、医学影像等健康医疗数据具有体量大、半结构化和非结构化特征。实现高扩展性、高可靠性、高灵活性和可并发操作的半结构化、非结构化大数据的分布式存储与处理,是大数据技术面临的重要挑战。当前的大数据存储与处理技术在处理大规模半结构化和非结构化数据集方面各有优劣,正向着多元化的方向发展。如分布式文件系统具有兼容多种硬件设备、可进行流数据读写、支持大数据集和简单的文件模型等优点,但存在不适合低延迟数据访问、无法高效存储大量小文件和不支持多用户写入等局限;HBase等分布式数据库具有高可靠、高性能、面向列、可伸缩等优点,但存在数据模型过于简单、难以体现数据语义信息和数据之间的关联关系、不能支持事务(transaction)等不足;图数据库具有灵活性高、支持复杂的图算法、可用于构建复杂关系图谱等优点,但存在复杂性高、只能支持一定的数据规模等局限。发展趋势是,一方面根据实际健康医疗应用场景需求,从现有大数据存储与处理技术中选用最合适的技术;另一方面积极发展可集成各类数据库优点的新型大数据库存储与处理技术。

(三)增强大数据挖掘与知识发现技术的可移植性

将非结构化的生物医学大数据进行结构化分析需要强有力的自然语言处理技术,而当前的自然语言处理技术还存在较大困难,需要针对具体问题具体处理,相关算法的可移植性差。医学自然语言处理和医学图像识别算法需要大规模标注的语料和图像作为训练数据,而面向特定任务的大规模标注医学语料和标注医学图像往往难以获得,或者获取成本非常高。迁移学习是提升算法可移植性、减少重复标注数据的重要途径,当前深度学习与迁移学习相结合通常在低层网络进行迁移以共享一般(general)特征,再在高层网络进行领域适应以提取特定(specific)特征。未来需要进一步探索不同层面不同形式的迁移学习,如基于特征、实例、参数、对抗网络的迁移等。

（四）不断提高人工智能算法的可解释性

深度学习等人工智能算法能发现很多人类专家难以察觉的有价值信号，在病理诊断、疾病分型等很多方面取得了与人类专家匹敌甚至更优的结果。这些算法引入了多层神经网络，其分析挖掘结果往往难以通过直观的逻辑推理或统计推断来理解，因此人们经常将其形容为黑盒子（black-box），应该在多大程度上相信深度学习存在顾虑。纽约哥伦比亚大学的机器人专家霍德·利普森把这种情况比作人类与外星人的相遇，人类很难理解外星人是怎么看世界的，外星人也很难向人类解释他看世界的方法。健康医疗领域涉及人们的身体健康和生命安全，因此计算机辅助诊断和治疗方法的可解释性就尤为重要。例如，一个在测试集上表现优异的人工智能算法，在看过一位人类医生看起来认为是健康女性的乳腺 X 线照片后，判定她的乳腺已经发生癌变，却无法向医生和该女士解释其判断依据，则会给医生和该女士带来极大困境。如何提高算法的可解释性，正在成为人工智能算法在医学领域发展与应用的一个重要挑战。可解释的算法应具有可模拟性（simulatability）、可分解性（decomposability）、透明性（transparency）、可用文本解释性（text explanations）、可视化（visualization）、可局部解释性（local explanations）、可案例解释性（explanation by example）等特征。目前已有大量的研究致力于揭开深度学习等人工智能算法的黑盒子，包括谷歌大脑研发团队提出的进入人工神经网络内部的开始主义方法（inceptionism）以及注意力机制（attention mechanism）、知识图谱和本体嵌入（knowledge graph and ontology embedding）、模仿学习（imitation learning）等方法。然而，实现可解释的医学人工智能仍然任重道远，未来需要探索更多技术的融合来解决该问题，特别是深度学习与医学领域逻辑的结合等方面。

（五）推进符合用户认知的人机交互设计

如同经济学里资源的稀缺性假设一样，在人机交互设计方面也有一个基本假设，即用户认知资源和系统界面资源都是稀缺的，如何以有限的系统界面资源满足认知有限而不统一的用户应用需求，是健康医疗大数据和人工智能系统及 App 人机交互设计面临的挑战。以用户为中心的设计和评估的基本思想，是将用户时时刻刻放在所有过程的首位，即用户是整个设计和评估思想的核心。越来越多的研究开始关注用户的年龄、性别、体能、生理障碍、左右手使用习惯等生理因素对于界面风格、交互方式的偏好影响；智慧健康干预系统或推荐系统需要特别注重用户的健康信息素养和心理需求研究，以研发符合不同健康素养水平和心理需求的产品，才能实现预期的干预和推荐效果。

（六）兼顾安全和价值的隐私保护技术

数据流通具有必然性与合理性，健康医疗大数据流通是大数据和人工智能发展的重要基础，通过数据挖掘分析体现数据潜在价值，但也面临着各种各样的信息隐患。流动中的数据链条复杂，首先要解决的关键问题就是数据的管理和权属问题，如何授权，如何更大程度上控制管理成本，都是未来发展需要解决的问题。隐私保护技术方面，越来越多的解决方案把同时满足隐私保护和不阻止数据价值挖掘作为目标，其中本地差分隐私技术让每个用户在将自己的真实数据发给数据收集者之前，就对其进行"加噪"处理，可以有效地避免不可信收集者的恶意攻击，从根本上为用户提供隐私保护；压缩感知技术适合移动可穿戴设备的加密，在近乎不增加硬件成本的情况下，将保密性嵌入压缩采样的过程；对已有的数据集保护利用，出现了高性能数据脱敏技术，并向非结构化、智能化发展。也有人指出当前隐私问题不是通过扰动、匿名、差分等技术能够解决的小隐私问题，而是数据收集场景下的"大隐私"问题,涉及隐私、垄断、公平等伦理问题。

三、应用创新趋势

应用创新就是健康医疗大数据的价值发现及传递,涉及复杂的社会、经济和商业运行规律。健康医疗大数据应用创新中,商业模式创新最受关注:寻找可盈利、可持续的商业模式,是创新企业的目标;在公共管理方面,不考虑成本效益的公共产品和服务也是难以持续提供的。健康医疗大数据应用创新的关键在于找到可持续的发展模式,按照在公共管理和商业模式创新中的作用可分为三类:价值发现、价值创造和价值网络重构。对应到现实中,可以把应用创新的趋势分为发现新的需求与场景、赋能健康医疗行业、健康与社会的融合发展。

(一) 发现新需求与新场景

定位需求是应用创新的第一步,大数据对洞悉真实的健康需求很有价值。通常情况下,健康医疗服务多是通过经验或有限数据提供支撑,而个体的真实健康需求具有隐蔽性、复杂性、易变性和情景依赖性。大数据技术支持下,除传统的诊疗数据外,时间、空间、行为数据也可以用来进行数据分析和计算,使得个体的真实与潜在需求能被更精准地识别,从而拓展了更广阔的服务场景。目前,基于包括个人遗传基因及分子组成的大数据的个性化医疗已经成为卫生健康领域服务模式变革的大趋势。例如,基于认知计算、深度学习、计算机视觉、自然语言处理等技术应用于影像辅助诊断、病理辅助诊断及全科辅助决策等。

在同一种技术应用的大趋势下,仍要对需求和场景进行细分,因为面向不同的用户和行为,创新型应用的运营模式会有显著不同。以 AI 影像辅助诊疗为例,"用户"并不只是患者,还包括影像科医生、医院决策者、甚至是行业主管部门等,不同用户的需求并不相同。对于患者来说,核心需求是提升影像检查的可及性和缩短预约时间;大型医院影像科医生更希望 AI 能够辅助识别病灶,加速阅片;对于基层医生,规范检查流程、提升检查准确率是关键;对医院管理者,提升检查能力与提高检查效率并不是同等重要的问题;行业主管部门可能思考的是引入 AI 之后能否降低重复检查,减少总体费用支出。显然,很难出现一套 AI 产品满足上述所有需求,以适用于所有场景。虽然 AI 算法是核心,但搭配自动报告生成、可嵌入式模块、区域影像检查一体化系统才是能否落地的关键。

(二) 赋能健康医疗行业发展

基于大数据对关键业务和关键流程进行创新,就是对健康医疗行业"赋能",即价值创造和服务提供创新的模式,依据其影响范围可分为:以大数据设施和技术为基础、以数据信息流为线索对整个业务流程进行再造;以大数据活动取代传统业务流程,使健康医疗服务机构经营模式发生变化;基于大数据的流程再设计,以大数据作为解决问题的新方法,提高健康医疗服务流程的效率或效果。

互联网医疗是大数据赋能健康医疗产业的典型应用。早期的轻问诊、网络挂号业务并没有对传统就医流程产生影响,原因就在于缺乏大数据基础,对医疗机构和医生没有真正赋能。后来发展出的互联网医院和线上导诊、复诊则开始利用知识图谱、自然语言处理等健康医疗大数据技术,让患者线上就医流程更加顺畅,同时减轻医疗机构和医生压力。这是对传统线下诊疗流程再造的开始:一方面互联网诊疗可以分流部分轻症和复诊患者,让就医秩序更加有序;另一方面随着互联网诊疗的进一步开展,固定人群的健康状况和就诊记录会被完整保存,实现及时更新电子病历和电子健康档案,相应地基本公共卫生服务也可以进行互联网化;再者,随着互联网医疗纳入医保目录,处方流转和药店配送的成熟,医疗、医药、医保、公共卫生将更容易实现联动,整个健康医疗行业随之被赋能和改造。

(三) 促进健康与社会的融合发展

从商业创新角度看,价值网络重构的前提在于市场的价值发现和价值传递并不是单维的链式交易过程,而是由多个参与者、多条价值链交互作用构成的多维交易。重构带来全新的价值创造方式,商业模式创新可以是其中任一方面的创新,也可以是多种创新路径的融合。健康医疗大数据的共享利用并不局限于健康医疗行业,而是面向整个社会的融合发展。

《"健康中国 2030"规划纲要》提出要积极促进健康与养老、旅游、互联网、健身休闲、食品融合,催生健康新产业、新业态、新模式。基于大数据的健康服务新产业是主要方向之一。虽然目前医疗仍是人群健康需求的主要内容,但在大数据支持下,"量化自我"技术能提供全方位的个人行为数据记录,5G 技术支持海量传感量接入和及时反馈,"互联网 +"和人工智能将获取专业医学指导的门槛降低,未来在传统医疗活动之外的健康活动可以更数据化、智能化,更容易与其他产业融合发展。目前健身、运动、食品领域等都以更加"专业数据化"的形式与健康行业融合发展。

四、创新应用的监管

近年来,健康医疗创新步伐显著加快。例如,越来越多、越来越复杂的药物通过融合不同技术来促进和保护健康,细胞和基因疗法、药械组合产品、新的临床试验设计、真实世界证据、大数据及人工智能等技术的革命性进展。传统活动之外的技术进入,给监管机构带来了巨大挑战,对健康医疗大数据创新应用的监管尚需探索。欧洲药品管理局(European Medicines Agency,EMA)为此公布了到 2025 年医药监管领域的战略目标:①促进科学技术在药物开发中的结合;②推动协同证据的生成,提高评估的科学质量;③与医疗保健系统合作,提高以患者为中心的药物可及性;④应对新出现的健康威胁和治疗可及性方面的挑战;⑤在监管科学中促进和利用研究和创新。

(一) 互联网医疗的监管

互联网医疗在中国经历了资本助推的热潮和低谷,鉴于远程、线上、非接触方式与传统线下医疗的差异,互联网医疗一直处于官方监管的"不鼓励、不欢迎"状态。在此期间,银川市大数据服务管理局牵头搭建互联网医院监管平台,秉承"技术问题由技术助力解决"的思路,对互联网诊疗平台的运营合规性、医院资质、医生信息备案,诊疗行为中的在线问诊、分诊、开具处方、会诊、病历书写、药品配送等核心业务,通过"自动核查预警 + 人工干预方式"进行实时监督和管控。2018 年 9 月,国家卫健委出台《互联网诊疗管理办法(试行)》等,提出对互联网医院实行准入管理,准入前省级卫生健康行政部门要建立省级互联网医疗服务监管平台,医疗机构与该平台对接并接受实时监管。此后,各地互联网医疗机构开始快速发展。

(二) 医疗 AI 的监管

在健康医疗创新领域,更引人瞩目的是医疗 AI 的创新应用。目前还多处于投入阶段,市场突破尚在酝酿之中。健康医疗行业事关生命安全和身体健康,医疗 AI 从高增长到高质量,技术与落地之间依然存在巨大鸿沟,其中一道"关卡"就是审批,需要慎之又慎。以美国 FDA 的标准,审查层面会包括数据集的整理、敏感性特异性指标的评估、安全性有效性的评估等方面。国内对待医疗 AI 产品的审批态度更慎重,审查内容更多,也更严格,但严格的审批也会伤害创新应用的热情和可持续性。国家药品监督管理局医疗器械技术审评中心 2019 年 7 月发布了《深度学习辅助决策医疗器械软件审批要点》,并联合中国信息通信研究院、上海申康医院发展中心等众多机构成立人工智能医疗器械创新合作平台,确立建设至少包括 CT 肺、CT 肝、CT 骨折、脑 MRI、心脏 MRI、冠脉 CTA、心电、眼科等 8 个项目的测试样本数据库。国家药监局、申康中心等机构还打造了人工智能产品具体测评平台。这种由行政审批部门主动邀请企业和科研单位加入的方式,会让审批过程中更好地适应健康医疗创新的监管。一些医疗 AI 企业分享样品信息和算法经验,助力监管部门制定后续政策;一些高校构建工科学者、医疗专家和投资机构代表深度对话的平台,打造创新生态,推动更多优质医工结合项目转化落地并实现产业化。

（代　涛　刘　硕）

参考文献

［1］维克托·迈尔 - 舍恩伯格,肯尼斯·库克耶 . 大数据时代［M］. 盛杨燕,周涛,译 . 浙江:浙江人民出版社,2013.

［2］代涛 . 中华医学百科全书·基础医学医学信息学［M］. 北京:中国协和医科大学出版社,2017.

［3］大数据治国战略研究课题组 . 大数据领导干部读本:第 2 版［M］. 北京:人民出版社,2017.

［4］陈潭 . 大数据时代的国家治理［M］. 北京:中国社会科学出版社,2015.

［5］新玉言,李克 . 大数据政府治理新时代［M］. 北京:台海出版社,2016.

［6］张尧学,胡春明 . 中国电子学会 . 大数据导论［M］. 北京:机械工业出版社,2018.

［7］武志学 . 大数据导论:思维、技术与应用［M］. 北京:人民邮电出版社,2019.

［8］梅宏 . 大数据导论［M］. 北京:高等教育出版社,2018.

［9］朱扬勇,熊赟 . 大数据是数据 、技术,还是应用［J］. 大数据,2015,1(1):71-81.

［10］王崇骏 . 大数据价值期望探讨［J］. 大数据,2017,3(4):91-103

［11］中国信息通信研究院 . 大数据白皮书［R］,2016

［12］工业互联网产业联盟 . 工业大数据技术与应用白皮书［R］,2017

［13］于广军,杨佳泓 . 医疗大数据［M］. 上海:上海科学技术出版社,2015.

［14］金小桃 . 健康医疗大数据［M］. 北京:人民卫生出版社,2018.

［15］卢朝霞 . 健康医疗大数据——理论与实践［M］. 北京:电子工业出版社,2017.

［16］代涛 . 健康医疗大数据发展应用的思考［J］. 医学信息学杂志,2016,37(2):1-8.

［17］孟群,毕丹,张一鸣,等 . 健康医疗大数据的发展现状与应用模式研究［J］. 中国卫生信息管理杂志,2016,13(6):547-552.

［18］张学高,胡建平 . 全民健康信息化调查报告——区域卫生信息化与医院信息化(2019)［M］. 北京:人民卫生出版社,2019.

［19］代涛 . 健康领域如何掘金大数据［N］. 健康报,2015-09-28(006).

［20］张学高 . 新时代医院信息化发展现状与策略［J］. 中国卫生信息管理杂志,2018,15(4):367-372.

［21］麦肯锡全球研究院 . 大数据:创新、竞争和生产力的下一个前沿［R］,2011.

［22］王存库,汤学军,包培文,等 . 电子健康档案建设现状及开放便民应用技术路径研

究［J］.中国卫生信息管理杂志,2020,17(1):1-5.

［23］金水高.我国公共卫生信息系统发展的回顾及展望［J］.中华预防医学杂志,2008,42(z1):65-70.

［24］罗志辉,吴民,赵逸青.大数据在生物医学信息学中的应用［J］.医学信息学杂志,2015,36(5):2-9.

［25］周毅,赵霞.健康医疗大数据技术与应用［M］.北京:人民卫生出版社,2019.

［26］余灿清,李立明.大型队列研究中的数据科学［J］.中华流行病学杂志,2019,40(1):1-4.

［27］吕晓娟,张麟,陈莹,等.互联网＋医疗面临的机遇与挑战［J］.中国卫生信息管理杂志,2016,13(2):124-127.

［28］宣建伟,程江,薛雄峰,等.真实世界医疗大数据库的建立及其在医院管理、临床诊疗、合理用药、医保精细化管理中的应用［J］.中国药物经济学,2019,14(5):10-17.

［29］张寅升,李昊旻,段会龙.循证临床决策支持系统概述［J］.中国卫生质量管理,2018,25(4):99-104.

［30］杨春华,王天津,黄思敏,等.支持精准医疗的国外临床决策支持系统［J］.中华医学图书情报杂志,2016,(2):14-19.

［31］徐乐,陈飞,苏皖.大数据在医疗质量管理中的应用研究［J］.中国卫生质量管理,2020,27(2):78-80,83.

［32］陶小冬,朱慧.大数据时代医疗质量精细化管理探索与实践［J］.现代医院管理,2018,16(1):47-48,57.

［33］中国医院协会信息专业委员会.2018—2019年度中国医院信息化状况调查报告［R/OL］.2019.https://www.chima.org.cn/Html/News/Articles/4878.html.

［34］SMITH G E,ELLIOT A J,LAKE I,et al. Syndromic surveillance: two decades experience of sustainable systems-its people not just data!［J/OL］. Epidemiology and infection,2019,147:e101,1-6

［35］YOUNG S D,RIVERS C,LEWIS B. Methods of using real-time social media technologies for detection and remote monitoring of HIV outcomes［J］. Preventive Medicine,2014,63(3):112-115.

［36］O'DONOVAN J,BERSIN A. Controlling Ebola through mHealth strategies［J］. Lancet Glob Health,2015,3(1):e22.

［37］LAZER D,KENNEDY R,KING G,et al. The parable of Google Flu: traps in big data analysis［J］. Science,2014,343(6176):1203-1205.

［38］GINSBERG J,MOHEBBI M H,PATEL R S,et al. Detecting influenza epidemics using search engine query data［J］. Nature,2009,457(7232):1012-1014.

［39］JIANG F,ZHANG J,SHEN X M. Towards evidence-based public health policy in China［J］. Lancet,2013,381(9882):1962-1964.

［40］方安,胡佳慧,钱庆,等.大数据环境下的医学科研服务架构［J］.中华医学图书情报杂志,2019,28(1):8-12.

［41］修晓蕾,吴思竹,崔佳伟,等.医学知识图谱构建研究进展［J］.中华医学图书情报

杂志,2018,27(10):33-39.

［42］Adamson A S,Welch H G. Machine Learning and the Cancer-Diagnosis Problem-No Gold Standard［J］New England Journal of Medicine,2019,381(24):2285-2287.

［43］郭海红,李姣,代涛.中文健康问句分类与语料构建[J].情报工程,2016,2(6):39-49.

［44］GULSHAN V,PENG L,CORAM M,et al. Development and Validation of a Deep Learning Algorithm for Detection of Diabetic Retinopathy in Retinal Fundus Photographs［J］. Journal of the American Medical Association,2016,316(22):2402-2410.

［45］LITTMAN M L. Reinforcement learning improves behavior from evaluative feedback［J］. Nature,2015,521(7553):445-451.

［46］翟运开,武戈.基于电子病历信息大数据挖掘的患者就医行为分析[J].医学信息学杂志,2017,38(7):12-17.

［47］胡珊珊,厉玉鹏.关联规则技术在儿童安全用药中的应用[J].医学信息学杂志,2018,39(10):69-73.

［48］李庆臻.科学技术方法大辞典[M].北京:科学出版社,1999.

［49］WATTS D J,STROGATZ S H. Collective dynamics of 'small-world' networks［J］. Nature,1998,393(6684):440-442.

［50］BARABASI A-L,ALBERT R. Emergence of scaling in random networks. Science,1999,286(5439):509-512.

［51］Portman D S. Neural networks mapped in both sexes of the worm［J］. Nature,2019,571(7763):40-42.

［52］BULLMORE E,SPORNS O. Complex brain networks:graph theoretical analysis of structural and functional systems［J］. nature reviews neuroscience. 2009,10(3):186-198.

［53］BROOKS M D,CIRRONE J,PASQUINO A V,et al. Network Walking charts transcriptional dynamics of nitrogen signaling by integrating validated and predicted genome-wide interactions［J］. Nature communications,2019,10(1):1569.

［54］DOMCKE S,BARDET A F,ADRIAN GINNO P,et al. Competition between DNA methylation and transcription factors determines binding of NRF1［J］. Nature,2015,528(7583):575-579.

［55］HUTTLIN E L,BRUCKNER R J,PAULO J A,et al. Architecture of the human interactome defines protein communities and disease networks［J］. Nature,2017,545(7655):505-509.

［56］ZHOU X Z,MENCHE J,Barabási A L,et al. Human symptoms-disease network［J］. Nat Commun,2014,5:4212.

［57］周涛,蒋晓.数学建模和统计分析在流行病趋势预测和精准防控中的作用[J].电子科技大学学报,2020,49(3):321-323.

［58］王昊奋,漆桂林,陈华钧.知识图谱方法、实践与应用[M].北京:电子工业出版社,2019.

［59］朱小燕,李晶,郝宇,等.人工智能知识图谱前沿技术[M].北京:电子工业出版

社,2020.

［60］ESTEVA A,ROBICQUET A,RAMSUNDAR B,et al. A guide to deep learning in healthcare［J］. Nature medicine,2019,25(1):24-29.

［61］RUSSAKOVSKY O,DENG J,SU H,et al. ImageNet large scale visual recognition challenge［J］. International Journal of Computer Vision .2014,115(3):211-252.

［62］ESTEVA A,KUPREL B,NOVOA R A,et al. Dermatologist-level classification of skin cancer with deep neural networks［J］. Nature,2017,542(7639):115-118.

［63］HAENSSLE H A,FINK C,SCHNEIDERBAUER R,et al. Man against machine: diagnostic performance of a deep learning convolutional neural network for dermoscopic melanoma recognition in comparison to 58 dermatologists［J］. Annals of Oncology,2018,29(8):1836-1842.

［64］KOOI T,LITJENS G,GINNEKEN B V,et al. Large scale deep learning for computer aided detection of mammographic lesions［J］. Med Image Anal,2017,35:303-312.

［65］GULSHAN V,PENG L,CORAM M,et al. Development and validation of a deep learning algorithm for detection of diabetic retinopathy in retinal fundus photographs［J］. JAMA, 2016,316(22):2402-2410.

［66］POPLIN R,VARADARAJAN A V,BLUMER K,et al. Webster. Prediction of cardiovascular risk factors from retinal fundus photographs via deep learning［J］. Nature Biomedical Engineering, 2018,2 :158-164.

［67］FAUW J D,LADSAM J R,ROMERA-PAREDES B,et al. Clinically applicable deep learning for diagnosis and referral in retinal disease［J］. nature medicine.2018,24:1342-1350.

［68］KERMANY D S,GOLDBAUM M,VALENTIM CCS,et al. Identifying medical diagnoses and treatable diseases by image-based deep learning［J］. Cell,2018,172(5):1122-1131.

［69］PRICE W N,COHEN I G. Privacy in the age of medical big data［J］. Nature Medicine, 2019,25(1):37-43.

［70］颜佳华,王张华. 数字治理、数据治理、智能治理与智慧治理概念及其关系辨析［J］. 湘潭大学学报(哲学社会科学版),2019,43(5):25-30,88.

［71］张莉. 数据治理与数据安全[M]. 北京:人民邮电出版社,2019.

［72］国家卫生健康委统计信息中心. 医院数据治理框架、技术与实现[M]. 北京:人民卫生出版社,2019.

［73］单志广,房毓菲,王娜. 大数据治理:形势、对策与实践[M]. 北京:科学出版社, 2016.

［74］顾立平,樊舒. 数据权属和使用边界研究[J]. 科研信息化技术与应用,2018,9(3): 34-39.

［75］马敬东,张学高,李岳峰,等. 国内外健康医疗大数据资源标准体系研究进展[J]. 中国卫生信息管理杂志,2019,16(3):257-262.

［76］李伦,黄关. 数据主义与人本主义数据伦理[J]. 伦理学研究,2019(2):102-107.

［77］蔡雷,李炜桓,师咏勇,等. 医学大数据使用安全及伦理问题探讨[J]. 中国医学伦理学,2019,32(8):1004-1009.

［78］汤学军,董方杰,张黎黎,等. 我国医疗健康信息标准体系建设实践与思考[J]. 中

国卫生信息管理杂志,2016,13(1):31-36.

[79] 赵霞.医疗卫生信息标准开发方法学研究与应用[D].南方医科大学,2019.

[80] 全国信息安全标准化技术委员会大数据安全标准特别工作组.大数据安全标准化白皮书(2018版)[R].

[81] 肖冬梅,文禹衡.数据权谱系论纲[J].湘潭大学学报(哲学社会科学版),2015,39(6):69-75.

[82] 丁西泠.大数据时代个人信息的法律保护路径[J].征信,2019,37(11):50-55.

[83] 黄震,蒋松成.数据控制者的权利与限制[J].陕西师范大学学报(哲学社会科学版),2019,48(6):34-44.

[84] 中国信息通信研究院.数据流通关键技术白皮书(1.0版)[R].2018.

[85] 那旭,李亚子,代涛.国外个人健康信息安全与隐私保护法制建设及启示[J].中国数字医学,2014,(10):60-62.

[86] 京东法律研究院.欧盟数据宪章《一般数据保护条例》GDPR评述及实务指引[M].北京:法律出版社,2018.

[87] 钱亚芳.大数据时代个人健康数据法律规制[M].北京:中国社会科学出版社,2018.

[88] 秦盼盼,陈荃,谢莉琴,等.新医改以来我国全民健康信息化发展现况[J].医学信息学杂志,2019,40(7):7-11.

[89] TOPOL E J. High-performance medicine: the convergence of human and artificial intelligence[J]. Nature Medicine,2019,25(1):44-56.

[90] CASTELVECCHI D. Can we open the black box of AI?[J]. Nature,2016,538(7623):20-23.

[91] KNIGHT W. The dark secret at the heart of AI. MIT Technology Review[J/OL]. https://www.technologyreview.com/2017/04/11/5113/the-dark-secret-at-the-heart-of-ai/.

[92] LIPTON Z C. The mythos of model interpretability[J]. ACM,2018,61(10):36-43.

[93] 顾立平,樊舒.数据权属和使用边界研究[J].科研信息化技术与应用,2018,9(3):34-39.

[94] 门理想.地方政府数据治理机构研究:组建方式与职能界定[J].兰州学刊,2019,11:146-156.

附件
健康医疗大数据部分相关政策文件汇总

序号	发布时间	发文字号	文件名称	发文部门
1	2013 年 10 月	食药监药化监〔2013〕223 号	关于加强互联网药品销售管理的通知	国家食品药品监督管理总局
2	2013 年 11 月	国卫规划发〔2013〕32 号	关于加快推进人口健康信息化建设的指导意见	国家卫生计生委、国家中医药管理局
3	2014 年 5 月	国卫规划发〔2014〕24 号	关于印发《人口健康信息管理办法(试行)》的通知	国家卫生计生委
4	2014 年 8 月	国卫医发〔2014〕51 号	关于推进医疗机构远程医疗服务的意见	国家卫生计生委
5	2015 年 1 月	国发〔2015〕5 号	关于促进云计算创新发展培育信息产业新业态的意见	国务院
6	2015 年 1 月	发改办高技〔2015〕84 号	关于同意在宁夏、云南等 5 省区开展远程医疗政策试点工作的通知	国家发展改革委办公厅国家卫生计生委办公厅
7	2015 年 1 月	国卫医发〔2015〕2 号	关于印发进一步改善医疗服务行动计划的通知	国家卫生计生委、国家中医药管理局
8	2015 年 1 月	国卫办发〔2015〕3 号	关于印发 2015 年卫生计生工作要点的通知	国家卫生计生委
9	2015 年 3 月	国办发〔2015〕14 号	关于印发全国医疗卫生服务体系规划纲要(2015—2020 年)的通知	国务院办公厅
10	2015 年 5 月	国办发〔2015〕38 号	关于城市公立医院综合改革试点的指导意见	国务院办公厅
11	2015 年 6 月	国办发〔2015〕51 号	关于运用大数据加强对市场主体服务和监管的若干意见	国务院办公厅
12	2015 年 7 月	国发〔2015〕40 号	关于积极推进"互联网+"行动的指导意见	国务院

续表

序号	发布时间	发文字号	文件名称	发文部门
13	2015 年 8 月	国发〔2015〕50 号	关于印发促进大数据发展行动纲要的通知	国务院
14	2016 年 1 月	国卫办发〔2016〕6 号	关于印发 2016 年卫生计生工作要点的通知	国家卫生计生委
15	2016 年 4 月	国办发〔2016〕26 号	关于印发深化医药卫生体制改革 2016 年重点工作任务的通知	国务院办公厅
16	2016 年 5 月	发改高技〔2016〕1078 号	关于印发《"互联网+"人工智能三年行动实施方案》的通知	国家发展改革委、科技部、工业和信息化部、中央网信办
17	2016 年 5 月	中发〔2016〕4 号	印发《国家创新驱动发展战略纲要》	中共中央、国务院
18	2016 年 6 月	国办发〔2016〕47 号	关于促进和规范健康医疗大数据应用发展的指导意见	国务院办公厅
19	2016 年 9 月	国发〔2016〕51 号	关于印发政务信息资源共享管理暂行办法的通知	国务院
20	2016 年 10 月	中发〔2016〕23 号	关于印发《"健康中国 2030"规划纲要》	中共中央、国务院
21	2016 年 10 月	工信部联规〔2016〕350 号	关于印发《医药工业发展规划指南》的通知	工业和信息化部、国家发展和改革委员会、科学技术部、商务部、国家卫生和计划生育委员会、国家食品药品监督管理总局
22	2016 年 11 月	中华人民共和国主席令第五十三号	中华人民共和国网络安全法	全国人大
23	2016 年 11 月	国办发〔2016〕80 号	印发《关于全面推进政务公开工作的意见》实施细则的通知	国务院办公厅
24	2016 年 12 月	工信部规〔2016〕412 号	关于印发大数据产业发展规划(2016—2020 年)的通知	工业和信息化部
25	2016 年 12 月	工信部规〔2016〕425 号	关于印发软件和信息技术服务业发展规划(2016—2020 年)的通知	工业和信息化部
26	2016 年 12 月	工信部规〔2016〕424 号	关于印发信息通信行业发展规划(2016—2020 年)的通知	工业和信息化部
27	2016 年 12 月	国发〔2016〕77 号	关于印发"十三五"卫生与健康规划的通知	国务院

序号	发布时间	发文字号	文件名称	发文部门
28	2016 年 12 月	国发〔2016〕78 号	关于印发"十三五"深化医药卫生体制改革规划的通知	国务院
29	2016 年 12 月	国办发〔2016〕98 号	关于加强个人诚信体系建设的指导意见	国务院办公厅
30	2017 年 1 月	国卫规划发〔2017〕6 号	关于印发《"十三五"全国人口健康信息化发展规划》的通知	国家卫生计生委
31	2017 年 1 月	国卫办函〔2017〕11 号	关于印发 2017 年卫生计生工作要点的通知	国家卫生计生委
32	2017 年 3 月	国卫办基层函〔2017〕238 号	关于印发《基层医疗卫生服务能力提升年活动实施方案》的通知	国家卫生计生委办公厅、国家中医药管理局办公室
33	2017 年 4 月	国办发〔2017〕32 号	关于推进医疗联合体建设和发展的指导意见	国务院办公厅
34	2017 年 4 月	国办发〔2017〕37 号	关于印发深化医药卫生体制改革 2017 年重点工作任务的通知	国务院办公厅
35	2017 年 6 月	发改高技〔2017〕1272 号	关于印发《政务信息资源目录编制指南(试行)》的通知	国家发展改革委、中央网信办
36	2017 年 7 月	国发〔2017〕35 号	关于印发新一代人工智能发展规划的通知	国务院
37	2017 年 12 月	国卫医发〔2017〕73 号	关于印发进一步改善医疗服务行动计划(2018—2020 年)的通知	国家卫生计生委、国家中医药管理局
38	2018 年 3 月	国办发〔2018〕17 号	关于印发科学数据管理办法的通知	国务院办公厅
39	2018 年 4 月	国发〔2018〕9 号	国务院关于落实《政府工作报告》重点工作部门分工的意见	国务院
40	2018 年 4 月	国办发〔2018〕26 号	关于促进"互联网＋医疗健康"发展的意见	国务院办公厅
41	2018 年 7 月	国卫规划发〔2018〕23 号	关于印发国家健康医疗大数据标准、安全和服务管理办法(试行)的通知	国家卫生健康委员会
42	2018 年 7 月	国卫医发〔2018〕25 号	关于印发互联网诊疗管理办法(试行)等 3 个文件的通知	国家卫生健康委员会 、国家中医药管理局
43	2018 年 7 月	国办发〔2018〕63 号	关于改革完善医疗卫生行业综合监管制度的指导意见	国务院办公厅

序号	发布时间	发文字号	文件名称	发文部门
44	2018 年 8 月	国卫医发〔2018〕28号	关于进一步做好分级诊疗制度建设有关重点工作的通知	国家卫生健康委员会、国家中医药管理局
45	2018 年 8 月	国办发〔2018〕83 号	关于印发深化医药卫生体制改革 2018 年下半年重点工作任务的通知	国务院办公厅
46	2018 年 8 月	国卫办医发〔2018〕20 号	关于进一步推进以电子病历为核心的医疗机构信息化建设工作的通知	国家卫生健康委员会
47	2018 年 9 月	国卫基层发〔2018〕35 号	关于规范家庭医生签约服务管理的指导意见	国家卫生健康委员会、国家中医药管理局
48	2018 年 12 月	国卫办医函〔2018〕1079 号	关于印发电子病历系统应用水平分级评价管理办法(试行)及评价标准(试行)的通知	国家卫生健康委办公厅
49	2018 年 12 月	国卫办规划发〔2018〕34 号	关于加快推进电子健康卡普及应用工作的意见	国家卫生健康委办公厅
50	2019 年 1 月	国卫办医函〔2019〕80 号	关于开展"互联网 + 护理服务"试点工作的通知	国家卫生健康委办公厅
51	2019 年 6 月	国办发〔2019〕28 号	关于印发深化医药卫生体制改革 2019 年重点工作任务的通知	国务院办公厅
52	2019 年 9 月	医保发〔2019〕47 号	关于完善"互联网 +"医疗服务价格和医保支付政策的指导意见	国家医疗保障局
53	2019 年 9 月	发改社会〔2019〕1427号	促进健康产业高质量发展行动纲要(2019—2022 年)	国家发展改革委等 21 部门联合发文
54	2019 年 10 月 20 日	国务院公报〔2019〕第 31 号	关于促进中医药传承创新发展的意见	中共中央、国务院
55	2020 年 2 月 25 日	国务院公报〔2020〕第 9 号	关于深化医疗保障制度改革的意见	中共中央、国务院
56	2020 年 2 月 3 日	国卫办规划函〔2020〕100 号	关于加强信息化支撑新型冠状病毒感染的肺炎疫情防控工作的通知	国家卫生健康委办公厅
57	2020 年 2 月 4 日	中网办发电〔2020〕5 号	关于做好个人信息保护利用大数据支撑联防联控工作的通知	中央网络安全和信息化委员会办公室

续表

序号	发布时间	发文字号	文件名称	发文部门
58	2020年2月6日	国卫办医函〔2020〕112号	关于在疫情防控中做好互联网诊疗咨询服务工作的通知	国家卫生健康委办公厅
59	2020年2月28日		关于推进新冠肺炎疫情防控期间开展"互联网+"医保服务的指导意见	国家医保局、国家卫生健康委
60	2020年3月5日	民办发〔2020〕5号	新冠肺炎疫情社区防控工作信息化建设和应用指引	民政部办公厅、中央网信办秘书局、工业和信息化部办公厅、国家卫生健康委办公厅